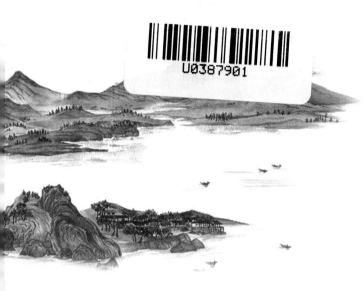

岭南针药相须流派

学术思想与临证经验集粹

岭南针药相须流派传承工作室　组织编写

总顾问　郑宗昌　吕玉波

主编　李滋平　梁兆晖

副主编　马瑞　李健敏　尹力为

编者（按姓氏笔画排序）

马瑞　马瑞霞　王义涛　王孟雨
尹力为　刘佳慈　闫晓燕　江穗征
李南臻　李健敏　李滋平　吴旭明
汪燕玲　张田　张琳　陈晓彦
陈淑琪　陈雅芳　林畅航　罗宇轩
金倩羽　周荣富　段颖钰　徐程
徐书君　黄云城　黄宇煌　黄演芬
梁兆晖　彭颖君　赖蕾芯　魏翠颖

人民卫生出版社
·北京·

图书在版编目（CIP）数据

岭南针药相须流派学术思想与临证经验集粹 / 李滋平，梁兆晖主编 . -- 北京 ：人民卫生出版社，2024.10. -- ISBN 978-7-117-36388-4

Ⅰ . R-092；R249.7

中国国家版本馆 CIP 数据核字第 2024DN9924 号

人卫智网	www.ipmph.com	医学教育、学术、考试、健康，
		购书智慧智能综合服务平台
人卫官网	www.pmph.com	人卫官方资讯发布平台

岭南针药相须流派学术思想与临证经验集粹
Lingnan Zhenyao Xiangxu Liupai Xueshu Sixiang
yu Linzheng Jingyan Jicui

主　　编：李滋平　梁兆晖
出版发行：人民卫生出版社（中继线 010-59780011）
地　　址：北京市朝阳区潘家园南里 19 号
邮　　编：100021
E - mail：pmph @ pmph.com
购书热线：010-59787592　010-59787584　010-65264830
印　　刷：三河市君旺印务有限公司
经　　销：新华书店
开　　本：710×1000　1/16　印张：15
字　　数：277 千字
版　　次：2024 年 10 月第 1 版
印　　次：2024 年 11 月第 1 次印刷
标准书号：ISBN 978-7-117-36388-4
定　　价：59.00 元

打击盗版举报电话：**010-59787491**　E-mail：**WQ @ pmph.com**
质量问题联系电话：**010-59787234**　E-mail：**zhiliang @ pmph.com**
数字融合服务电话：**4001118166**　E-mail：**zengzhi @ pmph.com**

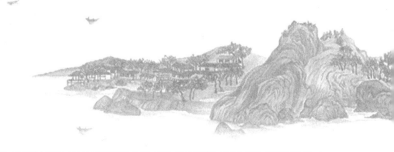

禤序

　　乙亥末,庚子春,举国防疫,医民齐心,共克时艰。在如今面对诸多未知疾病的情况下,最好的保护即自身之"正气",正所谓"正气存内,邪不可干"。针灸激发自身经气,与药物共调寒热虚实、阴阳表里。二者结合是真正意义的"扶正祛邪"。幸闻李滋平教授针药相须之临床经验,集合成册,正合时情,针药并用乃良医所求。

　　寻古今之术,御济世之法,唯道、法、方、药是也。针药相须,"针"乃古之"九针"扩展,药即临床中使用的中药。本书介绍了耳针、皮内针、拔罐、穴位贴敷、穴位注射等相关技术,"博采众长",制订各病各期的针药相须方案,为临床医师在择法选方时提供参考。全书讲述了针药相须的基本思想理论、特色疗法、临证经验,并总结性地整合以往针药相须研究成果和医案心得,其诊疗技术特色鲜明,疾病诊疗方案贯彻针药相须理念,既往研究成果丰硕,可谓从临床实践各方面为读者展示了针药相须的内容。李滋平教授秉承针灸之术疗疾以"治神"为先的思想,引我思考:身之痛苦易移,心之创伤难复,临床中太多因基础性疾病带来的心灵苦痛或精神遭受打击引起的情志病,皆比机体病痛难愈,对于患者,"治身、治心"皆非常重要。

　　编书撰作,省己育人。看似是总结分享临床经验,实则以"针药兼并"的思想警醒当下中医人,针灸与药不可偏废其一。孙真人早在一千多年前已经告诫我们"若针而不灸,灸而不针,皆非良医也。针灸而不药,药不针灸,亦非良医也……知针知药,固是良医",但经历了多年的发展,把针药相须作为自身行医基本要求的情况却不尽然。李教授以自身行动在逐渐改变这种局面,成为岭南针药相须流派工作室主要传承人,不仅培育了一批批的中医人才,还挖掘整理了针药相须的历史渊源和前人经验,稳定了研究队伍,为中医文化和学术传承提供了必备的知识和人才储备。像李滋平教授这样坚守初心的医者,实属难能可贵。望后继有人,兴中华之国,扬中医之妙,这或许就是编写此书目的之一。

2022 年 12 月

国医大师 褚国怀

许序

　　从晋代葛洪的《肘后备急方》开始,岭南医学人才辈出,著述层叠累积,逐渐形成了本流派源于中原又独具特色的鲜明风格。岭南针药相须是岭南医学的重要组成部分,提倡针、药、穴协同作用,以提高临床疗效。《素问·移精变气论》指出"毒药治其内,针石治其外",临床重视药物内治与针灸相结合,经过历代医家的不断发挥,最终形成了针药相须的临床思想。岭南地区自古就是瘴疟之地,其以湿热为主的气候特征形成了岭南与众不同的疾病特点。同时,岭南医学也最早受到西方医学影响,广东省中医院就是最早的一批中西医结合医院之一。

　　近代岭南名医夏祥麟、刘仕昌等在继承和总结众多古代名家、名著的基础上,结合岭南的气候环境、当地人体质特点、人文特点等,逐步形成岭南针药相须流派。经过林文仰教授、郑宗昌教授等老一辈针灸名家的系统梳理与发挥,岭南针药相须流派得以形成系统的传承。李滋平教授作为当今的主要传承人,对针药相须理论既有传承,又有发展。他在传承前人的基础上,对针药相须的运用要领有独到见解。

　　本书的主要内容包括李滋平教授学术思想概述、针刺特色与特色疗法发挥、临证经验集萃、学术思想的研究成果、临床医案精选与跟师心得等内容。全书重点介绍了李滋平教授运用岭南针药相须流派思想对各种疾病的诊治要领、科研进展以及思想传承,向广大中医工作者展现了针药相须的奥妙,对传承和发扬中医药学术,提高针灸临床疗效具有宝贵的参考价值,故为之序。

"973"计划项目首席科学家

中国针灸学会副会长

教育部科学技术委员会学部委员

2022 年 12 月

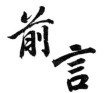

亘古以来，在各家学术争鸣，以及中医学科细分的背景下，多个中医流派应运而生。与此同时，针药相须思想随着中医针灸理论的逐步发展和历代医家在临床实践经验的积累中逐渐衍生。岭南针药相须流派起源于近代岭南名医夏祥麟，经郑宗昌教授、李滋平教授系统梳理与弘扬发展，将针灸和中药有机结合，融会贯通。岭南针药相须流派由中医理论指导，根据四诊八纲，辨证论治，在临床上运用针灸、中药和各种中医特色疗法综合治疗，强调针药结合，相须为用，不可偏废。在历代医家的发展下，针药结合运用的形式已不再被或针或药的形式拘束。作为岭南针药相须流派的主要传承人，李滋平教授将己所见所学融汇于流派中，不断拓展和补充岭南针药相须流派的思想，使其成为岭南中医流派当中一颗璀璨的明珠。

全书分为六章。第一章主要介绍岭南针药相须流派的历史源流、传承脉络及代表性传承人。第二章概述岭南针药相须流派的学术思想，包括针药相须的核心思想与传承价值、诊断原则与方法、辨治特色，以及常用诊疗技术。第三章介绍针刺特色与特色疗法发挥，包括针刺方法与取穴特色、天灸技术的传承与发扬、穴位注射技术的发挥。第四章是临床常见疾病的临证经验集萃，主要介绍岭南针药相须流派对于针灸临床常见病的诊疗方案。第五章是岭南针药相须流派学术思想用于多个临床疾病的研究成果,包括颈椎病、面瘫、膝骨关节炎、耳鸣耳聋、失眠、腰椎间盘突出的相关研究成果。第六章是临床医案精选,侧重介绍岭南针药相须流派对各种疾病的辨证论治原则和方法,包括处方取穴、用药及特色技术的运用,并附以跟师心得。

为求与广大读者分享流派的诊治特点和特色技术的精髓,为岭南中医流派的传承尽一份绵薄之力,特组织编写此书。由于时间仓促,虽各位编者竭心尽力,力求完善,但书中内容或仍有待提升之处,请广大同行不吝赐教。

本书承蒙国医大师禤国维、"973"计划项目首席科学家许能贵教授厚爱,亲自作序,在此特向两位表示衷心感谢!

编者

2022 年 12 月 20 日

于广州

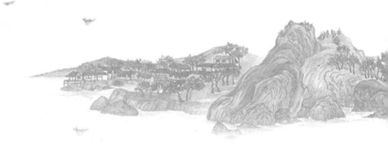

目 录

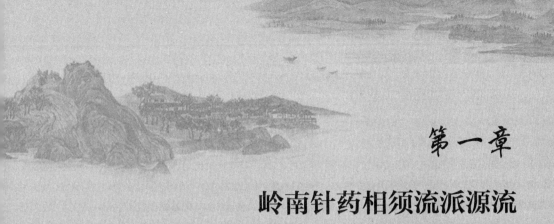

第一章

岭南针药相须流派源流

一、简介

岭南针药相须流派是岭南中医流派的重要分支,与其他以地域命名的学派不同,其命名源于其临床诊疗技术特点——针药结合,相须为用,故涉及的医家范围广泛,与其他中医流派相互融合,以各医家的"理、法、方、药"等学术思想为中心,不断扩充外延,重视不同学术思想和医疗技术的融会贯通。

岭南针药相须流派起源于近代岭南名医夏祥麟,在第二代传承人郑宗昌主任医师及第三代传承人李滋平主任医师的大力传承与发展下,逐渐形成了以蒙昌荣副主任医师、李勇副主任医师等为主要传承人的第四代传承人才队伍。流派工作室系统梳理岭南针药相须学术流派的传承脉络,总结岭南针药相须流派学术思想和观点,挖掘岭南针药相须流派学术特色,形成规律,并积极开展流派传承工作。在工作室建设过程中,逐步引入以梁兆晖副主任医师、张继福主治医师等为主要传承人的第四代传承人才队伍,并注重后续传承人才梯队建设,进一步引入以朱晓平副主任医师、周歆主治医师等为主的后续传承人才队伍,使岭南针药相须学术流派传承队伍不断扩大。目前,流派传承人已有 20 人,其中广东省中医院名中医 1 名,主任医师(正高)3 人,副主任医师(副高)9 人,主治医师(中级)4 人。

岭南针药相须流派工作室开设流派门诊 1 个,平均每日接诊患者超过 100 人次。流派门诊平均每年接收进修医师 30 人次,每月对流派传承人、规培医师、进修医师进行学术培训不少于 2 次。

二、传承脉络及代表性传承人

岭南针药相须流派是岭南中医流派的重要分支,至今已传承至第四代

1

（图 1-1）。针药相须，源流久远，以擅长针药结合治疗运动系统疾病、神经系统疾病及各种疑难杂症而传世。

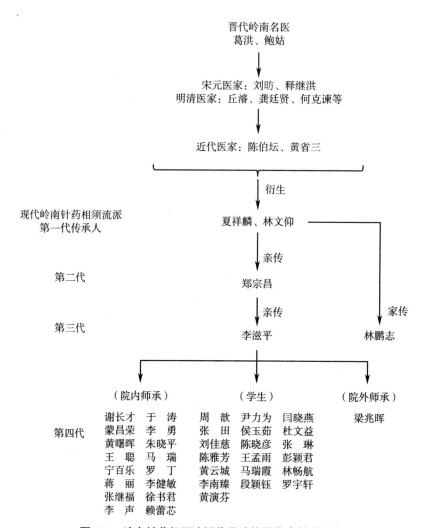

图 1-1　岭南针药相须流派传承脉络及代表性传承人

流派起源人物：夏祥麟，字稚威，岭南针药相须流派的起源人物。夏祥麟出身书香门第，在清末民初的社会动荡环境中，其在古代诸贤"不为良相，便为良医"的感召下，毅然投身中医学事业，就读于广东中医药专门学校，并成为该校第一届优秀毕业生。其间，深受孙思邈、杨继洲等医家学术思想影响，继承了其授业老师陈任枚、刘赤选等的学术精髓。在毕业后返回家乡惠州开设中医诊所，开启他的治病救人之路。在临床上，夏氏注重针灸和中药的综合运用,疗效显著,深得乡里赞誉,很快就声名远播,成为惠州地区的名医。为使中医学后继有人,其在惠州社会知名人士的帮助下,经精心筹备与策划,于1936年秋创办了惠州历史上第一所中医学校——惠阳开明中医学校,并亲自担任校长,其广东中医药专门学校的校友陈钦余任教导主任(1949—1952年),刘仕昌任主讲老师,还聘请了当时的惠州名中医余道元、汪少云、夏伯宽等人担任授课老师,夏粤东担任校务管理人员,主持日常校务工作。

惠阳开明中医学校在惠州办学3年,培养了一大批中医药人才,为岭南中医药学派的发展和传承作出了重要贡献,深受群众称赞。该校毕业生后来成为广东省各地医药卫生界的骨干力量。该校优秀毕业生林文仰(1918—2004年,中华人民共和国成立后曾任广东省中医院针灸科主任)在临床上继承了其师夏祥麟针药相须的学术思想,并在继承基础上有所发挥,其在针灸和中医技术方面承岐黄之学,汇通扁鹊、华佗之精要,中采孙思邈、杨继洲之妙,下纳岭南针灸学派特点。林文仰医术高明,医德高尚,口碑甚佳,深受群众的爱戴,为发展中医药事业,培训医务人才作出了重要贡献,成为广东省中医院岭南针药相须流派的重要传承人物。

第二代主要传承人:郑宗昌(1941—),主任中医师。在当年"西学中用"的思潮下,首次将中西医结合思想引入针药相须流派。郑宗昌曾为广东省中医院针灸科主任,目前为广东省中医院主任导师,同时兼任广州中医药大学针灸学院教授、大学科研课题评委、科研成果奖评委、广州市中医医师资格实践技能考试主考官等。郑宗昌出身中医世家,自1965年毕业于上海第一医学院医疗系后从医已历五十余载。郑宗昌继承岭南名家夏祥麟先生的学术思想,后在林文仰先生的临证审因辨治点拨下获益颇深,学习历经数代传承下来的宝贵针灸医疗经验,再根据他本人五十余年从事针灸临床、科研和教学的经验,不断整理和完善师承手法,使师承手法逐渐系统化和理论化,形成了自己独特的针刺手法特点,其学术特点自成一家,成为针药相须流派的集大成者。其擅长以针灸为主的中西医结合治疗中风及其后遗症、阿尔茨海默病、男性不育、阳痿、性功能减退、早泄、不射精、外伤性截瘫、面神经炎、坐骨神经炎、椎间盘突出症、颈椎病、腰椎病、各类痛症、神经性头痛、神经衰弱。

第三代主要传承人:李滋平(1967—),郑宗昌的亲传弟子,主任中医师,教授,博士研究生导师,目前任广东省中医院针灸科门诊主任、国家自然科学基金评审专家、世界中医药学会联合会中医手法专业委员会常务理事、中华中医药学会国际中医微创联盟副主席、国家中医药管理局医疗技术穴位注射协作组组长、中国骨伤微创水针刀学术委员会副会长、广东省针灸学会经筋及针刀专业委员会副主任委员、广东省针灸学会常务理事、香港医院管理局针灸操作安全指引专家、岭南针药相须流派工作室项目负责人(兼第三代主要传承人)、全国老中医药专家学术经验继承人。李滋平尤其擅长针药结合,其具体应用为穴位注射的临床辨治。李滋平认为,穴位注射疗法是依据穴位作用和药物性能,在穴位内注入药物以防治疾病的一种方法。其诊疗过程融合了腧穴特性与药物效应,针、药、穴作用协同,具有深刻的理论基础和内涵,具体包括穴位进针术、穴位导气术和穴位注药术,过程涉及治神、进针、候气、得气、补泻等环节。临床应用时注重行针导气,倡导补泻手法,大大提高了临床疗效。

第四代主要传承人:蒙昌荣(1970—),李滋平弟子,副主任医师。现为中国针灸学会会员,中国针灸学会腹针专业委员会委员。蒙昌荣在"针药相须"理念的指引及科室领导支持下广泛开展针刺与中药内服、药物穴位注射相结合的临床应用,积极发挥专科"针药相须"特色优势,在治疗咳嗽、哮喘、鼻炎、面瘫、面部暗疮、头晕、头痛、颈肩腰腿痛、肠胃病、失眠、肥胖、痛风等疾病方面尤为擅长。

梁兆晖(1979—),副主任医师。主要研究方向为中医针灸治疗痛症,中医、中西结合科研方法学及生物信息学的中医研究应用。他提倡引入实效比较研究方法,以患者报告结局测量技术,以患者为中心,重视实际临床疗效,主张进行真实世界研究,对各种疾病的预防、诊断、治疗、健康监测等现有疗法进行比较与综合,分析其优势和不足,迅速、有效地形成高质量的循证医学证据,并应用到实际临床决策之中。

(彭颖君)

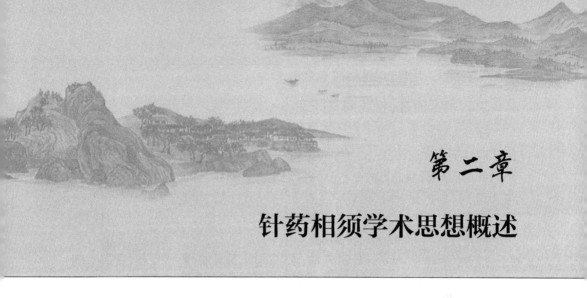

第二章
针药相须学术思想概述

第一节　针药相须核心思想与传承价值

一、辨证论治,针药各取其长

　　针灸、药物是中医疗法中最重要的两种治疗方法,中医理论的奠基之作《黄帝内经》中对两种疗法的功效就有明确论述。如《素问·移精变气论》云"毒药治其内,针石治其外","病形已成,乃欲微针治其外,汤液治其内",认为针灸与汤药治疗的病位有所不同,一个主外,一个主内。《灵枢·禁服》云"盛则徒泻之,虚则徒补之,紧则灸刺且饮药,陷下则徒灸之",则明确了不同治则下选用的治法亦不同。

　　医圣张仲景则在此基础上,进一步将针、药应用在其构建的辨证论治理论中,并充分实践。条文中可见宜药不宜针、宜针不宜药、先针后药、先药后针,皆取舍有度,配合有序。如143条"妇人中风,发热恶寒,经水适来,得之七八日……此为热入血室也,当刺期门,随其实而取之",此条是妇人中风表邪未解,郁而化热入血室,此证选用小柴胡汤必然用之效佳,但仲景则选用针刺肝之募穴,通肝经,泻肝热,使热从外泄,充分发挥了针刺的优势。而在许多条文中则明确指出了针刺的禁忌证,三阳经热证如果误用烧针、温针后,太阳病出现"烦躁""必惊""胸烦",少阳病出现"谵语",阳明病出现"怵惕烦躁不得眠"的变症。书中还有许多针药并举的条文,如"太阳病,初服桂枝汤,反烦不解者,先刺风池、风府,却与桂枝汤则愈"。选风府、风池两穴以疏散外风,助桂枝汤驱散郁遏太过之表邪。由此可以看出,《伤寒论》中对于针药的应用充分体现了张仲景辨证论治的学术思想。而后世医家在这种思想指导下,或针或药或针药并举,都以辨证为先。

5

二、相互通应，针药同根同理

针灸与汤药虽然治法各异，一为外治一为内服，但两者都根植于中医理论。明代吴崑在其专著《针方六集》中提出的"针药两途，理无二致"观点则是对针药同根同理进行的一次全面性总结。他将中药的四气五味、升降沉浮与针刺手法的沉浮、徐疾相对应。如药性升扬者用之可汗，药性沉降者用之可下，与之对应，针刺补太阳、阳明可汗，泻阳明、太阴可下。此外，其认为针刺补泻的组合变化与方剂配伍的补泻效应也有异曲同工之妙。"动、退、歇、迎、夺、右，皆泻也，犹方之青龙、白虎、陷胸、承气，有泻而无补也。推、纳、进、搓、随、济、左，皆补也，犹方之益气、养荣、八珍、十全，有补而无泻也。"他还指出针灸取穴应与方剂组方相类，"药有小方，不足以去病，故立重方。……针有特刺，不足以去病，故主群刺"。这里的群刺就是指组穴，通过透穴、配穴充分发挥针刺的功效。

近代著名针灸大家承淡安也非常推崇"针药一理"之说。他在《伤寒论新注》中指出，"伤寒各证，皆可用针或灸代替药剂治疗，其收效往往能随手见功，较药剂为神速而无偏弊""针灸与汤药，法虽不同，而理实一贯"。书中更以针灸学理注释伤寒条文，并结合自身丰富的临证经验，在各种病证下补充了对应的针灸治疗方法，以达到"可不用汤药而以简捷之针灸法，于仓促不及配药时择用之"的目的。治则治法皆源于其深厚的临床功底，绝非肤浅的随文敷衍。条文中三阳证多用针刺，手法上或中强刺激，或平补平泻，多以调理祛邪为则；而三阴证多采用温针或艾灸，以温补脾肾之阳。承淡安以针药结合治疗外感伤寒病，发前人之未发，使仲景之学在针灸学上得到进一步的延伸和发展。

三、整合应用，针药相得益彰

"针药并重，不可偏废"的思想虽被众多医家重视，但重药轻针之弊却存于历代。唐代名医孙思邈针、灸、药、膳兼通，其所著《备急千金要方》中明确提出："其有须针者，即针刺以补泻之，不宜针者，直尔灸之……若针而不灸，灸而不针，皆非良医也。针灸而不药，药不针灸，亦非良医也……知针知药，固是良医。"其强调治病不可拘泥于药或针一法，发出医家要针、药兼通的劝诫。宋代名医王执中亦崇真人之法，在其专著《针灸资生经》中列专篇《针灸须药》，曰："此言针灸与药之相须也，今人或但知针而不灸，灸而不针，或惟用药而不知针灸者，皆犯孙真人所戒也。"明代针灸大家杨继洲的著作《针灸大成》中也对"针、灸、药不可缺一"的观念进行论述："疾在肠胃，非药饵不能以济；在血脉，非针刺不能以及；在腠理，非熨烷不能以达，是针、灸、药者，医家之不可缺一者也。"综各家之言可见,针灸与药物合用绝不是简单的疗效相加,治疗中两者的协同作用,往往是处理临床难症杂症的常见思路。罗天益在《卫生宝鉴》中就有大量针、药结合的医案实例,这些难症或是虚实夹杂,或是寒热错杂,或是经腑同病,单用针用药常是病重效轻。案中罗师谨审病机,以辨证为基础,将针、药治疗融会贯通,沉疴难疾均迎刃而解,对后世医家影响颇深。

在现代临床中,针灸与药物的结合应用已非常广泛。现代医家亦通过科学研究对针药结合的机制进行了探索总结,丰富了针药结合的理论。既往的研究发现,针药结合增效的机制可能有以下几个方面。首先,针刺可以通过多种途径引起血药浓度的改变,从而使针刺对药物增效。其次,针刺还能引起相关联内脏靶器官对靶向性药物的吸收增加。同时,针刺可能通过影响靶向性药物的体内代谢过程起到增效作用。最后,针刺可以特异性地提高靶器官对药物的反应性或敏感性。这些机制的不断发现,不但对针药结合的科学性进行了阐明,还将为临床探寻针药结合的最优方式提供合理的依据。

(李滋平　马　瑞)

第二节　针药相须的诊断原则与方法

一、诊断原则

岭南针药相须流派,上承历代名家之古训,源于明末清初岭南中医学者,传承于现代中医大家,以"针药结合,相须为用"为诊疗宗旨,是岭南中医流派中的一颗璀璨明珠。岭南针药相须流派源于传统中医,以阴阳、五行、气血津液、藏象、经络等思想为理论基础,其诊断方法主要包括运用望、闻、问、切等四诊方法来探查疾病、搜集资料,以经络、八纲等辨证论治思想来辨别证候,分析病因、总结病机,从而认识疾病。针药相须流派主要遵循"审察内外、四诊合参、辨证求因"三个原则对疾病进行诊断。

1. 审察内外　《素问·疏五过论》曰:"圣人之治病也,必知天地阴阳,四时经纪,五脏六腑,雌雄表里,刺灸砭石,毒药所主……问年少长,勇怯之理,审于分部,知病本始,八正九候,诊必副矣。"指出诊断疾病必须结合内外因素加以全面考察。中医强调整体观念,人与自然是一个整体。人体自身亦是一个有机的整体,以五脏为中心,与人体的皮、肉、筋、骨、六腑等息息相关,通过经络系统相互联系。人体发生病变时,局部病灶可以影响全身,全身症状也可在局部显现,内脏病变可以反映于皮肤、肌肉、筋骨,外部病变亦可传于内脏,影响全身。自然环境的变化亦会使人体内部发生相应的变化。正如《丹溪心法》所云:"欲知其内者,当以观乎外;诊于外者,斯以知其内。盖有诸内者形诸外。"因此,诊察疾病,既要审察整个人体,又要审察外部自然环境,真正做到内外合参。

2. 四诊合参　四诊是指"望、闻、问、切"四种诊察疾病的手段。疾病有时是复杂多变的,证候有真、假之分,病机也有虚实夹杂、寒热错杂、阴阳隔离之别;疾病的病因、病机、证候错综复杂,要正确诊断疾病,就必须做到四诊相互结合,才能获得详细、准确、全面的疾病资料。四诊相互联系,不可分割;任何医者,无论医术多高,都不能把四诊割裂开来,更不能以一诊代替四诊。

3. 辨证求因　是在审察内外的基础上,根据四诊获得的证候,加以分析、思考,求得疾病的病因、病机,从而探索疾病发生的本质,为临床治疗提供确切的依据。疾病常常复杂多变,要正确认识疾病就必须从病因、病机、病位、病程等方面对疾病的本质进行探索,从而对疾病作出正确的诊断。

二、重视触诊,经络审查

四诊中强调按肌肤、摸手足寒热,按胸腹、查经络的重要性。夏祥麟先生在临床上亦重视触诊揣穴的重要性,他教导弟子触按是针灸施术前绝不可少的一项检查。《灵枢经》中即有"则欲得二验之,按其处,应在中而痛解"的论述,所以夏祥麟先生指出,经络触按审查不仅有助于明确疾病的诊断,更是制订好治疗方案的前提。郑宗昌教授在临证中总结了夏祥麟先生的按诊之法,如难治性面瘫患者,常在足部外侧之京骨穴出现压痛或局部皮色变化,此所谓"经脉所过,主治所及",又京骨为足太阳膀胱经原穴,原穴为脏腑元气经过和留止的部位,所以针刺此穴可以疏通脏腑经气,此对面瘫后遗症中的眼睑闭合不全也有非常好的疗效。郑宗昌教授还善依照经筋理论探查触诊,按照触诊的病变位置辨经取穴。如一位急性上肢疼痛伴拇、示指痛的患者,临证时郑宗昌教授先行触诊,手阳明之经筋,起于大指次指之端,结于腕,上循臂,结于肘外乃辨为手阳明经筋经气病,且立刻在其肩髃穴、秉风穴探查摸到了压痛点,指出阳明经筋结于肩髃,绕肩胛。《黄帝内经太素》中即有以痛为腧的原则,曰:"以筋为阴阳气之所资,中无有空,不得通于阴阳之气上下往来,然邪入腠袭筋为病,不能移输,遂以病居痛处为输。"配以阳陵泉、太冲穴。他指出阳陵泉为筋会,能舒筋利节、缓急止痛。太冲为足厥阴经输穴,又为肝之原穴,能舒筋缓急、行气止痛。下针后数分钟患者即疼痛改善。

（马瑞霞）

第三节　针药相须的辨治特色

一、整合应用的辨治原则

针药相须本就是对中医特色针灸技术及古代针灸医家学术思想的整合应用。针、灸、药是古代医家治疗及防御疾病的主要手段,针药结合,相须为用,以"理、法、方、药"等为中心,重视学术思想和医疗技术的融会贯通。然而延续至今,对其三者的整合应用却不尽如人意,往往是只针不药或只针不灸。针不仅仅局限于毫针,还包括针刺的各种特色技术,如皮内针、挑针、耳针、腹针、刺络、穴位贴敷等;灸亦不局限于艾条灸,还包括艾箱灸、温针灸、麦粒灸、雷火灸、精灸等各种艾灸技术;药物包括寒、凉、温、热、平性等各类药物,根据病情组成的方剂。将各种疗法整合应用的优势在于,在保证疗效的基础上能对治疗效果起到提高、巩固、延效的作用。

在针灸学领域中,既应注意在技术上发挥针灸治疗的特色和优势,又要在知识上注意到中医学理论的完整性,针药结合,相须为用,针、灸、药因疾而施,互相配合,如此才能益明其理,益彰其术,并且针对不同的疾病、疾病的不同时间和病程,整合最有效的针药并用方案,才能将针药的作用发挥得最有效。

二、整合应用的治疗特点

1. 针药的同效相须关系　在临床实践中,有时需要使用功效相同或相近的针灸和中药治疗方法,二者作用性质和作用环节一致,此时二者的关系可以称为针药的同效相须关系。同效相须的针药并用主要用于:①保证基本的疗效;②进一步提高疗效;③在获得满意疗效的基础上减少药量或降低针灸刺激量。在针药同效相须关系的基础上使用两种疗法,适用于病情较为单纯、病因病机清晰、证候结构简单的患者。

（1）功效相同、作用强度类似:临床实践中常常同时使用针灸、药物对某种疾病的病因或证候从同一个方面进行治疗,通过针药并用,使两方面的效应叠加而提高疗效,同时可减少药物的用量或降低针灸治疗的刺激量。例如,治疗脾气虚弱,中气下陷的胃下垂时针刺补中脘、足三里,配合服用补中益气汤治疗,可取得满意效果;以益气活血、化瘀通络的中药合并针刺具有养血活血、行气化瘀作用的穴位治疗高黏血症可以取得较好疗效。

患者因个人的原因,不能使治疗措施中针灸或药物的作用得到完全发挥时,临床医师常常采取针药并用的策略。例如,对于应该以针灸作为主要治疗手段的某些疾病,因患者不能坚持适当频率的针灸治疗影响疗效时,可以采取适当减少针灸治疗次数，而间歇期间配合中药治疗的方法。

（2）针灸治疗为主、药物治疗为辅：临床上某些虚损病症，针灸虽能调整和激发机体功能，但因只是一种外在刺激，并不能提高物质基础，因而收效缓慢或疗效难以持久，无法保证疗效的稳定性。对于这种情况，在以针灸治疗为主的同时，再给予血肉有情、益肾填精之品，有助于针灸疗效的发挥。

（3）药物治疗为主、针灸治疗为辅：主要表现在利用作用相同或相近的针灸治疗，可以替代一部分药物的作用，进而减少药物的用量。临床常用的方式是，当患者长时间服药后对服药产生一定的厌恶心理，采用针灸治疗替代一段时间或一定程度的药物治疗；或当患者长时间大量服药有可能造成一定损害时，可以减轻药量，而采用功效相同的针灸治疗替代一定程度的药物治疗。

2. 针药的异效互补关系　在临床实践中有时需要同时使用功效不同的针灸和中药治疗方法，在这个过程中，针、药二者的作用性质和作用环节都存在较大差异，此时针灸和中药的关系可称为异效互补关系。针灸和中药功效不同，二者可分别作用于疾病的不同环节以解决不同的问题，达到不同的治疗目的。异效互补的针药并用主要用于：①患者患有两种或两种以上的疾病需同时治疗；②疾病表现为内外同病、寒热错杂、脏腑经络同病等复杂的病机，需要从不同的方面加以治疗；③其他的需要从病 - 证关系、体质 - 疾病关系等方面同时治疗的疾病。

对于某些疾病，针灸、药物对其过程或致病因子均有作用，但各自作用于不同的方面、不同的环节、不同的"靶点"。如针药并用，同时从多个方面作用于同一病理过程的不同环节或多个致病因子，则可能取得优于单一应用针灸或药物治疗的疗效。

（1）内外并治：应用针药并用的方式，以"必齐毒药攻其中，镵石针艾治其外"。主要用于皮肤科疾病，如黄褐斑、痤疮、斑秃、带状疱疹等既有热毒、痰浊等内在的病理基础，又有体表明确的症状表现的患者。如在黄褐斑的治疗中取面部阿是穴，配合丹栀逍遥散加味内服治疗，可取得较好疗效；痤疮的治疗中采用针灸局部通经络活气血，而用中药清肺胃实热。

（2）标本并治：在明察病机标本关系和因果关系的基础上，利用针灸和中药的不同特性，从标、本两个方面同时治疗。如中风后遗症以肝肾阴虚，气血衰少，风、火、痰、气、瘀为本，肝风夹痰横窜经络致血脉瘀阻、气血不能濡养机体而经络不通为标。此时以滋补肝肾、祛瘀化痰等中药治疗为治本之法；取穴手足阳明、手足少阳经行气活血通络为治标之法。如对中风急性期的治疗，有学者以重灸关元、气海穴，合并中药人参、附子，至气复阳回，神苏志清，急则治其标，随后以中药汤剂滋补肝肾真阴，平息内风缓则治其本而收全功。在针药结合治疗更年期功能失调性子宫出血时，出血期以针刺后加灸百会、隐白、关元、三阴交、血海等穴,配合中药滋肾调肝、扶脾固冲善后调理内服。如治疗病机为风、寒、湿痹阻经络属虚实夹杂的骨关节炎,中药补肾壮骨重在治本虚,针刺疏经活络重在治标痹,针药并用疗效优于单纯用中药。

(3)脏腑经络并治:常用于脏腑经络同病之各种病症,包括老年性骨关节炎、颈椎病、肩周炎等痹证及中风后遗症肢体麻痹等痿证。常用的对策是以中药辨证施治调整脏腑,以针灸行气活血疏通经络。如罗天益在《卫生宝鉴》中提到针药并用治疗外有经络气血痹阻不通,内有脏腑之气虚损的肩臂痛患者,先刺井穴以通经开闭,再灸肩井、尺泽,则可温阳通络,再用清肺饮子补其正虚以固脾肺。单用中药则经络气血难通,单用针灸则脏腑之虚难补,针药并用相得益彰。此例提示,在临床上,常常有许多患者病情虚实错杂,如只用一方一法治疗,往往主次不分,疗效不佳。治疗中风后遗症以补阳还五汤加味补益脏腑气血,针灸疏通经络,因病制宜。治疗椎动脉型颈椎病以针刺颈夹脊、风池等穴疏通经络,调节太阳、少阳经气,以中药苍术、半夏、葛根、丹参等化痰利湿、活血化瘀,可收到较好疗效。治疗三叉神经痛时以针刺风池、颧髎、中渚、足临泣等穴通络止痛,中药桃仁、大黄、芒硝、金银花等以通便清泄脏腑。

(4)复合证候分别论治:治疗复合证候的患者时,在辨证论治的原则下,按照理、法、方、药或理、法、方、穴的临床思维,利用针灸和药物各自的优势,使针灸和中药各自发挥其所长。如徐灵胎治肾气不足,气逆上行的肾厥,用《普济本事方》中玉真丸(硫黄、石膏、半夏、硝石、生姜汁等)内服以降气化痰,配合灸关元穴百壮大补元气。如在治疗痰瘀交阻于心肺时,可以选取膻中、内关等穴宽胸理气、宁心镇痛、益气安神;以中药丹参、赤芍、桔梗、人参等活血化瘀、益气化痰。用药物解决瘀血痰浊交阻,以针灸理气通络,分别赋予针灸和中药不同的任务,是解决复合证候的较佳方案。而在治疗外感发热时,以大椎配合谷清热肃肺、宣散风热以散表热,金银花、连翘等清热解毒药物清里热,二者表里配合有协同作用,增强治疗效果,提高临床治愈率。

(5)辨体论治和辨证论治相结合:体质因素参与并影响病机、证候的形成。如阳虚体质者易形成虚寒病机,阴虚体质者易形成虚热病机,痰湿体质者易形成精微物质运化失常病机,瘀血体质者易形成气滞、血瘀病机等。辨体论治是以人的体质为认知对象,制订防治原则,选择相应的治疗、预防、养生方法,从而进行“因人制宜”的干预措施。如对气虚体质的患者,宜给予四君子汤或补中益气汤培补元气、补气健脾;阳虚体质的患者,以艾灸命门、关元穴等温补肾阳,在此基础上再对疾病给予针对性的治疗则更易收到事半功倍之效。现代中医临床医师最重要的诊治思维模式是辨体论治和辨证论治相结合的方式。辨体论治和辨证论治的结合为针药并用拓展了更为广阔的空间,临床上以针灸或中药之一干预体质而以其中的另一种方法治疗病症具有更大的优越性。辨体论治和辨证论治的结合可用于各种过敏性疾病（过敏性哮喘、过敏性鼻炎、荨麻疹）、代谢失调类疾病（肥胖症、糖尿病、高脂血症）、妇科病（更年期综合征、多囊卵巢综合征、月经失调）等体质因素在发病和进展过程中具有重要意义的疾病的治疗。以针灸或中药中的一种方法辨体论治纠正体质偏差，以另一种方法辨证论治针对疾病进行治疗。

（6）局部治疗与整体治疗相结合：临床上常在治疗局部疾病（三叉神经痛、痛风性关节炎、肩关节周围炎、颈椎病等）、五官科疾病、皮肤病时采用这种局部与整体相结合的针药并用方式。以针灸局部治疗，以中药全身治疗；或以药物外用进行局部治疗，以针灸全身治疗等。如治疗急性痛风性关节炎以火针刺行间、陷谷、地五会、阿是穴等局部穴，配合具有清热利湿、化瘀祛浊作用的大黄、姜黄、土茯苓等，可获得较好疗效。针刺取百会、风池、风府、颈夹脊穴，以清热燥湿中药治疗肝胆湿热型颈源性眩晕，是以针灸治疗局部，中药治疗全身的针药并用方式。除此之外，根据中药和针灸功效的不同，针药并用还有缓急同治、因果并治、身心并治、对症治疗和辨证论治结合等不同的形式，以上所列内容相互之间有交叉，如缓急和标本、局部和内外、表里和内外、经络脏腑和表里等。对于同一个患者、同一种疾病状态，可以考虑从表里关系来针药并用，也可以从内外关系、局部与整体关系来应用。同时针药并用的互补关系并不仅限于以上所论内容，其他从虚实、寒热、先天后天、脏腑五行关系等方面也可分别应用针灸、中药等不同的治疗。

3. 针药的反效制约关系　在临床实践中有时需要使用功效相反的针灸和中药，利用针灸和中药的作用性质和作用方向相反的特点，达到不同的治疗目的，此时针灸和中药的关系可称为反效制约关系。反效制约的针药并用主要用于以下情况：①针灸或中药单独应用时有可能过于峻烈，需要另一方以相反的作用牵制，如为防止艾灸耗气伤阴的弊病，可在灸疗的同时予以益气养阴的中药；②疾病表现为阴阳同病、虚实夹杂或寒热错杂时，需要分别运用中药和针灸，从阴阳、虚实和寒热等相反的方向进行治疗。

临床上治疗一些阴阳同病、虚实夹杂或寒热错杂的患者时，如只是采用中药或针灸中的一种治疗方法，难免使药物之间药性相互牵制而不能发挥其预期疗效。此时如能采用中医针药并用的反效制约关系，从阴阳、虚实、寒热等相反的方向进行治疗，则可以化繁为简，趋利避害，使二者共达相反相成的作用。如患者本属阴虚体质，然又表虚背冷、弱不禁风。患病每易外感与原有之阴虚症状相重叠。但此时若能应用针药互补的方法，一方面以平凉之剂滋阴清热，另一方面针刺有关穴位解其外，治疗方向不同，却可以并行不悖，各擅其长。

4. 针灸减轻中药的不良反应　针灸对机体的失衡状态具有调整作用，这种作用是通过针灸的疏通经络、行气活血、调和阴阳等功效来实现的。这一作用特点使得针灸在减轻中药对机体的不良影响方面能够有所作为,如临床上常利用针灸(尤其是灸法)的温中散寒的作用减轻或预防黄连等寒凉药物导致的胃脘冷痛、恶心、腹泻、食欲不振等胃肠症状。

(吴旭明 王孟雨 马 瑞)

第四节 常用诊疗技术

一、针刺技术

李滋平教授在临床上常用的针刺技术包括电针、头皮针、腹针、舌针,醒脑开窍针法、通督调神针法。

(一)电针

电针是将毫针刺入腧穴得气后,在针具上通以适量的脉冲电流,是将毫针针刺与电针仪相结合的一种方法,其优点是可以比较客观地控制刺激量。

1. 作用机制 电针的疗效是针刺与电刺激共同作用的结果,具有止痛、镇静、促进气血循环、调整肌张力的作用。电针的作用机制主要在于能够输出各种脉冲波形,脉冲电刺激能够兴奋粗纤维,抑制细纤维痛觉传导,达到镇痛效果。脉冲电刺激通过调节人体的神经体液系统功能,促进白细胞释放,提高免疫力。还能改善局部血液循环,促进毛细血管对渗出血的吸收和组织修复,达到止痛消肿的作用。常见电针仪的波形为疏密波、断续波、连续波,这三种波形的具体作用又有所不同。疏密波能促进代谢,促进气血循环,改善组织营养,消除炎症水肿;断续波能提高肌肉组织的兴奋性,对横纹肌有良好的刺激收缩作用;连续波常用于止痛、镇静、缓解肌肉和血管痉挛等,其中低频连续波兴奋作用较为明显,刺激作用强。

2. 操作方法

(1)准备电针仪:先检查开关,然后插入电源,根据临床需要和患者耐受性调节适当波形。

(2)选穴:针刺选穴方法除了按经络辨证、脏腑辨证取穴外,通常还可在神经干通过的肌肉神经运动点取穴。

(3)接电极:治疗时,将输出导线两头分别夹于毫针上,通常2个穴位为一对,形成电流回路。通电时应注意逐渐加大电流强度,以免给患者造成突然的刺激。

(4)调节参数:在调节好波形及强度后,定好时间,电针刺激时以肌肉出现明显的收缩为度,使患者产生酸、麻、胀等感觉,不宜过于强烈,刺激时间一般为 15~20 分钟。

(5) 结束:先将各旋钮调至"0"位,然后关闭电源开关,取下导线,最后按一般起针方法将针取出。

(6) 疗程:不同疾病疗程不同,一般以 5~10 天为 1 个疗程,每日或隔日治疗 1 次,急症患者每天电针 2 次。2 个疗程中间可以间隔 3~5 天。

3. 适应证　适合电针治疗方法的疾病有很多,基本和单纯毫针针刺相同,目前公认疗效较佳的疾病有:头痛、三叉神经痛、坐骨神经痛、牙痛、痛经、面神经麻痹、多发性神经病、精神分裂症、癫痫、神经衰弱、视神经萎缩、肩周炎、风湿性关节炎、类风湿关节炎、腰肌劳损、骨质增生、关节扭挫伤、脑血管病后遗症、耳鸣、耳聋、子宫脱垂、遗尿、尿潴留等。

4. 禁忌证　电针治疗需要注意以下禁忌证。极度衰弱、病重患者(如恶性肿瘤晚期、败血症等),难以耐受电针刺激者,孕妇避免刺激小腹及腰骶部,心脏疾病(如体内埋有心脏起搏器)者慎用,过于恐惧或晕针者均应慎用电针。

5. 注意事项

(1) 电针仪使用前必须检查其性能是否良好,输出值是否正常。

(2) 调节输出量应缓慢,开机时输出强度应逐渐从小到大,切勿突然增大,以免发生意外。

(3) 在靠近延髓、脊髓等部位使用电针时,电流量宜小,不可过强刺激。

(4) 年老、体弱、醉酒、饥饿、过饱、过劳者,不宜使用电针。

(二) 头皮针

头皮针是通过刺激头部发际区域特定部位以治疗疾病的一种针刺方法。

1. 作用原理　十二经脉通过直接或间接的方式汇聚于头部,以阳经尤其突出,所以有"头为诸阳之会"的说法。循行于头部的经脉主要有督脉、足太阳膀胱经、手少阳三焦经、足少阳胆经、足厥阴肝经、足阳明胃经、阳维脉和阳跷脉。根据经络学说的标本根结理论,十二经脉中足太阳、足少阳、足阳明、足太阴、足少阴、手太阳、手少阳、手阳明八条经脉的标部位于头面,足太阳、足阳明、足少阳三条经脉的结部位于头面。因此,头部又通过经脉的根结、标本关系,与全身十二经脉相通。根据气街理论,头部为四个气街之一,是经气汇合通行的共同通道。此外,脑居头部,为元神之府,是髓海。头气有街,止之于脑。通过针刺头部经络腧穴,疏通头部气街,可直接治疗脑功能失调。有学者从血管神经理论方面去探讨头皮针发挥作用的现代研究机制,但尚未有明确的理论,有待于进一步研究。

2. 常用头皮针刺部位　在 1989 年 11 月世界卫生组织通过的《头皮针穴

名国际标准化方案》中,根据分区定经、经上选穴的原则,确定了头部腧穴的定位。

额中线:在额部正中,属督脉,自神庭穴向前,透过前发际,沿皮刺1寸;主治神志病和头面病。

额旁1线:在额中线外侧,直对目内眦,属足太阳膀胱经,自眉冲穴向前,透过前发际,沿皮刺1寸;主治心、肺病症。

额旁2线:在额旁1线外侧,直对瞳孔,属足少阳胆经,自头临泣穴向前,透过前发际,沿皮刺1寸;主治脾、胃、肝、胆病症。

额旁3线:在额旁2线外侧,自足阳明胃经头维穴之内侧0.5寸处,向前透过前发际,沿皮刺1寸;主治肾、膀胱病症和生殖器官病症。

顶中线:头顶部正中,属督脉,自前顶穴至百会穴,沿皮刺1.5寸;主治腰、腿、足病症(如瘫痪、麻木、疼痛)以及脱肛、遗尿、眩晕、头痛等。

顶颞前斜线:从顶中线的前神聪穴,沿皮1寸刺向颞部的悬厘穴;贯穿督脉、足太阳膀胱经、足少阳胆经、足阳明胃经、手少阳三焦经;由上至下,分别主治下肢、上肢和面部瘫痪。

顶颞后斜线:从顶中线的百会穴,沿皮1~1.2寸刺向颞部的曲鬓穴;贯穿督脉、足太阳膀胱经、足少阳胆经、足阳明胃经、手少阳三焦经;由上至下,分别主治下肢、上肢病症及头面感觉异常。

顶旁1线:在顶中线旁开1.5寸,自通天穴沿皮向后刺1.5寸,属足太阳膀胱经;主治腰、腿、足瘫痪、麻木和疼痛等。

顶旁2线:在顶旁1线外侧,距顶中线2.25寸,自正营穴沿皮向后刺1.5寸,属足少阳胆经;主治肩、臂、手瘫痪、麻木和疼痛等。

颞前线:在颞部两鬓内,自颔厌穴捻转刺入1~1.5寸至悬厘穴,属足少阳胆经、手少阳三焦经;主治头面部病症,如瘫痪、麻木、疼痛、失语、牙病等。

颞后线:在颞部耳上方,自率谷穴捻转刺入1~1.5寸至曲鬓穴,属足少阳胆经;主治耳聋、耳鸣、眩晕等。

枕上正中线:在枕部,为枕外粗隆上方正中的垂线,自强间穴沿皮刺入1.2~1.5寸至脑户穴,属督脉;主治眼病和腰脊痛等。

枕上旁线:在枕上正中线旁开0.5寸,与枕上正中线平行,沿皮斜向捻转进针刺入玉枕穴0.5寸,属足太阳膀胱经;主治眼病和腰背痛等。

枕下旁线:在枕外粗隆下方,旁开枕外粗隆1寸,自玉枕穴沿皮向下刺入1~1.5寸至天柱穴,属足太阳膀胱经;主治小脑疾病所致平衡障碍、后头痛。

3. 操作方法

(1)进针:进针时避开瘢痕及创面处。一般采用平刺法,右手拇、示指尖捏住针柄下半部,中指紧贴针体末端,沿皮将针体快速推至帽状腱膜下层。当针到达帽状腱膜下层后,指下会感到阻力减小,然后将针沿头皮针穴线推进0.5~1.5寸,再进行行针。注意把握角度,角度过小容易进入肌层,角度过大容易刺入骨膜,都会引起疼痛。

（2）行针:头皮针行针只捻转不提插,每分钟要求捻转200次左右。每次持续捻转1~2分钟,头皮针留针15~30分钟,在此期间还需间隔5~10分钟行针1次。

（3）出针:缓慢退针至皮下,然后迅速拔出。取针后应立即用消毒干棉球按压,以防出血。

（4）疗程:每日或隔日1次,一般以10次为1个疗程。疗程间隔5~7天。

4. 适应证　头皮针技术主要用于脑血管疾病的治疗,如中风、脑外伤后遗症、小儿脑性瘫痪、小儿脑发育不全、帕金森病、舞蹈症、耳鸣及各类急慢性疼痛等。

5. 禁忌证

（1）囟门未完全闭合的婴幼儿,孕妇。

（2）高热、心力衰竭、病情危重者。

（3）头皮有严重感染、溃疡、创伤、瘢痕者。

6. 注意事项

（1）癫痫大发作时,要注意保护,以免折针。

（2）出血性中风患者应慎用此法,因患者病情变化快,需严密观察。

（3）要注意局部出血、疼痛和头皮瘙痒等副作用,出针宜缓,并及时按揉,手法不宜过重,并做好耐心解释工作。

（三）腹针

腹针是以神阙调控系统为核心,以中医基础理论及脏腑经络学说为内涵,通过腹部针刺调节脏腑、经络以治疗全身疾病的一种针刺方法,具有安全、无痛、高效、快捷、适应证广的优点。

1. 作用原理　神阙调控系统是以神阙为核心的经络系统。该系统形成于胚胎期的调控系统,是人体最早的调控系统,是经络系统的母系统。因此,腹针具有向全身输布气血的功能与对机体进行宏观调控的作用。腹部与全身脏腑经络均有密切联系,手三阴经分别络于大肠、小肠、三焦,手三阳经分别络于胃、胆、膀胱,足三阴经分别络于肝、脾、肾,这些脏腑均位于腹部,此外,足阳明经别"入于腹里",足阳明之筋"上腹而布",足太阴经"入腹",足厥阴经"抵小腹",任脉"循腹里",任脉络"下鸠尾,散于腹"。所以各脏腑病变均在腹部有反应点,针刺腹部穴位可以通调脏腑气血,治疗全身多种疾病。

2. 取穴　以腹部的"神龟"生物全息影像为特征,颈部从两个商曲处伸出,头部伏于中脘,尾部从两个气旁（气海旁开5分）处向下延伸终于关元穴附近,前肢由滑肉门引出,在上风湿点(滑肉门外 5 分,上 5 分)屈曲,止于上风湿外点(滑肉门外 1 寸),后肢由外陵穴向外伸展经下风湿点(外陵穴下 5 分,外 5 分)止于下风湿下点(外陵穴下 1 寸外 1 寸)。常用的腹针穴位有中脘、下脘、气海、关元、阴都、商曲、气旁、气穴、滑肉门、外陵、天枢、大横、上风湿点、上风湿外点等。

3. 操作方法

(1)选择针具:一般直径为 0.18~0.22mm。体形高大肥胖者,腹壁的脂肪层较厚,选用 50mm 长度的针具治疗。普通体形中等肥胖者,腹壁的脂肪层适中,选用 40mm 长度的针具治疗。体形削瘦者,腹壁的脂肪层薄,较易刺穿腹壁层,选用 30mm 长度的针具治疗。

(2)进针:进针深度分为天、人、地三部。病程较短或邪在表者,针刺天部(即浅刺)。病程长但未及脏腑或邪在腠理的病,针刺人部(即中刺)。病程长且累及脏腑或邪在里的病,针刺地部(即深刺)。

(3)针刺手法:在准确定位的前提下,根据处方依序针刺。根据疾病发生的病位来决定针刺的深浅。采取只捻转不提插或轻捻转慢提插手法。

(4)留针:一般留针 20~30 分钟。病程短和正气不足者留针时间短,病程长正气尚足者留针时间长。起针时按照进针顺序依序起针。

4. 适应证 一般而言,腹针的适应证为内伤性疾病、久病及里的疑难病、慢性病。治疗涉及的病症较多,如过敏性鼻炎,痛风,哮喘,椎管狭窄,强直性脊柱炎,高血压,糖尿病,失眠,抑郁症,耳鸣,耳聋,胆囊炎,胰腺炎,中风后遗症,黄褐斑、青春痘、面神经麻痹,面肌痉挛,帕金森病,肥胖症,阳痿,胃肠疾病,肠易激综合征,长期便秘,反复口腔溃疡,儿童假性近视,痛经、闭经、月经不调、子宫肌瘤、乳腺增生等妇科疾病,颈腰椎膝踝痛,坐骨神经痛,肩周炎,网球肘,偏头痛,带状疱疹后遗症等。腹针对绝大多数疼痛病症均有明显疗效。

5. 禁忌证 一切原因不明的急腹症、急性腹膜炎、肝脾大引起的脐静脉曲张、腹腔内部肿瘤并广泛转移、怀孕妇女大月份孕期均为禁忌证,对于长期慢性病而致体质衰弱的患者,谨慎使用。

6. 注意事项

(1)取穴精准:腹针取穴时,任脉和水平线的定位一定要精准,才能保证临床效穴的选取。

(2)注意针刺深度:对不同体形患者选择合适的针刺深度,若肝脾大者,需注意针刺两胁时不宜太深,以免损伤实质性脏器。

(四)舌针

舌针技术,是针刺舌体上一些特定的穴位,以治疗疾病的一种方法。

1. 作用原理 舌为心之苗,又为脾之外候,脏腑气血上营于舌,而舌与脏腑的联系是通过经络实现的。如手少阴心经之别系舌本;足太阴脾经连舌本,散舌下;足少阴肾经夹舌本;足厥阴肝经络舌本;足太阳之筋,其支者,别入结于舌本;足少阳之筋,入系舌本;上焦出于胃上口,上至舌,下至足阳明等。五脏六腑直接或间接地通过经络、经筋与舌相连,脏腑的精气上荣于舌,脏腑的病变也必然影响精气的变化而反映于舌,亦即舌不仅具有辨滋味、调声音等生理功能,而且它和机体是一个整体,为脏腑的外候。舌与全身脏腑器官密切联系,针刺舌上的特定穴位,具有疏筋通络、调和气血的功效,可用以治疗多种病证。

2. 操作方法

(1)清洁口腔:针刺治疗前,口腔一般不做特殊消毒处理,稍漱口,使口腔没有食物残渣即可。

(2)体位:多取坐位或仰卧位。患者口自然张开,医者用洁净药用纱布垫舌将舌拉出,或用压舌板固定舌位;昏迷患者或儿童患者可用压舌板垫于上下齿间以便于进针。

(3)选择针具:一般针刺常选取长 40mm,直径为 0.30~0.32mm 的毫针。刺舌下络脉出血时可采用直径为 0.38mm 的较粗毫针,也可使用三棱针刺血。

(4)进针:针刺舌面穴位,患者自然伸舌于口外。针舌底穴位,患者将舌卷起,舌尖抵住上门齿,将舌固定或将舌尖向上反卷,用上下门齿夹住舌,使舌固定;或由术者左手垫纱布敷料,将患者舌体固定于口外,进行针刺。

(5)基本手法:采用快速进针手法,斜刺 1 寸左右,用拇指、示指和中指捏住针柄,快速刺入或小幅度快速提插、捻转。

(6)留针与出针:多数情况下不留针,基本手法操作完毕后即可快速出针。

3. 适应证 舌针技术主要适用于舌体及肢体运动功能障碍的相关病症,如舌麻、舌体歪斜、舌强不语、重舌、口舌糜烂、口内异味感和肢体麻木、瘫痪、咽痛等;也适用于一些脏腑经络病症,如心血管病、高血压、肩周炎、小儿麻痹后遗症、小儿遗尿等。

4. 禁忌证

(1)凝血功能较差或有自发性出血的患者,不宜刺血。

(2)体质极度虚弱、病情危重者不宜针刺。

5. 注意事项

(1)严格消毒,避免针刺口腔污染或感染。

(2)注意掌握针刺深度与手法,严防毫针脱落而被患者吞咽。

(3)舌针刺血时,需注意"针不宜过粗,刺不宜过深,血不宜过多"。

(五)醒脑开窍针法

醒脑开窍针法是石学敏教授创立的治疗中风的一种特殊针法,该法以传统中医理论及各家学说为基础,结合西医有关理论,认为中风的基本病机为"窍闭神匿,神不导气",由此提出以"醒脑开窍、滋补肝肾为主,疏通经络为辅"的治疗原则。

1. 作用原理　《灵枢经》认为中风的病因主要是真气不足而邪气独留,《金匮要略》亦认为中风是由经络空虚,风邪乘虚而入所致。石学敏教授在继承古代各家学说的基础上,针对中风两大症状(即神志障碍和肢体瘫痪)的主要原因为脑血管的闭塞不通,即"元神之府"失用,脑窍闭塞则神无所附,肢无所用,指出中风的根本病机为"窍闭神匿,神不导气",故立"醒脑开窍"为治疗中风的根本大法。"醒脑"包括醒神、调神双重含义,醒神、调神为"使",启闭开窍为"用"。"滋补肝肾"是针对肝肾亏损这一最常见、最重要的证型基础而设。

现代研究表明"醒脑开窍"针法的作用为:①促进脑组织一氧化氮的合成,提高一氧化氮含量,改善微血管的运动,从而改善微循环。②提高超氧化物歧化酶活性,降低过氧化脂质含量,从而减轻脑组织氧化损伤。③减少钙离子内流,改善脑组织钙离子的超负荷。④对抗自由基损伤并提高脑组织的修复能力,从而发挥脑保护的作用。因此本法在改善脑循环、保护脑细胞等方面的作用比传统针刺技术更明显。

2. 针法特点　该针法注重针刺规范,提出针刺手法量学,对配方组穴从进针的方向、深度、采用的手法和刺激量均作出了明确的规定,将捻转补泻定义为:①十二经脉以任、督二脉为中心,左右捻转时作用力的方向,向心为补,离心为泻;②捻转幅度小,用力轻为补,即捻转时施行小幅度高频率捻转,幅度小于90°,频率大于120次/min;捻转幅度大用力重为泻法,即捻转时施行大幅度低频率捻转,幅度大于180°,频率在50~60次/min。该法在选穴上以阴经和督脉穴为主,并强调针刺手法量学规范,有别于传统的取穴和针刺方法。

3. 操作方法　穴位组成:内关、水沟、三阴交为主穴以醒脑开窍,滋补肝肾。极泉、尺泽、委中为辅穴以疏通经络。依据病情选风池、翳风、完骨以补益脑髓;金津、玉液或咽后壁放血及上廉泉改善语言功能和吞咽功能;手指握固加合谷;足内翻取丘墟透照海。每日针刺2次,10天为1个疗程,持续治疗3~5个疗程。

(1)针刺手法

内关:直刺0.5~1寸,捻转提插结合泻法1分钟,使针感向指尖或者向手臂上方传导。

水沟:向鼻中隔方向斜刺0.3~0.5寸,用重雀啄法至眼球湿润为度。

三阴交:直刺1~1.5寸,捻转提插结合补法,以下肢抽动3次为度。

极泉：原穴沿经下移 1 寸，避开腋毛，直刺 1.0~1.5 寸，用提插泻法，以患侧上肢抽动 3 次为度。

尺泽：屈肘成 120°，直刺 1 寸，用提插泻法，使患者前臂、手指抽动 3 次为度。

委中：仰卧直腿抬高取穴，直刺 0.5~1.0 寸，施提插泻法，使患侧下肢抽动 3 次为度。

风池、翳风、完骨：针刺风池时针尖微下，向鼻尖斜刺 0.8~1.2 寸；针刺翳风时针向结喉，进针 2~2.5 寸采用小幅度高频率捻转补法；针刺完骨时平刺 0.5~0.8 寸。

合谷：进针 1~1.5 寸，采用提插泻法，使患者第二手指抽动或五指自然伸展为度。

语言不利、吞咽障碍加上廉泉、金津、玉液放血：针刺上廉泉时针向舌根刺 1.5~2 寸，用提插泻法；针刺金津、玉液及咽后壁放血时用毫针散刺。

足内翻加丘墟透照海：1.5~2 寸，以局部酸胀为度。

（2）针灸处方

主方一："大醒脑"。

主穴：双侧内关、水沟、患侧三阴交。

副穴：患侧极泉、尺泽、委中。

配穴：吞咽障碍，加风池、翳风、完骨；手指拘挛，加合谷；语言不利或失语加上廉泉、金津、玉液放血；足内翻，加丘墟透照海；共济失调加风府、哑门、颈夹脊穴；癫痫加大陵、鸠尾、风池；血管性痴呆加百会、四神聪、风池、四白、合谷、太冲；睡眠倒错加上星、百会、四神聪、神门。

操作：先刺双侧内关，直刺 0.5~1.0 寸，采用捻转提插结合泻法，施手法 1 分钟；继刺水沟，向鼻中隔方向斜刺 0.3~0.5 寸，用重雀啄法，至眼球湿润或流泪为度；再刺三阴交，沿胫骨内侧缘与皮肤呈 45° 斜刺，进针 1~1.5 寸，用提插泻法，使患侧下肢抽动 3 次为度。

主方二："小醒脑"。

主穴：双侧内关、上星、百会、印堂、患侧三阴交。

副穴：同主方一。

配穴：吞咽障碍，加风池、翳风、完骨；手指拘挛，加合谷；语言不利或失语加廉泉、金津、玉液放血；足内翻，加丘墟透照海；共济失调加风府、哑门、颈夹脊穴；癫痫加水沟、大陵、鸠尾、风池；血管性痴呆加水沟、四神聪、风池、四白、合谷、太冲；睡眠倒错加四神聪、神门。

操作：先刺印堂，刺入皮下后使针直立，采用轻雀啄手法（泻法），以流泪或眼球湿润为度。继之，选 3 寸毫针由上星刺入，沿皮刺入百会穴后，针柄旋转

90°,转速 20~160 次 /min,行手法 1 分钟。其他主穴、副穴、配穴手法见"(1)针刺手法"。

随症加减:便秘加丰隆、左水道、左归来、左外水道、左外归来;尿潴留加中极、秩边、水道;肩关节痛或肩周炎加肩髃、肩贞、肩中俞、肩外俞、阿是穴。

4. 适应证　中风及其相关病证;神志、精神疾病,如癫症、痴呆、郁证等;各种脑病,如脑外伤、小儿脑瘫等。

5. 禁忌证

(1)应用醒脑开窍法前务必要了解患者的高血压病史及目前血压情况,对高血压患者慎用或禁用此法,或在用此法时配合其他方法或酌情配用其他穴位。

(2)用醒脑开窍法治疗脑出血患者应慎重,尤其是强刺激水沟穴和内关穴,有时会明显加重患者之烦躁不安,甚至出现肢体抽搐现象;急性脑出血属脱证,应禁用此法。

6. 注意事项

(1)中风后遗症期长期应用针灸治疗:在应用醒脑开窍法时为避免患者出现疲劳感或穴位疲劳的出现,务必要慎用或减少刺激量。

(2)临床上对一些畏惧针刺法或对针刺特别敏感的患者在使用本法时必须掌握好刺激量。对这类患者应用针刺水沟穴时手法则更应慎重。

(3)"大醒脑"与"小醒脑"的临床应用:"小醒脑"适用于病情稳定,神志清醒的中风患者,治疗时首选"大醒脑",而后与"小醒脑"交替使用。在中风急性期,一般要求严格按照"大醒脑"针刺法操作。对于后遗症状,可随症取穴操作。

(4)刺激量应视病情灵活掌握:针刺三阴交、极泉、尺泽、委中要求患肢抽动次数可灵活掌握,肢体肌力在 0~3 级者可使之抽动 3 次。肢体肌力在 3 级以上时,可适当减少抽动次数。

(六)通督调神针法

通督调神针法是以中医经络学说、中医神志学说为指导,在针灸循经取穴的基础上,突出针灸调节神志的功能,从而达到形神同治目的的一种治疗中风的针刺方法。

1. 作用原理　中风是由于阴阳失调,气血逆乱,使风、火、痰、瘀痹阻脑脉或血溢脑脉之外;其病位在脑,而督脉又与脑联系密切,《素问·骨空论》载:"督脉者,起于少腹以下骨中央……与太阳起于目内眦,上额交巅上,入络脑,还出别下项,循肩髆内,夹脊抵腰中,入循膂络肾。"脑为神明之府,十二经脉之三百六十五络,其气血皆上于面而走空窍。《难经·二十八难》云:"督脉者,起于下极之俞,并于脊里,上至风府,入属于脑。"此述说明督脉与脑、脊髓和

21

肾有密切关系,故历代医家素有"病变在脑,首取督脉"之说。因此,针刺督脉穴具有疏通经脉、调节神志的作用。而西医学研究证实,督脉位居身体中轴线上,可以通过双侧神经调节,促进脑功能的代偿和重组。

2. 操作方法与临床应用

(1) 中风肢体功能障碍者选取百会、大椎、神庭、印堂、腰阳关等穴。百会、神庭两穴以 15°~20° 进针,沿皮刺入 1.5 寸,使局部产生酸麻胀感,或放射到整个头部,捻转速度为每分钟 200 次左右,5 分钟行针 1 次,每次行针约 2 分钟;其余穴位进针得气后,留针 30 分钟,每日 1 次。

(2) 中风失语者以百会、风府、哑门、上廉泉为主穴,风池、金津、玉液、列缺、照海为辅穴。百会穴以 15°~20° 进针,沿皮刺入 1.5 寸,使局部产生酸麻胀感,或放射到整个头部,捻转速度为每分钟 200 次左右,5 分钟行针 1 次,每次行针约 2 分钟;风府穴以 1 寸针向哑门穴透刺;其余穴位进针得气后,留针 30 分钟,每日 1 次。

3. 适应证　本法主要用于治疗中风,如中风失语、中风肢体功能障碍及血管性痴呆等病。

4. 禁忌证

(1) 过于疲劳、过饥过饱、醉酒、精神高度紧张者不宜针刺。

(2) 皮肤感染、溃疡、瘢痕和肿瘤部位不予针刺。

(3) 大血管所过之处禁刺。

(4) 高血压患者血压处于剧烈波动期时,对外界的刺激比较敏感,不宜针刺。

(5) 有出血性疾病的患者或有自发性出血者,不宜针刺。

5. 注意事项

(1) 年老体弱者针刺应尽量采取卧位,取穴宜少,手法宜轻。

(2) 尿潴留患者的耻骨联合区,针刺时应掌握深度和角度,禁用直刺,防止误伤重要脏器。

(3) 针孔处皮肤应保持洁净,如糖尿病患者皮肤容易感染,一般针后 2 小时不要沾水,以防感染。

二、穴位注射技术

1. 定义　穴位注射疗法,是在针刺疗法基础上发展起来的,用注射针头替代针具,将药物注入穴位以防治疾病一种疗法。穴位注射以中医经络学说为基础,与西医学相结合,以药理学为指导,将针刺、药理、穴位特性综合运用,中西医优化结合,针药并用,是岭南针药相须流派的特色技术之一。

2. 作用原理　穴位注射技术的作用原理,主要有以下几个方面。

（1）穴位作用：临床上以传统针刺原则选穴为主，同时具有相应穴位的功效。穴位不是独立存在的，人体脏腑经络是一个整体，穴位具有疏通经络、调和气血、扶正祛邪、协调脏腑、调和阴阳的作用，能使机体从阴阳失衡的状态向阴平阳秘的状态转化。

（2）针刺作用：针刺后机体产生一系列神经反射，激活多种内源性物质，通过神经-内分泌-免疫调节，可起到镇痛抗炎、调节免疫、改善循环等作用，并对人体各系统产生双向调节的作用，使机体在亢奋和抑制情况下进行自我调整。穴位注射运用注射针头针刺，有类似针灸的作用，而且针具更粗，对局部组织的机械刺激更强，患者产生酸胀等针感更强，也更能循经感传。

（3）药理作用：穴位注射具有药物本身的药理治疗作用，如丹参注射液具有中药丹参活血化瘀、通脉养心的功效，黄芪注射液具有中药黄芪益气养元、扶正祛邪的功效，神经营养药对神经损伤有营养修复作用等。

（4）叠加作用：药物在注射部位经由机体缓慢吸收，延长了穴位刺激时间，穴位和药物作用进行叠加。现代研究发现，穴位注射产生的效应具有"高效性"和"速效性"，药物在相同浓度剂量的情况下，可以使用比静脉注射及肌内注射更少量的药物来达到相同的效果，且其药效能在较短时间内达到与静脉注射相同甚至更好的效果。

3. 作用特点

（1）作用直接，起效迅速：穴位注射将药物直接注入以刺激穴位，在针刺的基础上，注射针头刺入穴位后行针得气，使患者出现酸胀感等得气感，然后才缓缓注入药物，通过局部穴位吸收，经络之气带动药物传输于全身。

（2）疗效确切，针药并行：穴位注射通过辨证取穴和药理作用，取穴精准，使用少量药物，即可达到治疗效果。在临床治疗中，穴位注射常在针刺治疗后配合使用，药物在穴位被慢慢吸收，针感的持续能延长穴位刺激时间，可进一步巩固疗效。

（3）操作简便，适应证多：穴位注射技术操作简单易行，易于临床掌握，可选择药物种类多，可视情况灵活变通。目前，穴位注射已应用于神经科、骨科、耳鼻喉科、心理科等众多不同领域的疾病，基本上能采用针灸治疗的疾病都能使用穴位注射技术。

4. 治疗要点

（1）药物的选择：穴位注射的药物大体上可分为中草药制剂、维生素制剂和其他常用药物三类。选择何种药物，要考虑病情的辨证分析和药物的药理作用。中草药制剂有丹参注射液、复方当归注射液、生脉注射液、清开灵注射液等，维生素制剂有维生素 B_1 注射液、维生素 B_6 注射液、维生素 B_{12} 注射液、维生素 C 注射液、维丁胶性钙注射液等，其他常用药物有 5%~10% 葡萄糖注射液、0.9% 氯化钠注射液、三磷酸腺苷、辅酶 A、胎盘组织液等。

（2）腧穴的选择：每次选择 2~4 个穴位，同一组穴位不宜重复连续使用，应交替使用。穴位选择融合了中医经络学说和西医解剖学理论，包括以下几点。

1）按照传统针刺的取穴原则，辨证选穴：如睡眠障碍，常选用安眠、足三里等；如肩周炎，常选用肩髃、肩髎、曲池等。

2）选取阳性反应点：通过触诊选取阳性反应点（有无压痛、结节、条索状物等）。

3）结合西医学诊疗技术，如 X 线、CT 或 MR 等，确定病变部位。如腰椎间盘突出症，常配合选取相应节段腧穴。

（3）用量的选择：穴位注射的用量视不同部位、药物性质等而异，且一次穴位注射的用药总量须小于该药一次的常规肌内注射用量。耳部穴位可注射 0.1~0.2ml，头面部穴位可注射 0.1~0.5ml，胸背部穴位可注射 0.5~1ml，四肢部穴位可注射 1~2ml，腰臀部穴位可注射 2~5ml。如需注入药液较多时，可由深至浅，边推药液边退针，或将注射针头向几个方向刺入来注射药液。

（4）疗程的选择：疗程长短取决于疾病的性质特点，通常 2~3 日 1 次，急症可每日 1~2 次，1 个疗程为 6~10 次，每个疗程间应间隔 5~7 日。

5. 操作方法　根据注射药量，选择合适的一次性无菌注射器和针头，遵医嘱抽取药液，确保将注射器内的空气排尽。根据穴位处方，选取患者舒适又适于术者操作的体位。

局部皮肤常规消毒后，用前臂带动腕部的力量，将针头迅速刺入皮下，进针后以握持注射器的手指感应针下不同感觉，同时关注患者的反应，从而调整进针的方向、角度。探得酸胀等"得气"感后，回抽，如无回血无回液，即可将药物缓慢注入。在注射过程中要时刻关注患者的反应。出针时先将针慢慢退至浅层，用无菌棉签压于穴位旁，快速拔针，并用无菌棉签适度压迫针孔（如发现针孔溢液或出血等，要继续按压）。操作完成后，整理用物，并嘱患者休息 5~10 分钟，观察是否出现不适反应。

6. 适应证　穴位注射技术适用范围广泛，与针灸基本相同。临床上，适用于内、外、妇、儿、五官科及皮肤病等，尤其在痛症和神经系统疾病应用效果明显，如偏头痛、颈肩腰腿痛、痛经、面神经麻痹、脑梗死后遗症、睡眠障碍等。

7. 禁忌证

（1）禁止将药物注射在关节腔、脊髓腔和血管内。

（2）禁针的穴位及部位禁止穴位注射。如孕妇的腹部、腰骶部和三阴交、合谷等孕妇禁针穴位。

（3）表皮破损或有感染的部位禁止穴位注射。

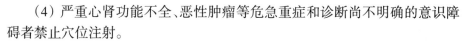

（4）严重心肾功能不全、恶性肿瘤等危急重症和诊断尚不明确的意识障碍者禁止穴位注射。

8. 注意事项

（1）初次治疗及年幼、年老、体弱者穴位注射时穴位数量应减少，药量也应酌情减少，以免发生晕针。

（2）操作前，应熟悉药物的药理作用、使用剂量、配伍禁忌、不良反应等，详细询问患者有无过敏史。凡可能引起患者过敏反应的药物，注射操作必须在药敏试验结束并合格（阴性）的前提下进行。

（3）治疗前，应向患者说明穴位注射的特点和注射可能出现的常见反应，放松患者的紧张情绪。

（4）注射前，要严格消毒，防止感染。

三、药罐技术

药罐技术是拔罐法的一种，亦称药筒法，是拔罐与药物疗法结合在一起使用的一种治疗方法。通过拔罐操作，有利于药物的渗入和吸收，以温通经络、祛风除湿、舒筋止痛。临床上常用方法有药物煮罐法、药物蒸气汽罐法、贮药罐法。此外，尚有将备用药液、药乳、药油、药膏、药糊涂于应拔部位或罐内壁而拔罐的。

（一）分类

1. 药物水煮法　以药物配伍组成成方，水煮半小时左右，再将竹罐放在药液内煮沸 1~3 分钟，然后用镊子将罐口朝下夹出来，口朝下，迅速把水吸干，叩在需要治疗的部位，吸附于皮肤之上。

2. 药物闪火法　以镊子夹住点燃的带有药酒的酒精棉球，在罐内绕 1~3 圈后，将火退出，迅速将罐扣在应拔的部位，吸附在皮肤上。

3. 药物投火法　用易燃的药物点燃后投入罐内，迅速将罐扣在事先选好的部位，吸附在皮肤上。

4. 药物滴酒法　用药酒 1~3 滴滴入罐内，沿罐内壁摇匀，用火点燃后，迅速将罐扣在应拔的部位，吸附于皮肤上。

5. 药物贴敷法　是用大小适宜的某些药物浸泡乙醇后，贴在罐内壁的 1/3 处，用火点燃后，迅速扣在应拔的部位上，即可吸附于皮肤上。

6. 药物蒸汽法　先将水壶置于旺火上，将壶内的水和药物的混合液煮沸，使水蒸气从壶嘴喷出，以竹罐口对准喷气口 1~10 秒，随即取出，迅速扣在需拔的部位上，即可吸附于皮肤上。

7. 药物涂抹法　将药液、药膏或药糊均匀平敷在穴位上，面积略小于罐口，然后在其上进行拔罐。

此外,临床中还常结合其他疗法进行治疗。

刺络药罐法:用药物水煮法拔罐之后,在拔罐部位常规消毒,用消毒三棱针在皮肤上浅刺,以局部少量渗血为度,取煮热竹罐在针刺部位再次拔罐,10分钟后取下竹罐,用消毒棉球擦净针刺部位的血迹,再用药巾热敷即可。

药罐走罐法:将自制药膏均匀地涂抹在治疗部位,取合适型号的火罐,用闪火拔罐法拔在起始点或特定穴位上,双手紧握罐体沿各经脉自上而下或自左而右缓缓推拉。

(二) 药物水煮法操作流程

目前最常用的药罐方法是药物水煮法,以下重点介绍药物水煮法操作流程。

1. 操作器具

(1) 竹罐的制作:选用 5 年以上新鲜坚固无损的竹子按自然节段截成竹筒,罐口削薄,砂纸打磨,制成长短粗细不同的竹罐,口径一般在 1~5cm 即可满足不同拔罐部位的需要。小口径的竹罐适用于头部、四肢及关节周围处,较大口径者可用于腹部、腰背部及臀部。竹罐的长度不宜过短或太长,以 8~10cm 较为合适。过短者因其管腔容积较小,吸力也小,不易吸拔附着在皮肤上;如过长则竹罐较重,与皮肤黏着后容易脱落。自然风干,在使用前用桐油浸泡 3~5 天再用,防止开裂。

竹罐的保存:竹罐制作好了以后,还要注意适当保存。不要将竹罐经常浸泡于水中,较长时间无治疗操作时可将竹罐从锅中捞出,置于篮子中滤干水分。切不可将竹罐放于炉灶旁边或长时间置于室外暴晒阳光,以免风吹日晒后管壁产生裂缝。

(2) 其他器具准备:煤气灶或电炉一套,大砂锅或陶瓷锅或不锈钢锅 2~4只。毛巾数条用于热敷熨浴患部或擦拔罐部位水渍之用。长镊子一把,用于将竹罐从锅内捞出。

2. 煮罐　将配制好的药物置于纱布袋中,放于锅中浸泡 0.5 小时,煎煮 1 小时左右,然后再把所需大小的竹罐投入药汁内同煮 20 分钟,即可使用。用完的药罐消毒后再次放入锅内继续煮沸使用。

3. 患者准备　患者选取适当体位,暴露施术部位皮肤,通常选取俯卧位或正坐位。

4. 拔罐　用长镊子将药罐捞出,快速将水甩净,罐口向下放到毛巾上,捂住罐,以便吸去水分、降低罐口温度并保持罐内热气,待温度口适宜后迅速按在相应治疗部位,利用热力吸附在患者需要治疗处。叩住后,用手按压罐底约半分钟,使之吸牢。这种方法既发挥了拔罐和药物的双重作用,又有温热作用,操作时要动作熟练、迅速,否则会出现吸拔力不足的状况。

如需走罐,走罐方法为:手持罐体,将罐口紧贴患者皮肤,在需要的部位往返推动,至所拔部位的皮肤红润、充血。

5. 留罐　将罐上覆盖毛巾被,留罐5~10分钟。

6. 启罐　一手握住罐体腰底部稍倾斜,另一手拇指或示指按住罐口边缘的皮肤,使罐口与皮肤之间形成空隙,空气进入罐内,则罐自脱落。切不可硬拉或旋转罐具,否则会引起疼痛,甚至损伤皮肤。

（三）选穴原则与用药原则

1. 选穴原则　通常于四肢、躯干肌肉丰厚的地方,根据病情选取相应的穴位,并配合阿是穴。

呼吸系统疾病主要选取肺经穴位和背俞穴,如中府、云门、肺俞、风门、肾俞等。

消化系统疾病主要选择胃脘部、腹部的穴位并配合胃经的其他穴位。

泌尿系统疾病(如产后尿潴留)选用肾俞、膀胱俞、中极、关元俞等。

妇科疾病(如痛经)选用血海、三阴交、中极、足三里、关元等。

特殊皮肤疾病一般在皮损处施罐。

精神类疾病(如失眠)选用膀胱经穴位、神阙。

2. 用药原则　选择具有疏通经络功效、芳香辛窜的药物。表寒证以疏风散寒药(如桂枝、羌活、独活、细辛)为主,里寒证以温经散寒药(如附子、干姜、肉桂、川乌)为主。可随症配伍引经药,入膀胱经可选用羌活、藁本,入肾经可选用独活、肉桂。

（四）作用机制

药罐同火罐一样,是在中医理论指导下发展而成的外治法,是一种负压疗法。中医学认为此法有祛风除湿、活血通络、消肿止痛、去腐生新、清热降火、益气温阳等作用。随着对药罐疗法的不断深入研究与发展,目前对其作用已有进一步的认识。

1. 机械刺激

（1）表皮角化层断裂,细胞由复层变为单层,部分细胞间隔破坏,可大大提高皮肤渗透作用,为皮肤局部用药打下基础。

（2）真皮各级血管的扩张、渗出及细胞吞噬活动的增强明显有利于药物吸收。

（3）使局部皮肤酸度增加,帮助局部皮肤自洁、抗感染。

（4）使皮肤生发层细胞受刺激,有丝分裂增加,角质形成,细胞增生,毛囊细胞迅速向棘细胞推移,帮助伤口愈合,减轻瘢痕。

（5）真皮结缔组织中的单核吞噬细胞、肥大细胞、白细胞等立即动员或激化,参加相应的特异性或非特异性免疫,帮助机体抵抗疾病。

2. 温热刺激　药罐的温热刺激可促进局部血液循环,使局部穴位血管扩张,血循环加快,血流状态得以改变,神经功能得到调节,局部组织营养状况、新陈代谢得到改善,血管壁渗透性增强,加速体内废物、毒物(如自由基、尿素氮、尿酸、肌酐)的排出,加强白细胞及网状细胞的吞噬能力。

3. 药物刺激　药物离子通过皮肤黏膜吸收,避免了肝脏的首过效应,增加了病灶局部有效药物的浓度,直接针对病因、病位发挥治疗作用。

(五) 适应证

药罐疗法因所用的药物不同,主治疾病也不同,临床上适用范围很广,各科疾病均有所涵盖。总体来说,药罐疗法适用于寒证、痛证等疾病,患者表现为关节、肌肤、筋骨等部位疼痛,或肿胀晨僵,麻木重着,或屈伸不利,甚则关节肿大变形、强直不伸、肌肉萎缩等。适用人群可从 10 岁到 65 岁不等,男女皆宜。

寒证:慢性支气管炎、咳嗽、哮喘、风湿性关节炎、痛经、更年期综合征等。

痛证:骨科疾病,如骨性关节炎、急性腰扭伤、腰椎间盘突出症、膝关节炎、肩周炎、肌筋膜炎。

皮肤科疾病:带状疱疹后遗神经痛。

内科疾病:胃痛、腹痛、胁痛、神经痛。

(六) 禁忌证

1. 急性严重疾病、严重昏迷、高热抽搐及接触性传染病。

2. 严重心脏病,心力衰竭。

3. 血小板减少性紫癜、白血病及血友病等出血性疾病。

4. 急性外伤性骨折、严重水肿。

5. 精神分裂症、抽搐、高度神经质极不合作者。

6. 皮肤高度过敏、传染性皮肤病以及皮肤肿瘤(肿块)部位、皮肤溃烂部位。

7. 心尖区体表大动脉搏动部位及大血管分布部位。

8. 瘰疬、疝气处及活动性肺结核。

9. 眼、耳、口、鼻等五官孔窍部位。

10. 妊娠妇女的腹部、腰骶部、乳房部、前后阴部。

11. 婴幼儿。

12. 精神紧张、疲劳、饮酒后,以及过饥、过饱、烦渴时。

(七) 注意事项

1. 施罐前注意事项

(1) 拔罐治疗室应宽敞明亮,空气流通、室温适宜,要注意患者保暖,并防止晕罐。

（2）根据病情与施术要求,选择适当体位与罐的规格,充分暴露应拔部位,有毛发者应剃去。

（3）选好体位,嘱患者体位应舒适,勿移动体位,以防罐具脱落。一般选择肌肉丰满的部位。易于移动或骨骼凹凸不平,毛发较多的部位都不适宜拔罐。

（4）老年、儿童与体质虚弱的患者施罐数量宜少,留罐时间宜短,否则难以承受。初次接受拔罐者,除应消除其畏惧心理外,拔罐数量与时间也宜少宜短,待适应后复诊时再酌增。

2. 施罐中注意事项

（1）拔罐时要根据所拔部位的面积大小选择大小适宜的罐具。操作时必须迅速,才能使罐吸附有力。施罐手法要纯熟,拔罐数量宜少、罐间距离应适中,过远影响疗效,过近易痛易落。

（2）用药罐时应注意掌握罐的温度以免灼伤或烫伤皮肤。

（3）注意询问患者的感觉,观察其局部和全身反应。拔罐后一般有下述三种反应:

1）患者感觉拔罐部位紧束、酸胀、温暖舒适或有凉气外出,罐内肌肤突起,呈红疹或紫斑样变,为正常反应。

2）患者感觉吸拔部位明显疼痛或烧灼、麻木,多为吸拔力过大;若患者毫无感觉,多为吸拔力不足。

3）拔罐期间,若患者出现头晕、恶心、面色苍白、四肢发凉、出冷汗、胸闷心慌,甚至昏厥、脉细等晕罐征象,应及时启罐,并参照晕针处理。

（八）常见不良事件及其处理

1. 皮肤过敏　应立即终止拔罐治疗,并向患者解释说明;病情较轻的,外用抗过敏药膏治疗;若发现全身瘙痒、咳嗽、胸闷等,应及时给予抗敏治疗或转至专科治疗。

2. 水疱　操作不当或留罐时间太长可能导致皮肤水疱,小水疱无须处理,仅敷以消毒纱布,防止擦破即可。水疱较大时,用消毒针将水放出,涂以碘伏或其他烫伤、消炎保护创面药物,用消毒纱布包敷,以防感染,减少渗出。

四、隔物灸技术

（一）定义

隔物灸又称间隔灸、间接灸,是指在艾炷与施灸部位之间衬垫某种物品施灸的一种艾灸方法,属于艾炷灸中的间接灸。其与直接灸不同点在于隔物灸是在艾炷与皮肤之间有衬隔物,而直接灸无衬隔物。隔物灸对后世灸法影响很大,隔物的品种不断扩展,治疗病种日益广泛,隔物灸具有艾灸和药物的双重作用,而且施灸时火力温和,没有灼痛,患者易于接受,现今仍为临床常用。

(二) 理论源流

《黄帝内经》中提到太阳经主寒,可用灸法治疗寒证。《灵枢·官能》曰:"大寒在外,留而补之,入于中者,从合泻之。针所不为,灸之所宜。"此述提出了艾灸治疗寒性疾病的原则。隔物灸在葛洪的《肘后备急方》中首次被详细记载,书中载隔物灸十余种,包括隔蒜灸、隔盐灸、隔面灸、隔瓦甑灸、隔巴豆灸、隔豆豉灸、隔雄黄灸等。《备急千金要方》卷二十二至二十四详细记载了隔豆豉灸、隔薤灸、隔黄土灸、隔面饼灸、隔附子灸、隔蒜灸、隔商陆灸、葶苈饼8种隔物灸法。张景岳在他的《类经图翼》中提到用隔姜灸来治疗痔疾,"单用生姜切薄片,放于痔痛处,用艾炷于姜上灸三壮,黄水即出,自消散矣。"宋代王执中在其著作《针灸资生经》中记载有"起死人,又盐纳脐中,灸二七壮",提出使用隔物灸治疗内科疾病并应用于急救的方法。杨继洲的《针灸大成》中记载了隔姜灸的方法:"灸法用生姜切片如钱厚,搭于舌上穴中,然后灸之。"明代徐凤的《针灸大全》、清代吴尚先(字师机)的《理瀹骈文》等古书内亦多次提及隔姜灸的使用。

(三) 灸法分类

根据所隔药物的不同,隔物灸可分为隔蒜灸、隔盐灸、隔面灸、隔瓦甑灸、隔巴豆灸、隔豆豉灸、隔雄黄灸等。

(四) 治病机制与特点

1. 治病机制 通过隔物灸的发热体产生的热效应,传递到经络系统,调动人体的免疫功能,作用于人体五脏六腑四肢百骸的病变部位,多层次、全方位、多功能、多形态地调整,在相互协同、相互激发的作用下,从而产生了治疗上的倍数效应。

2. 作用特点

(1) 药、穴、热结合,简便增效:现代研究表明,艾叶中主要含有挥发油、黄酮类、鞣质类等有效成分,艾烟中的很多活性成分,具有抗菌、抗氧化、降血脂、抗衰老、调节免疫、抗肿瘤等作用。如生姜可以温胃止呕、散寒止痛,蒜片有杀虫作用,盐可回阳,附子补火助阳,巴豆通便等,艾绒的药物成分与所隔药物的成分,加上艾灸的热作用,三者效用合一,能够在简单操作的同时保证具有足够药力。

(2) 药证相应,精准治疗:隔物灸时选用"物"都是根据患者疾病的证型确定的,如胃寒呕吐选用隔姜灸、命门火衰的阳痿选用隔附子饼灸、痈疡初起选用隔蒜灸、泄泻选用隔盐灸、便秘选用隔巴豆灸等,这样就实现了精准治疗,药证相应,疗效确切。

(3) 热穴相合,循经透达:腧穴是人体脏腑经络之气输注于体表的特殊部位,艾灸的温热与所选穴位相配合,既能发挥热效应又能促进精气运行,使药力由穴循经透达至相关病变部位。

(4)舒适无痛,便于推广:隔物灸是以局部皮肤潮红为度,操作得当的情况下不会出现皮肤的灼痕,温热的感觉也较为舒适,不会引起患者疼痛的感觉,因此较易被临床患者所接受,便于隔物灸疗法的推广普及。

(五)操作步骤

1. 隔盐灸　"以盐纳脐中,上灸二七壮"治疗霍乱,也就是取适量盐放置于脐部(神阙穴),盐上放置艾炷,从艾炷尖部引燃,待艾炷燃尽后易炷再灸,直至局部红润或以患者能耐受为度。

2. 隔蒜灸　"取独颗蒜,横截厚一分,安肿头上,炷如梧桐子大,灸蒜上百壮,不觉消,数数灸,唯多为善。勿令大热,但觉痛即擎起蒜,蒜焦,更换用新者,不用灸损皮肉,如有体干,不须灸。"此述指出隔蒜灸是将大蒜切成厚一分的薄片,敷于肿处,艾炷要如梧桐子大小,灸量为"百壮",如果肿处未消可继续灸,且多多益善。此述还认为在灸的过程中不要过热,若感觉疼痛就提起蒜,蒜焦后"更换用新者"。

3. 隔姜灸　将新鲜生姜切成直径为 3cm 左右,厚约 0.3cm 的薄片,使用针在其上刺数孔,把姜片置于相应腧穴后,将艾炷放置其上点燃施灸,若艾炷燃尽,易炷再灸,以皮肤红润或患者能耐受为度。

4. 隔附子饼灸　用酒将研磨成粉的附子做成直径约为 3cm、厚约 1cm 的附子饼,以针刺数孔后置于相应穴位,其上再放置艾炷点燃施灸,以局部红润为度。

5. 隔巴豆灸　将巴豆捣碎后敷于脐部,选用大小合适的艾炷放置其上点燃施灸,以局部红润为度。

目前临床对隔姜灸进行了改良发挥,将生姜切碎并甩干水分,加热后使用模具将其塑形成为长方体,将艾绒制成三棱柱形后放置其上点燃施灸。此法既可用于脊柱又可用于腹部,可以增强隔物灸的药效。

(六)适应证

1. 寒证　腹痛、胃痛、泄泻、寒疝、痛经、关节痹痛、阳痿、早衰、月经不调等。

2. 气虚证　脏器脱垂、遗尿、崩漏、带下、久泻久痢等。

3. 气滞血瘀证　乳痈、瘰疬、瘿瘤初起、痛疽等。

(七)禁忌证

1. 皮肤严重过敏者。

2. 孕妇、醉酒或有精神疾病等无法配合的治疗者。

3. 施灸部位有破损、溃疡或炎症者。

4. 对皮肤热感觉减弱或消失者。

5. 严重糖尿病、有出血倾向或损伤后出血不止者。

（八）注意事项

1. 对实热证、阴虚发热者，一般不宜灸疗，孕妇的腹部和腰骶部也不宜施灸。

2. 在患者精神紧张、大汗后、劳累后或饥饿时不适宜艾灸。

3. 注意防止艾灰脱落或艾炷倾倒而烫伤皮肤或烧坏衣被。尤其幼儿患者治疗时更应该认真守护观察，以免发生烫伤。艾条灸灸毕后，应将剩下的艾条套入灭火管内或将燃头浸入水中，以彻底熄灭，防止再燃。如有绒灰脱落床上，应清扫干净，以免复燃。

4. 如不慎烧伤皮肤，局部出现小水疱时，不必刺破水疱，使其自行吸收，一般 2~5 日即可愈合。如水疱较大，可用消毒毫针刺破水疱，放出水液，再适当外涂烫伤油等，保持创面洁净。

五、穴位贴敷技术

（一）定义

穴位贴敷疗法是在传统的针灸医学基础上应用中药作用于腧穴，通过经络对机体的调整作用，而达到预防和治疗疾病的一种疗法。该法属中医外治法，又有别于外科直接疗法，既可通治外症，也可内病外治。随着内服药物疗法毒副作用和耐药性的增加，中药穴位贴敷疗法日益显示出其优势。由于此方法简单易行、安全而无副作用，在治疗哮喘、风湿等免疫失调性疾病和疼痛性疾病方面确有良好的效果，故临床应用较为广泛。

（二）理论源流

《针灸资生经》载："乡居人用旱莲草椎碎，置在手掌上一夫（四指间也）当两筋中，以古文钱压之，系之以故帛。未久即起小泡，谓之天灸。"天灸作为一种特殊灸法，是用对皮肤有刺激性的药物涂敷于穴位或患处，使局部自发充血、起疱，犹如灸疮，故又名药物灸或发疱灸。穴位贴敷脱胎于此，通过刺激人体的特定部位及腧穴，疏通经络、行气活血、协调脏腑阴阳，从而扶正祛邪以治疗疾病。

穴位贴敷疗法的理论基础源于以下四个方面。

1. **整体观念** 《灵枢·海论》云："夫十二经脉者，内属于脏腑，外络于肢节。"穴位贴敷疗法正是在这种整体观念的指导下，通过特定部位药物吸收的直接作用和穴位刺激激发经气的间接作用来达到治疗的目的。

2. **经络学说** 经络沟通人体内外，贯穿上下，通过腧穴将脏腑经络之气输注于体表内外，运行气血，营养全身，因此中医学认为其在疾病的发生、发展与转归上具有十分重要的意义。《灵枢·经筋》谓："经脉者,所以能决生死,处百病,调虚实,不可不通。"在临床上,通过刺激穴位可疏通经络、调理气血,穴位贴敷疗法就是通过药物对穴位的刺激作用来治疗疾病的。

3. 双向调节作用　腧穴作为脏腑气血汇聚之处,有其独特的生理功能。每个腧穴都具有其特殊性,并有双向调节作用,且对药物的理化作用有相当的敏感性,能使药物理化作用较长时间地作用在腧穴或释放到全身而产生整体调节作用。

4. 药物吸收作用　每种中药都有各自的四气五味、升降浮沉和作用归经,通过这些属性来祛除病邪,消除病因,纠正阴阳的偏盛偏衰,恢复脏腑的功能协调而发挥治疗作用。穴位贴敷疗法正是根据药物的这些属性,辨证用药,使之在病体的相应穴位进行吸收,进入体液,通过经脉气血输布五脏六腑、四肢九窍,进而发挥其药理作用。如"昔人治黄疸,用百部根放脐上,酒和糯米饭盖之,以口中有酒气为度",即说明药物通过腧穴、肌肤、孔窍等处吸收,可以贯通经脉而作用于全身。

（三）分类

临床上有根据季节时令的不同,将穴位贴敷分为三伏贴、三九贴。广东省中医院称之为天灸。但穴位贴敷不仅仅局限于特定时间使用,在平日如有适应证也可使用。

"三伏"是指初伏、中伏和末伏,在 7 月中旬到 8 月中旬这一段时间。在"三伏"期间,地面吸收的热量几乎多于散发的热量,天气也就最热了。所以一年中最热的时候一般出现在夏至后的"三伏"。从夏至后第三个"庚"日算起,初伏（10 天）、中伏（10~20 天）、末伏（立秋后的第一个庚日算起,10 天）。在夏季三伏时令,自然界和机体阳气最旺之时,通过温补阳气、散寒祛邪、活血通络等治疗措施,一方面能增强机体抵抗病邪的能力,另一方面又有助于祛除体内阴寒之病邪,从而达到治疗或预防"冬季"易发生之疾病的目的。

"三九"是指冬至过后的三个九天,也是一年中最为寒冷的时节。中医学认为,因"三九"恰处于大自然阴阳交替的时段,此时人体阳气最弱而外部寒气最盛,所以人体特别容易患病,尤其是呼吸系统疾病。"三九贴"则是根据中医"天人相应""虚则补之""寒者温之"和"内病外治"的理论,采用具有辛散温通功效的中药,在"三九"天进行特定的穴位贴敷治疗,以收疏散风寒、温补肺肾、疏通经络、平衡阴阳、止咳平喘、调和脏腑之功效。

（四）治病机制与特点

1. 治病机制　穴位贴敷疗法是以药物直接刺激所贴穴位,通过透皮吸收及经、穴传导等作用,从而达到治疗疾病的目的。

2. 作用特点

（1）药穴结合，增强疗效：穴位贴敷是将药物粉末调和后贴敷于穴位上，既能发挥药物的作用，又能通过穴位增强疗效。腧穴是脏腑经络气血输注于体表的部位，与人体内部有着强烈的关联性，现代实验也证实腧穴处的导电性强于非腧穴处，因此，药物通过腧穴来防治相应脏腑器官的疾病效果较好，可以增强疗效。

（2）皮里相应，整体调节：腧穴位于人体最外层的皮部，是十二经脉之气散布的部位，与五脏六腑有密切联系，共同构成内外整体，具有保卫机体、抵御外邪侵袭的作用。药物贴敷是由表及里透过皮部将药物渗透到体内的相关脏腑器官，充分体现中医的治疗原则，起到整体调节作用。

（3）操作简便，疗效多样：药物贴敷疗法的精要之处在于通过辨证处方，将符合患者病情的药物贴敷在一定的部位，操作简便。因为药物贴敷可以根据患者具体病情进行选药选穴，所以适应证广泛，对临床多种疾病都有很好的疗效。

（4）安全无痛，易于应用：药物贴敷是一种外治方法，不会产生类似针刺的感觉，同时避免了内服中药的特殊口感，安全无痛且有确切的疗效，易于被各年龄段患者所接受，临床应用范围较广。

（五）操作步骤

1. 结合患者病史进行辨证分析，明确治疗目的，选定治疗使用的药物和穴位。

2. 把药物研成细末，用水、醋、酒、蜂蜜、植物油等调成糊状，或制成软膏、丸剂或饼剂，或将中药汤剂熬成膏，或将药末撒于膏药上。

3. 取适量调制成型的药物置于胶布上，对胶布过敏者可选用其他固定方法。

4. 使用生理盐水清洁贴敷部位，将带有药物的胶布或其他敷料贴敷于选定的腧穴或特定穴。

（六）适应证

1. 内科疾病　慢性支气管炎、支气管哮喘、胃痛、腹痛、泄泻、便秘、胸闷、胸痹、眩晕等多系统疾病。

2. 妇科疾病　痛经、月经不调、围绝经期综合征、产后病等。

3. 儿科疾病　感冒、咳嗽、发热、消化不良、小儿遗尿、夜啼、流涎等。

4. 五官科疾病　过敏性鼻炎、口腔溃疡、慢性咽炎、耳鸣耳聋、眼病等。

5. 其他方面　自汗、盗汗、不寐、颈椎病、腰椎病、关节病等。

（七）禁忌证

1. 支气管扩张、活动性肺结核咳血患者。

2. 皮肤有破溃、感染或严重皮肤病者。

3. 孕妇,慢性支气管炎和哮喘发作期、糖尿病、血液病、严重心肝肾功能障碍者等。

(八)注意事项

1. 对贴敷所使用的药物或辅料过敏者不宜使用,一旦发现有过敏、红肿、瘙痒或溃破等现象,立即停止使用。

2. 药物贴敷时间不宜过久,以患者能耐受为度,但一般每贴不超过 6 小时,小儿、老人等体质较弱者酌情缩减时间。

3. 同一个穴位不宜反复贴敷,防止过度刺激引起皮肤溃破。

4. 贴敷期间注意饮食清淡,局部防水。

六、刺络放血技术

(一)定义

刺络放血技术,是用三棱针等针具刺破人体体表特定的部位或腧穴,放出适量血液,以达到治疗疾病目的的一种中医特色疗法。刺络放血技术在临床上应用广泛,起效快捷。从中医理论角度来讲,刺血疗法主要是通过调整阴阳、疏通经络、泻热解毒、调和气血、醒脑开窍、镇静止痛、扶正祛邪等作用而实现的,其对实热证有着良好疗效,临床使用率较高。

(二)理论源流

关于刺络放血疗法最早的记载见于马王堆汉墓出土的帛书《脉法》,其中所述"以碧(砭)启脉"即以砭石刺破络脉。早在《五十二病方》中便有关于砭石划破痈肿、排脓放血治疗疾病的记载。《黄帝内经》言:"邪客于五脏之间……视其病,缪刺之于手足爪甲上,视其脉,出其血。"后世对手足爪甲的注解为井穴。可见,《黄帝内经》已明确指出井穴刺血可治疗邪客五脏之重症。《素问·血气形志》曰:"凡治病,必先去其血"。《灵枢·小针解》提出"菀陈则除之者,去血脉也"的治疗原则。金元时期临床上应用刺血疗法驱邪外出的医家首推张从正,其为攻下派代表人物,其学术特点是"三多",一是针多,二是穴多,三是出血多。"针多、穴多"是为了保证创伤面大,刺激性强,祛邪作用更强,在这样的前提下使得出血量多,甚至不少患者会出现"盈斗盈升"现象,这些都是为了让邪气更好地外出,从而达到泄邪目的。元代医家王国瑞著《扁鹊神应针灸玉龙经》,书中提到了针刺委中穴出血可治疗多种疾病,如"青盲雀目,视物不明""浑身发黄""风毒癃疹"等。明代针灸大师杨继洲所著《针灸大成》是总结前人经验并结合自己从医经验而编写成书的,内容十分丰富,书中描写了刺络放血对于"中风跌倒、猝暴昏沉、痰涎壅滞、不省人事、牙关紧闭"等症有良好疗效。

（三）分类

根据操作方法的不同,刺络放血分为点刺法、散刺法、刺络法、挑刺法等。

（四）治病机制与作用特点

1. 治病机制

（1）泻恶血:"菀陈则除之"就是将体内瘀积的陈旧性血液排出体外,即泻出恶血,促进新血再生,从而为脏腑组织器官带来新的生长环境。

（2）出浊气:血能载气,菀陈之血中承载着浊气,浊气瘀积影响人体气机升降出入,泻血的同时排出浊气,能够激发人体气机运化,促使机体新陈代谢。

（3）通经络:刺络放血技术可以通过放出脉络之恶血而帮助疏通经脉,经络畅通可以促进人体疾病向愈,维持人体健康状态。

（4）调阴阳:阳盛发热和外感发热属实,阳气盛则血盛,刺络放血技术属于泻法,刺络放血可使火热之邪随血而泻或减少血中邪热,使机体的气血趋于正常,使体内阴阳平衡。

2. 作用特点

（1）针具灵活,起效迅捷:刺络放血技术可以采用三棱针、火针、注射针头、锋勾针等针具,凡是安全无污染的锋利针具均可作为刺络放血所使用的针具,因此临床应用较为简便灵活。针具直接作用于瘀积的血络,直达病所,因此收效甚捷。

（2）血络相通,泻热排毒:刺络放血属于泻法,通过刺放血络中瘀积的"废血"而达到治疗目的,阳热之邪久聚成毒使机体产生一系列外在疾病,放血可以将体内阳热毒邪排出体外,血络之间互相贯通,因此,一络畅通也会促进其他血络气血调畅,阴阳平衡。

（3）适应证广,疗效确切:刺络放血能够清热泻火、解毒消肿、祛风止痒、止痛等,在临床中还可以用来治疗急症,如卒然昏倒、惊厥不省人事的闭证,放血能改善血液循环的状况,达到醒脑开窍的目的。另外,刺络放血还能改善肢端血运,使肢体麻木症状缓解,对于适应证的治疗效果立竿见影。

（五）操作步骤

1. 选穴

（1）耳穴:常用的有耳尖、肾上腺、耳背沟、耳背静脉、相应敏感点等。

（2）阿是穴:以痛为腧,即揣穴时患者反应最明显的部位。

（3）浅表静脉:体表显露的曲张静脉,如肘窝、腋窝、腘窝、手腕、小腿、足背等处。

（4）背俞穴:肺俞、心俞、督俞、膈俞等。

（5）经穴及经外奇穴:以头面与四肢部腧穴为主,如少商、商阳、厉兑、太冲、大椎、太阳、十宣等。

2. 操作方法

（1）点刺法：多用于指趾末端、面部、耳部的穴位，如井穴、十宣、印堂、攒竹、耳尖、扁桃体、四缝等穴位。施术前应对施术部位进行推揉，使局部血运丰富，常规消毒后，左手拇、示指固定点刺部位，右手持针直刺 2~3mm，疾刺疾出，点刺后反复挤压和舒张针孔，使出血数滴，或挤出液体少许，右手持干棉球将血液或液体及时擦去。

（2）刺络法：多用于肘窝、腘窝部或下肢静脉曲张，先用橡皮管结扎在针刺部位的上端（近心端），使相应的静脉进一步显现，用2%碘酒或75%乙醇局部消毒后，左手拇指按压在被刺部位的下端，右手持三棱针对准曲张的静脉向心斜刺，疾刺疾出，使血液自然流出，松开橡皮管，待出血停止后，以无菌干棉球按压针孔，并以75%酒精棉球清理创口周围的血液。

（3）散刺法：多用于背俞穴及对带状疱疹、痈肿初起、扭伤局部瘀肿的治疗，用2%碘酒或75%乙醇局部消毒后，根据病变部位的大小，可连续垂直点刺 10~20 针，疾刺疾出，也可加拔火罐，促使瘀热、水肿、脓液得以排除。

（4）挑刺法：多用于背俞穴和疾病反应点。用左手按压施术部位两侧，或捏起皮肤，使皮肤固定，右手持针迅速刺入皮肤 1~2mm，随即将针身倾斜挑破皮肤，使之出少量血液或少量黏液，然后出针，覆盖敷料。

（六）适应证

点刺法：多用于昏厥、高热、中风闭证、急性咽喉肿痛（井穴）。

刺络法：多用于中暑、发痧（委中、曲泽）。

散刺法：多用于丹毒、痈疮、顽癣、扭挫伤（局部）。

挑刺法：多用于痔疾、目赤红肿、疳疾、血管神经性头痛、肩周炎、胃痛、颈椎病、失眠、支气管哮喘等（腰骶部、肩胛区）。

（七）禁忌证

1. 重度下肢静脉曲张者及血管瘤患者等。

2. 患有血小板减少症、血友病等有出血倾向的患者或凝血功能障碍者。

3. 晕血、低血压或贫血者。

4. 孕妇，过饥、过饱及醉酒者。

（八）注意事项

1. 对于放血量较大患者，术前做好解释工作。

2. 由于创面较大，必须无菌操作，以防感染。

3. 操作手法要稳、准、快，一针见血。

4. 若穴位和血络不吻合，施术时宁失其穴，勿失其络。

5. 点刺穴位不宜太浅，深刺血络要深浅适宜，针尖以中营为度。

6. 为了提高疗效，应保证出血量，出针后可立即加用拔罐。

7. 点刺、散刺法可每日 1 次或隔日 1 次,挑刺、泻血法宜每 5~7 日 1 次。

8. 避开动脉血管,若误伤动脉出现血肿,以无菌干棉球按压局部止血。

9. 治疗过程中须注意患者体位要舒适,谨防晕针。

10. 大病体弱、明显贫血、孕妇和有自发性出血倾向者慎用。

（吴旭明　林畅航）

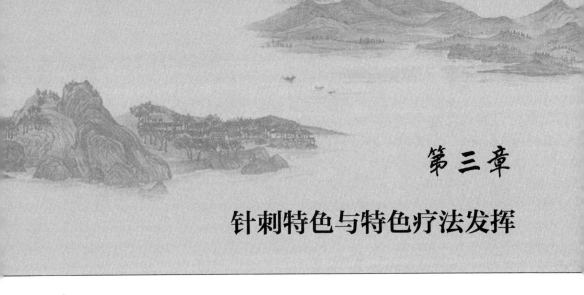

第三章
针刺特色与特色疗法发挥

第一节　针刺方法与取穴特色

一、针刺注重调气与调神相结合

李滋平教授针灸施治时用穴不多，但疗效都很显著，主要因为李教授善用针刺调气之法。他主张在针刺过程中，医者不能拘泥于手部的形式，认为调神是医者手法的核心，并贯穿于整个施治过程中，医者以神调气，进而调神。早在《灵枢·刺节真邪》中就有描述："用针之类，在于调气，气积于胃，以通营卫，各行其道，宗气留于海，其下者注于气街，其上者走于息道。"可见气行则血行，气滞则血凝，气血流通，五脏六腑得以充养。针刺治病，贵在调气，针刺起效的关键在于"气至病所"，而调气有助于得气，气调则疾病自除，达到"通则不痛""阴平阳秘，精神乃治"之效。针刺做到调气后，患者常觉得全身舒畅、神清气爽，具体可以表现在以下几个方面：一是食欲增加，此为胃气至的表现，特别是对于一些体质虚弱的患者，胃气来复之后，气血才能源源不断地得到补充；二是精神状态变好，面部红润有光泽，不容易疲倦，这是进一步恢复的表现；三是睡眠改善，二便通调，睡眠好是阴阳平衡的表现，二便调则说明脏腑之气得以恢复。通过以上表现可以初步了解调气是否达到效果。

针刺调气的同时要注意调神，医者专心体会和把握针下气的变化，感受针下虚实，同时观察患者的精神状态及情绪，进行目光交流，做到心神合一。正如《灵枢·本神》所载："凡刺之法，必先本于神。"《灵枢·官能》曰："用针之要，无忘其神。"《类经·针刺类》曰："医必以神，乃见无形，病必以神，血气乃行，故针以治神为首务。"《素问·宝命全形论》云："故针有悬布天下者五……

一日治神……"可见调神是最高境界。针刺操作时,李教授注意保持医患之间的目光接触与言语交流,掌握患者的精神心理状态,使患者精神安定,神志汇聚,心情舒畅地接受治疗,只有医患间互相沟通配合,互相信任,才能提高针刺疗效。如对于痛症,"诸痛痒疮皆属于心",针心经或安神的穴位,如内关、神门、大陵、百会、神庭,旨在调神。现代研究发现,其中的百会穴周围有枕大神经分布,且处于左右颞浅动脉和左右枕动静脉吻合网,为诸多神经汇聚之处,针刺可以调和头颈部气血,改善气血不足。医者只有治神守气,形神合一,才能做到"针到病除"。

二、取穴与配穴特色

李滋平教授取穴少而精,注重循经取穴,并灵活运用循经取穴法、辨证取穴法、局部取穴法三种取穴法,既可单独运用,也可联合使用。配穴方面常采用上下配穴法、前后配穴法、表里配穴法、远近配穴法、左右配穴法,还会配合使用特效穴和五输穴。

1. 取穴特色

(1)循经取穴:"宁失其穴,勿失其经",腧穴在不同的人身上位置有所偏差,但经脉的循行不会偏离。"经络所过,主治所及",当诊断病变属于某经脉病变时,选择这条经脉上的腧穴进行治疗,是临床上最为常用的取穴方法,疗效也很不错。如胃痛针足三里,上牙痛取内庭,下牙痛取合谷,急性腰痛选水沟、委中。

(2)辨证取穴:辨证取穴即随证取穴,根据阴阳八纲脏腑辨证和腧穴主治而取穴。如血虚或慢性出血性疾病选膈俞;筋病选阳陵泉;胃火牙痛泻胃经荥穴;肾虚牙痛补肾经原穴;外感发热选大椎、合谷、曲池清热解表;风邪上犯清阳取风池、风府疏风清热、通经活络;昏迷急救取水沟、内关醒脑开窍;胸闷气促取膻中等,反映了辨证取穴的灵活性,需要在临证时多思考。辨证取穴时要注意有阳性反应的腧穴或患者主诉疼痛的部位,这是疾病在腧穴上的反应。也可以从病穴反应征象触感,来判断疾病的寒热虚实。如触按凉感属寒证,热感属热证,疼痛隆起属实证,酸麻陷下属虚证。辨证取穴,实则泻,虚则补。泻则多用针,或刺血、拔罐,补则或针或灸,都可起效。

(3)局部取穴:在受病之脏腑、五官、肢体的部位就近取穴,临床上常用的"阿是穴"就是如此,此法尤其适用于病位较局限的疾病。如头痛针太阳、百会,前头痛针印堂,耳鸣取听宫、翳风,腰痛取肾俞,鼻病取迎香、印堂,面部疾病取颧髎、颊车、地仓、承浆,膝部疾病取膝眼、阳陵泉等,都属于此类。可一经或多经脉取穴,调整疏通局部经脉的阴阳、气血,使经脉通畅、阴阳平衡。

2. 配穴特色

（1）上下配穴：指的是将人体上部和下部穴位配合成处方，即上病下治、下病上治。如眼部疾病取睛明、太冲，胃痛取内关、足三里，咽喉疼痛、牙痛取合谷、内庭，脱肛、子宫下垂取百会，巅顶头痛取涌泉等。

（2）前后配穴：指的是配合运用身体前后部穴位，多用于胸腹疼痛等病症，"俞募配穴法"就是代表。如胃脘痛常用中脘、建里配合脾俞、胃俞，腹泻可用大肠俞配合天枢。

（3）表里配穴：根据脏腑、经脉的表里关系进行配穴，即一脏腑经脉病变，取其相表里经脉的腧穴进行治疗。例如，腰痛可以取足少阴肾经的太溪，配合足太阳膀胱经的肾俞或大肠俞。

（4）远近配穴：顾名思义，选取疾病近部和远部的穴位配合施治。如胃脘痛取胃俞、中脘是近部取穴，取内关、足三里是远部取穴，远近穴位配合使用。

（5）左右配穴：左右配穴法的理论源于"巨刺"与"缪刺"理论。《灵枢·官针》最早记载："巨刺者，左取右，右取左。"《素问·缪刺论》指出"愿闻缪刺，以左取右，以右取左……""邪客于经，左盛则右病，右盛则左病；亦有移易者，左痛未已，而右脉先病，如此者，必巨刺之，必中其经，非络脉也；故络病者，其痛与经脉缪处，故命曰缪刺"。由此可见，"巨刺""缪刺"都是交叉取穴法，即左病取右，右病取左，不同之处在于"巨刺"刺其经，"缪刺"刺其络。如治疗左侧周围性面瘫时，取右侧合谷，右侧面瘫取左侧合谷；左侧偏头痛取右侧阳陵泉、侠溪，右侧偏头痛取左侧阳陵泉、侠溪。此外，治疗中风偏瘫患者，也可采用健侧取穴的方法，有一定疗效。

（6）特效穴与五输穴的运用：特效穴是对于某种疾病有特殊疗效的穴位，临床上也容易记住。如缓解咽喉疼痛的少商穴，缓解呃逆的攒竹穴，退热的曲池穴，治疗落枕的外劳宫，治疗牙痛的下关穴等，这类穴位有很多，源于临床的不断实践与总结。

五输穴是十二经脉气血出入之所，十二经脉均有井、荥、输、经、合五个输穴。五输穴各有所主，《难经·六十八难》提出"经言所出为井，所溜为荥，所注为俞，所行为经，所入为合。井主心下满，荥主身热，俞主体重节痛，经主喘咳寒热，合主逆气而泄。此五脏六腑井、荥、俞、经、合所主病也"，指出了按症取穴的治疗思路。五输穴在临床运用也很多，如泻肺火咳嗽、面红，针鱼际即"荥主身热"以及"病变于色取之荥"的临床应用；五输穴的运用也注重子母补泻，《难经·六十四难》指出"阴井木，阳井金，阴荥火，阳荥水，阴俞土，阳俞木，阴经金，阳经火，阴合水，阳合土"，明确了五输穴的五行属性，临床中应结合《难经·六十九难》"虚则补其母，实则泻其子"补泻原则进行运用。如肝实热证取肝经行间,行泻法;胃痛因肝郁,当泻木气,针胃经腧穴陷谷,或泻肝经井穴大敦;又如肝实证可泻心经荥穴少府,肝虚证可补肾经合穴阴谷,这是异经子母补泻法。

三、针刺手法

在临床治疗疾病的过程中,需要于调气时根据"气"的变化使用各种针刺手法,使"气至病所"。李滋平教授强调针刺手法是针灸的精髓,针刺手法在于"力"的运用,针是"力"的载体,练好指力是基础,将力与针结合在一起,促使迅速得气。疗程方面,根据疾病情况选择治疗频率,每周大约治疗 3~4 次,每次留针时间为 25 分钟。

1. 得气是关键　得气是进针后,医者运用各种针刺手法,使针下产生经气传导的感应,也称"针感",是进行针刺补泻操作的前提。患者出现的如酸、困、沉、重、胀、热、凉、烧灼、麻木、触电样传导感等感觉,均属于得气感,部分患者出现循经传导现象;医者则会有针下沉紧,如鱼吞钩饵之感,《标幽赋》描述为"轻滑慢而未来,沉涩紧而已至"。《灵枢·九针十二原》记载:"刺之而气不至,无问其数。刺之而气至,乃去之,勿复针……气至而有效;效之信,若风之吹云,明乎若见苍天。"《金针赋》记载:"气速效速,气迟效迟。"由此看出得气的重要性。总之,得气迅速则疗效较好;若得气慢或不得气则疗效较差,甚至无效。针刺能否取效,得气是关键。

若得气较慢或不得气,可用以下手法催气、候气:一是调整穴位定位;二是调整针刺方向及深浅;三是循法,《金针赋》载"气不至,以手摄循,以爪切掐",可以循经脉循行部位用手进行按、压、揉、掐;四是行针催气,常用捻转、提插、摇针、震颤、刮、搓针等手法,单用或多种手法结合使用,以加强针感;五是留针,静以久留,以待气至,留针时经气逐渐聚于针下,助于得气。此外,强调得气后守气,《灵枢·小针解》载"针以得气,密意守气勿失也",若得气后感觉马上消失,也会影响疗效,所以得气后,医者应体会针下感觉,观察患者反应,询问患者感觉,徐徐提插捻转,使得气的针能尽量维持到针灸治疗所需要的时间,才能达到更好的疗效。简而言之,不得气可能有医者与患者两个方面的原因,医者要把握手法技巧,患者体质偏虚则得气感觉可能会较正常人缓慢,应适当施以手法候气而至。

2. 补泻手法　进针得气后,根据病症要进行补泻手法,补泻手法有很多,但李滋平教授常用捻转补泻、提插补泻、徐疾补泻、迎随补泻、平补平泻手法。无论补法或泻法,都有轻有重,有强有弱,不一定泻法就比补法的刺激量要大。针刺补泻手法一定要经常练习,熟练掌握。

临床上,应当根据病情的缓急及患者体质的虚实强弱而采用相应手法,有的补法的刺激强度反而重于泻法,如提插补泻法,"重插轻提谓之补,轻插重提谓之泻",补法宜重插轻提,泻法宜重提轻插,临床上患者的体验也可以证明,以向下插为主的补法刺激强度必然重于以向上提为主的泻法。进行提插捻转时,关键是把握好腧穴的天、人、地三部,《难经·七十八难》中描述"得气因推而内之是谓补,动而伸之是谓泻"。推而内,即重插推阳入内(重插轻提),为补法;动而伸,即重提而提阴外出(重提轻插),为泻法。总之,以重插为补,使阳气固秘(下阳);以重提为泻,使病邪宣散而出(上阴)。

当然,亦有泻法重于补法的手法,在捻转补泻法操作过程中,捻转角度小,用力轻,频率慢,操作时间短者为补法;捻转角度大,用力重,频率快,操作时间长为泻法,此手法的补法刺激强度就明显地弱于泻法,常与疾徐、提插手法同时运用。元代窦汉卿《针经指南》中这样描述捻转补泻:"捻针之法有左有右,何谓之左? 何谓之右? 答曰:以大指次指相合,大指往上进,谓之左;大指往下退,谓之右。"即拇指、示指捻转针体,拇指往上推,顺时针捻转为补;拇指往下退,逆时针捻转为泻。捻转手法有左右之分,《素问·阴阳应象大论》云"左右者,阴阳之道路也",阳气行于左,阴气行于右,针刺捻转时,拇指往上,顺时针左转从阳,是为补,拇指往下,逆时针右转从阴,是为泻,这样就很好理解了。

在迎随补泻法中,针尖顺着经脉循行方向刺入为补,针尖逆着经脉循行方向刺入为泻,补法与泻法的刺激强度则大致相同。《灵枢·终始》载:"阴盛而阳虚,先补其阳后泻其阴而和之;阴虚而阳盛,先补其阴后泻其阳而和之。"意思是需要视病证的虚实来分别针刺的先后。迎随补泻操作须明白经络之逆顺,手之三阴,从胸走手;手之三阳,从手走头;足之三阳,从头走足;足之三阴,从足走腹。人体之经络,上下一贯,周而复始,循环无端,区分经脉上下、左右,方能熟练运用迎随补泻。

施行徐疾补泻时,进针时徐徐刺入,少捻转,出针时速出为补法,相反,进针时速刺入,出针时徐徐而出为泻法。此法源自《灵枢·九针十二原》"徐而疾则实,疾而徐则虚"。此外,《黄帝内经》论补泻还提到"持针之道,欲端以正,安以静,先知虚实,而行徐疾""是故工之用针也,知气之所在,而守其门户,明于调气,补泻所在,徐疾之意,所取之处"。可见,对于虚实证候可通过徐疾补泻法进行,针刺操作最基础的是提插和捻转手法,但提插手法与补泻最为密切,徐疾补泻则是顺应自然规律——以入为主即补,以出为主即泻。施行该手法的要素是时间、力度和意念。

平补平泻手法是得气后均匀地提插捻转后出针的一种针刺手法,是一种和法,目的在于调和阴阳气血,使阴平阳秘。《灵枢·九针十二原》指出:"凡用针者,虚则实之,满则泄之,宛陈则除之,邪胜则虚之。"

总之,应当按照证候虚实、脉象变化进行补泻,以上手法临床上可以配合运用。

四、临床运用举隅

1. 颈椎病颈痛 李滋平教授认为,颈椎病颈痛的治疗在于舒筋活血、解痉止痛,处方选穴采用局部取穴配合循经远部选穴。具体选穴:颈夹脊穴(两对)、大椎、肩外俞、中渚、后溪、手三里,以上穴位远近相配,共奏疏通经络气血、调和营卫之效,使风、寒、湿等邪气无所依附。颈夹脊、大椎、肩外俞均为近部穴。明代杨继洲《针灸大成》载"颈项拘急引肩背痛,取后溪、承浆、百会、肩井、中渚",中渚为手少阳三焦经之输穴,泻之可清热通络,后溪为治疗颈椎病之效穴,为五输穴之输穴。有研究表明,针刺后溪穴可反射性抑制颈肩部肌肉的紧张,使神经末梢释放内啡肽物质,达到止痛作用;手三里为阳明经之腧穴,阳明经多气血,对麻木感者效果更好。

在颈椎病颈痛的急性期,近部取穴尽量少而精、刺激量不宜太大,循经远部取穴行泻法,常泻输穴,如泻后溪、中渚。《难经·八十二难》载"俞主体重节痛",泻之可行气活血止痛。慢性期着重选用局部腧穴,久痛入络,局部多有瘀滞,如针刺夹脊穴可疏散局部气血。此外,要根据患者的具体情况进行辨证,灵活运用穴位加减,如肾气不足者加肾俞、关元以益气温阳;气滞血瘀者配合太冲、膈俞以行气活血,气血亏虚者可选关元、足三里、血海以补益气血。

2. 周围性面瘫 针刺治疗周围性面瘫,以局部取穴为主,远端取穴为辅。具体处方:近处(患侧)取太阳、颧髎、四白、颊车、地仓、翳风;远端主要取双侧合谷、手三里,远近相配,以达到通经活络、疏调面部经筋作用。周围性面瘫多由风、寒之邪阻滞于面部经脉所致,多数患者都有劳累吹风受寒的病史。而局部取穴都为面部阳经经脉,可疏调局部阳经经气,其中翳风穴可祛风散寒,为治疗面瘫的要穴。远端取手阳明大肠经之手三里穴和合谷穴。《灵枢·经脉》云:"大肠手阳明之脉,起于大指次指之端,循指上廉……其支者,从缺盆上颈,贯颊,入下齿中;还出夹口,交人中,左之右,右之左,上夹鼻孔。"根据"经脉所过,主治所及""面口合谷收"理论,取之与邻近腧穴相配,进一步加强了疏调面部经脉气血的作用。

3. 失眠症 李教授治疗失眠症,主穴取神门、内关、印堂、四神聪、安眠。神门为手少阴心经原穴,是治疗失眠的要穴;内关为心包经之络穴,连于心经,功擅宁心安神;印堂、四神聪为局部取穴;安眠是治疗失眠的经验效穴。诸穴合用,可调和脏腑阴阳,宁心安神。随证加减:心脾两虚者加心俞、脾俞以补益心脾;心胆气虚者加心俞、胆俞以益气镇惊,安神定志;阴虚火旺者加太溪、太冲、涌泉以滋阴潜阳;肝郁化火者加行间、太冲以疏肝清热;痰热内扰者加内庭、丰隆以清热化痰。

第二节　穴位贴敷之天灸技术的传承与发扬

一、源流及机制

1. 天灸源流　广义上的灸法可分为火热灸和非火热灸。而天灸属灸疗中的非火热灸法,又名自灸或者发疱灸,是指将对皮肤有较强刺激作用的中药贴敷于穴位或患处,使局部充血甚至发疱,从而达到治病目的的一种疗法。

天灸最早记载于战国时期的帛书《五十二病方》中,其载:"蚖……以蓟印其中颠……",这是古人将芥子捣成泥后外敷治疗蚖蛇咬伤的治疗方法。而发疱灸也曾在《普济方》中记载,其云:"目赤肿痛,红眼起星,生移星草,捣烂如泥,贴内关穴,少顷发泡,揭去。"《神农本草经》《肘后备急方》《针灸资生经》《本草纲目》等均载有较多的验案。经过历朝历代的传承与发展,天灸应运而生,天灸一词首见于南北朝时梁代宗懔的《荆楚岁时记》,其载:"八月十四日,民并以朱水点儿头额,名为天灸,以厌疾。"直到明清时期天灸才广泛应用于治疗各类疾病,清代张璐《张氏医通》中有治冷哮灸方:"白芥子净末一两,延胡索一两,甘遂、细辛各半两,共为细末,入麝香半钱,杵匀,姜汁调涂。"这堪称治疗哮喘的经典天灸方,被后世广为应用。晚清吴尚先《理瀹骈文》的问世是天灸疗法成熟的标志,该书载有膏、丹、丸、饼、泥等多种发疱剂型,其验案更是不胜枚举。

2. 天灸的治病机制　天灸是通过中医辨证并配伍相应的药物贴敷于特定的穴位,使药物持续刺激穴位,并使药效通经入络,达到温经散寒、疏通经络、活血通脉、调节脏腑功能的效果,故其作用可以分为局部刺激、穴位的调节作用及药物本身的药理作用三个方面。

（1）局部刺激作用:配制天灸散的药物多具有较强的刺激性,敷贴于局部组织具有促进局部血液循环、改善周围组织营养等作用,最终可达到清热解毒、消肿止痛的效果。

（2）经络穴位的调节作用:经络内属脏腑,外络肢节,沟通表里,贯穿上下,是人体气血运行的通道。穴位通过经络与脏腑密切相关,通过刺激穴位可以达到调整脏腑的功效。致病之邪滞留在人体,脏腑功能受损,可致经络涩滞不通,气血运行受阻,则百病生焉。此种情况下,经络循行部位会出现麻木、疼痛等异常情况。此时用天灸刺激病变部位,通过穴位传导和调整,可改善经络气血运行,对五脏六腑的生理、病理状态,产生良好的调整作用。

（3）药物本身的药理作用：天灸药物透过特异腧穴的皮肤，使其有效成分通过腠理由表入里直达病变部位，使药物作用放大，药物及腧穴之间相互激发、相互协同，作用叠加。

二、药物的选择

1. 白芥子　为十字花科植物白芥的种子。主产于安徽、河南、四川等地。夏末秋初，果实成熟时割取全株，晒干后打下种子。生用或炒用。

［药性］辛，温。归肺、胃经。

［功效］温肺化痰，利气，散结消肿。

［使用注意］本品辛温走散，耗气伤阴，久咳肺虚及阴虚火旺者忌用；消化性溃疡、出血者及皮肤过敏者忌用。用量不宜过大。

［古籍摘要］《本草纲目》："利气豁痰，除寒暖中，散肿止痛。治喘嗽反胃，痹木脚气，筋骨腰节诸痛。"

2. 延胡索　为罂粟科植物延胡索的块根。主产于浙江、江苏、湖北、湖南等地。野生或栽培，夏初茎叶枯萎时采挖，除去须根，置沸水中煮或蒸至恰无白心时取出，晒干。切厚片或捣碎，生用；或醋炙用。

［药性］辛，苦，温。归心、肝、脾经。

［功效］活血，行气，止痛。

［古籍摘要］《本草纲目》："破血，妇人月经不调，腹中结块，崩中淋露，产后诸血病，血运，暴血冲上，因损下血……治心气小腹痛。"

3. 甘遂　为大戟科植物甘遂的干燥块根。春季开花前或秋末茎叶枯萎后采挖，除去外皮，晒干。生用或醋炙用。

［药性］苦，寒。有毒。归肺、肾、大肠经。

［功效］泻水逐饮，消肿散结。

［古籍摘要］《神农本草经》："主大腹疝瘕，腹满，面目浮肿，留饮宿食，破癥坚积聚，利水谷道。"

4. 细辛　为马兜铃科植物北细辛、汉城细辛或华细辛的干燥全草。前两种习称"辽细辛"，主产于东北地区；华细辛主产于陕西、河南、山东、浙江等地。夏季果熟期或初秋采挖，除去泥沙、切段，生用。

［药性］辛，温。有小毒。归肺、肾、心经。

［功效］解表散寒，祛风止痛，通窍，温肺化饮。

［使用注意］阴虚阳亢头痛，肺燥伤阴干咳者忌用。不宜与藜芦同用。

［古籍摘要］《神农本草经》："治咳逆，头痛脑动，百节拘挛，风湿痹痛，死肌。久服明目，利九窍。"

5. 麝香　为鹿科动物林麝、马麝或原麝和成熟雄体香囊中的干燥分泌物。主产四川、西藏、云南、陕西、甘肃、内蒙古等地。野生麝多在冬季至次年春猎取,猎取后,割取香囊,晾干,习称"毛壳麝香",用时剖开香囊,除去囊壳,称"麝香仁",其中呈颗粒状者称"当门子"。人工驯养麝多直接从香囊中取出麝香仁,晾干。本品应密闭,避光贮存。

　　[药性]辛,温。归心、脾经。

　　[功效]开窍醒神,活血通经,消肿止痛。

　　[使用注意]孕妇禁用。

　　[古籍摘要]《神农本草经》:"主辟恶气……温疟,蛊毒,痫痓,去三虫。"

　　6. 大蒜　为百合科植物大蒜的鳞茎。全国各地均有栽培。5月叶枯时采,晾干,生用。

　　[药性]辛,温。归脾、胃、肺经。

　　[功效]解毒杀虫,消肿,止痢。

　　[使用注意]外用可引起皮肤发红、灼热甚至起疱,故不可敷之过久。阴虚火旺及有目、舌、喉、口齿诸疾不宜内服。孕妇忌灌肠用。

　　[古籍摘要]《本草纲目》:"其气熏烈,能通五脏,达诸窍,去寒湿,辟邪恶,消痈肿,化癥积肉食,此其功也。"

　　7. 吴茱萸　为芸香科植物吴茱萸或疏毛吴茱萸的干燥近成熟果实。主产于贵州、广西、湖南、云南、陕西、浙江、四川等地。8—11月果实尚未开裂时,剪下果枝,晒干或低温干燥,除去枝、叶、果梗等杂质。

　　[药性]辛、苦,热。有小毒。归肝、脾、胃、肾经。

　　[功效]散寒止痛,降逆止呕,助阳止泻。

　　[使用注意]本品辛热燥烈,易耗气动火,故不宜多用、久服。阴虚有热者忌用。

　　[古籍摘要]《神农本草经》:"主温中,下气,止痛,咳逆,寒热,除湿血痹,逐风邪,开腠理。"

　　8. 肉桂　为樟科植物肉桂的干燥树皮。主产于广东、广西、海南、云南等地。多于秋季剥取,刮去栓皮,晾干。因剥取部位及品质的不同而加工成多种规格,常见的有企边桂、板桂、油板桂等。生用。

　　[药性]辛、甘,大热。归肾、脾、心、肝经。

　　[功效]补火助阳,散寒止痛,温经通脉,引火归原。

　　[使用注意]阴虚火旺,里有实热,血热妄行出血及孕妇忌用。畏赤石脂。

　　[古籍摘要]《本草纲目》:"治寒痹风喑,阴盛失血,泄痢惊痫。"

　　9. 葱白　为百合科植物葱近根部的鳞茎。我国各地均有种植,随时可采。采挖后,切去须根及叶,剥去外膜,鲜用。

　　[药性]辛,温。归肺、胃经。

　　[功效] 发汗解表,散寒通阳。

　　[古籍摘要]《神农本草经》:"主伤寒,寒热,出汗,中风,面目肿。"

　　10. 小茴香　为伞形科植物茴香的干燥成熟果实。全国各地均有栽培。秋季果实初熟时采割植株,晒干,打下果实,除去杂质。生用或盐水炙用。

　　[药性] 辛,温。归肝、肾、脾、胃经。

　　[功效] 散寒止痛,理气和胃。

　　[使用注意] 阴虚火旺者慎用。

　　[古籍摘要]《新修本草》:"主诸瘘,霍乱及蛇伤。"

　　11. 干姜　为姜科植物姜的干燥根茎。主产于四川、广东、广西、湖南、湖北等地。冬季采收。纯净后切片晒干或低温烘干。生用。

　　[药性] 辛,热。归脾、胃、肾、心、肺经。

　　[功效] 温中散寒,回阳通脉,温肺化饮。

　　[使用注意] 本品辛热燥烈,阴虚内热、血热妄行者忌用。

　　[古籍摘要]《神农本草经》:"主胸闷咳逆上气,温中,止血,出汗,逐风湿痹,肠癖下痢,生者尤良。"

　　天灸所选药物多为辛温之品,具有温经通络、温阳补气之功。从西医学角度讲,其可以促进气血循环、新陈代谢。将上述药物根据患者证型合理配伍,并研末或捣泥后,部分需要用姜汁、醋或醋糟调和。姜汁和醋均有行散功效,可以促进药物在皮肤上吸收、扩散,是很好的天灸膏药的调和之品。

三、适应证及禁忌证

　　1. 适应证　天灸有着治疗及保健作用,但对体质偏虚、阳虚以及风寒湿型痹证(疼痛)患者,疗效更佳。主要的适应证如下。

　　(1)肺系相关病症:过敏性鼻炎、慢性咳喘(如哮喘、慢性支气管炎、过敏性咳嗽、慢性肺气肿等)、慢性咽炎、虚人感冒等。

　　(2)痛症:颈肩腰腿痛、膝骨关节炎、风湿性关节炎、网球肘、胃痛、痛经等慢性疼痛疾病。

　　(3)其他类:失眠、慢性肠炎、消化不良、慢性盆腔炎、夜尿症、遗尿等。

　　2. 禁忌证

　　(1)孕妇。

　　(2)炎症疾病发热者。

　　(3)过敏体质患者,对药物过敏患者。

　　(4)合并严重心脑血管疾病、肝肾功能不全及严重糖尿病患者。

四、操作方法

1. 方药的选择　贴敷技术之天灸与内服汤药殊途同归,辨证组方的原则是一致的,但亦有所异之处。与内服药物相比,贴敷用药多用猛药、生药、香药,甚至有毒之药,正如吴尚先所言:"率领群药开结行滞,直达其所,俾令攻决滋助,无不如志,一归于气血流通,而病自已。"

2. 腧穴的选择　穴位贴敷技术的穴位选择与针灸理论是一致的,也是以脏腑经络学说为基础,通过辨证选取贴敷的穴位,并力求少而精。临床上,治疗五脏病变,常用俞募配穴法,背俞穴更为常用。"五脏之系咸在于背,脏腑十二俞皆在背,其穴并可入邪,故脏腑病皆可治背,前与后募俞亦相应,故心腹之病皆可兼治背。"此外,一些原穴、合穴和任脉上有强壮作用的腧穴也经常用到,亦可选择患处的阿是穴。

3. 具体操作　患者取坐位或站位,暴露部位,要求皮肤干燥不湿润;汗液多时可用手绢或纸巾擦拭干爽。

背部穴位均取双侧,每次 1 组,将药物贴于穴位上,10 天贴 1 次。每次贴药成人为 1 小时左右,儿童为 20 分钟左右。

第三节　穴位注射技术的发挥

一、基础理论

穴位注射是将中西医理论结合,用注射针头替代针具,在穴位注入适量药物以防治疾病的一种技术。将中医针灸技术与西医封闭疗法相结合,结合穴位作用和药物性能,将针刺、穴位、药理特性综合运用,整合效能,可在临床治疗中提高疗效。其能在临床取得较高的疗效,与穴位的特异性及药物的特异性、持续作用、放大作用等有关。

1. 穴位的特异性　中医学认为,穴位是经络气血输注于体表的特定部位,既是脏腑疾病在体表的反应点,也是经络气血、脏腑功能的刺激点。穴位所在通常有丰富的神经末梢,毛细血管和肥大细胞,是神经末梢和生物学的制动点。研究发现,穴位比非穴位药效反应明显,穴位和穴位之间,因病症的不同,效果也存在差异,穴位注射只有在辨证精准选穴的基础上,才能充分发挥穴位与经络的联系,取得疗效。

2. 药物的特异性　在相同的条件下,选取不同的注射液,带来的是不同的药理作用效果,对症用药,临床能取得更好的效果。如丹参注射液具有活血化瘀、养心安神的功效,可用于血瘀,如心绞痛、偏头痛、耳鸣耳聋等辨证为血瘀证型的,还可用于睡眠障碍、神经官能症等心因性疾病。黄芪注射液具有益气养元、扶正祛邪、健脾利湿等功效,可用于气虚、痰湿等相关疾病。维生素 B_{12} 注射液参与神经髓鞘的代谢与功能,可用于神经系统损伤等。

3. 药物的持续作用　同普通针刺相比,将药液注入穴位,会对穴位周围组织产生一定的机械压迫,需要一定时间进行吸收,延长了对穴位的刺激时间。注射器针头又比普通针灸针粗,对穴位局部组织的机械刺激更强,产生酸麻胀等针感更强,在激发经气流动基础上,更能循经感传,最大限度地发挥腧穴与药物的综合疗效。普通针刺在出针后远不能达到这种时间长度的刺激和强度。

4. 药物的放大作用　研究发现,相同剂量浓度的药物在进行穴位注射出现的效果,与静脉注射效果相当或更好,比肌内注射效果好。那么,原本静脉注射或肌内注射想要达到的效果,通过运用较小剂量药物穴位注射就可以达到,可以减少患者用药。这种差异,同时说明穴位注射能在不同的通路发生作用,可能依托于经络体系,将药物与穴位的作用进行特殊整合放大。

二、药物选择

常用药物包括中药提取物注射剂及西药肌内注射剂,注射剂应符合《中华人民共和国药典》的规定。主要分为以下几类。

1. 中草药制剂　丹参注射液、生脉注射液、复方当归注射液、川芎嗪注射液、清开灵注射液等。

2. 维生素制剂　维生素 B_1 注射液、维生素 B_6 注射液、维生素 B_{12} 注射液、维生素 C 注射液、维丁胶性钙注射液等。

3. 其他常用药物　0.9% 氯化钠注射液、5%~10% 葡萄糖注射液、盐酸普鲁卡因注射液、硫酸阿托品注射液、三磷酸腺苷、胎盘组织液、注射用甲泼尼龙琥珀酸钠等。

岭南针药相须流派常用的药物为丹参注射液、维生素 B_{12} 注射液、维丁胶性钙注射液。丹参注射液的功效为活血化瘀、养心安神,用于治疗气血相关疾病,如耳鸣耳聋、头痛等;由于其养心安神的作用,常用于治疗睡眠障碍、神经官能症等。维生素 B_{12} 注射液参与体内甲基转换,促进叶酸代谢,促进神经髓鞘脂类的合成,维护有髓神经纤维的功能。维丁胶性钙注射液促进钙的吸收,调整血液钙磷平衡,参与神经递质合成与释放。临床上将维生素 B_{12} 注射液、维丁胶性钙注射液等量混合,用于治疗神经系统损伤,如面神经麻痹、神经根型颈椎病、坐骨神经痛等。

三、选穴规律

穴位注射技术的穴位选择结合了中医经络学说和西医解剖学理论。临床选穴原则主要有以下几点。

1. 经络辨证取穴 按照传统针刺的取穴原则,选取病灶附近的穴位或阳性反应点(有压痛感及结节、条索状物等),配合循经远道取穴,"经脉所过,主治所及",如腰痛,选择腰部的肾俞和大肠俞,配合远端委中等。

2. 脏腑辨证取穴 除了病位,还应辨证分析病性,如气虚常常配合足三里以益气健脾,痰湿常常配合丰隆以祛湿化痰,发热常常配合曲池以解表退热等。像不寐、郁证、瘾疹等,可将其归属于某一脏腑或经脉,如不寐属心脾两虚者,可选取心俞、脾俞;郁证属肝气郁结者,可选取太冲、肝俞;瘾疹属风热者,可选取曲池、血海等。

3. 结合西医学诊疗技术取穴 如颈椎及腰椎疾病,通过 X 线、CT 或 MR 等,明确病变部位节段,选取相应节段腧穴。同时,运用影像学技术,可以了解内部结构,及早发现潜在风险。

四、操作方法

1. 操作步骤

(1)准备:核对患者姓名、年龄、住院号或者门诊号,核对药物的名称、浓度、剂量、用法、有效期、有无破损、有无变质及有无用药禁忌等。

(2)选择针具:根据药物用量和操作部位,选择合适的一次性无菌注射器和一次性无菌注射针头。临床常见有 1ml、2ml、5ml、10ml 注射器,针头为 4~7 号普通注射针头,牙科用 5 号长针头等。临床穴位注射以 5ml 一次性无菌注射器最为常用。

(3)取药:检查注射器的有效期、注射器是否漏气等。遵医嘱将药液抽取至注射器中,务必将注射器内的空气排尽,以便进行下一步操作。

(4)体位:宜选择患者舒适且便于术者操作的体位。

(5)选穴:依据选穴规律,如辨证选穴、选取阳性反应点等,每次选 2~4 个穴位,一般不连续使用同一组穴位,应交替使用穴位。耳穴选穴宜少而精,选用 1~2 个穴位即可。

(6)消毒:以安尔碘消毒局部皮肤,按无菌原则自中心向外顺时针旋转涂擦 5cm×5cm 区域 2~3 遍,不留空隙。

(7)进针:再次确认注射器内的空气已排尽,对准所选穴位,用前臂带动腕部的力量,将针头迅速刺入皮下。

(8)得气:进针后缓慢推进,微微调整,以握持注射器的手感应针下各种不同感觉,同时注意患者反应,细心分辨,调整进针的方向、深度,探得酸胀等"得气"反应(注意:若到达预定深度针感不明显,可缓慢将针回退至浅层微微调整方向再次进针;若尝试2~3次仍不明显时,不必一味追求得气)。

(9)注入药液:回抽无回血无回液后,一般将药液缓慢柔和注入,在此过程中随时观察患者反应(注意:若注射穴位需注入较多药液,可由深至浅,边推药液边退针,或可退至浅层,将针头向几个方向刺入注射药液)。

(10)出针:左手持无菌棉签压于针头旁,右手快速拔针,出针后适时按压针孔处。深刺穴位出针时应先将针慢慢退至浅层,再出针(注意:若针下沉紧或滞针时,不应用力猛拔,宜循经按压或拍打局部,待针下感觉轻滑后方可出针。若发现针孔溢液或出血等,用无菌棉签或无菌棉球压迫针孔至少0.5~2分钟)。

(11)结束:出针后嘱患者保持舒适体位休息5~10分钟,观察是否有不适反应。

2. 注射角度、深度 穴位注射的角度、深度需要结合穴位局部组织结构、体形、体质、病情等决定。

直刺适用于人体大多数穴位;斜刺适用于骨骼边缘和不宜深刺的穴位,避开血管、肌腱以及瘢痕组织也宜倾斜进针;横刺又称为沿皮刺,沿皮下进针横刺穴位,适用于头面、胸背、腹部穴位以及皮肉浅薄处的穴位。

小儿、年老体弱者宜浅刺,青壮年、体胖者可适当深刺。头面部、四肢远端和胸背部等皮薄肉少处宜浅刺,四肢肘膝以上和臀部等肌肉丰厚处注射可适当深刺。耳穴进针不应过深以免注入骨膜内,也不应过浅而注入皮内;眼区穴位要注意进针角度和深度,不宜做提插捻转;胸背部穴位注射,应平刺进针,浅刺,以免引起气胸;背俞穴,针尖应斜向脊柱,不宜过深,以防损伤内脏器官及脊髓;下腹部穴位注射前,应先令患者排尿,以免刺伤膀胱。

3. 注射剂量 穴位注射的具体用量取决于注射部位、药物性质等,一次穴位注射的用药总量须小于该药一次的常规肌内注射用量。

头面部及胸背部等浅薄处药量宜小,每个穴位注入药量为0.1~0.5ml,耳穴为0.1~0.2ml,胸背部为0.5~1ml。四肢及腹部、腰臀部等肌肉丰厚处药量可稍大,四肢穴位为1~2ml,腰臀部可为2~5ml。刺激性较小的药物(如葡萄糖、生理盐水等)用量可稍大;刺激性较大的药物及特异性药物(如硫酸阿托品、泼尼松龙等)用量宜小,小剂量穴位注射,每次用量多为常规用量的1/10~1/3。

4. 药物浓度 穴位注射用药浓度应等同或小于该药肌内注射的常规浓度。

5. 疗程 疗程长短取决于疾病的性质特点及患者的耐受程度,一般2~3

日 1 次,急症可每日 1~2 次,1 个疗程为 6~10 次,每疗程间应间隔 5~7 日。

五、适应证、禁忌证及注意事项

1. 适应证　穴位注射的适用范围广泛,针灸的适应人群大部分都适合穴位注射治疗。穴位注射临床上可应用于以下疾病。

（1）运动系统疾病:如颈肩综合征、肩周炎、腰肌劳损、关节炎、关节扭伤等。

（2）神经系统疾病:如面神经麻痹、三叉神经痛、偏头痛、坐骨神经痛等。

（3）消化系统疾病:如胃肠神经官能症、胃下垂、腹泻、便秘等。

（4）呼吸系统疾病:如急慢性支气管炎、上呼吸道感染、支气管哮喘等。

（5）心血管疾病:如高血压、冠心病、心绞痛等。

（6）皮肤疾病:如荨麻疹、痤疮、神经性皮炎等。

（7）妇科疾病:如痛经、月经过少、月经先后不定期等。

（8）五官科疾病:如咽喉炎、鼻窦炎、耳鸣耳聋等。

2. 禁忌证

（1）禁止将药物注射在关节腔、脊髓腔和血管内。

（2）禁针的穴位及部位,如孕妇的腹部、腰骶部和三阴交、合谷等穴位,禁止穴位注射。

（3）局部表皮破损或有感染的部位禁止穴位注射。

（4）严重心肾功能不全、恶性肿瘤等危急重症和诊断尚不明确的意识障碍患者禁止穴位注射。

（5）对某种药物过敏者,禁用该药。

3. 注意事项

（1）酒后、饭后、强体力劳动后不宜进行穴位注射,体质过分虚弱和有晕针史的患者不适合穴位注射。

（2）初次治疗及儿童、年老体弱者穴位注射时选择的穴位数量应减少,药量也应酌情减少,以免发生晕针。

（3）操作前,应向患者说明穴位注射治疗的特点和穴位注射可能会出现的常见反应,缓解患者的紧张不适。

（4）操作前,应熟悉药物的药理作用、使用剂量、配伍禁忌、不良反应等,详细询问患者有无过敏史。凡可能引起患者过敏反应的药物,注射操作必须在药敏试验结束并合格（阴性）的前提下进行。刺激作用较强的药物,应谨慎使用。

（5）操作中,不可一味追求得气,要时刻注意手下针感和患者的反应。若操作过程中,患者出现疼痛或其他不适反应,应立即停止操作,密切观察病情变化，及时处理。若针尖触及神经干，患者通常会有触电感，须立刻退针，以免造成损伤。

（6）操作中，必须回抽无回血无回液，才能将药液注入。若回抽见回血或回液时，应立即出针，并用无菌棉签压迫针孔至少 0.5~2 分钟，之后更换注射器及药液进行其他部位的穴位注射。

（张　田　黄演芬）

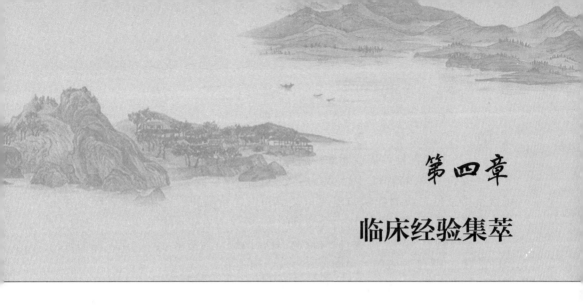

第四章

临床经验集萃

第一节　颈椎病的诊疗方案

一、概述

颈椎病即颈椎间盘退行性改变及其继发病理改变累及周围组织结构（神经根、脊髓、椎动脉、交感神经等），出现相应的临床表现，仅有颈椎的退行性改变而无临床表现者则称为颈椎退行性改变。随着现代从事低头工作方式人群的增多，如电脑等电子器械的广泛使用，人们屈颈和遭受风寒湿的机会不断增加，致使颈椎病的患病率不断上升，且发病年龄有年轻化的趋势。

二、临床表现

根据受累组织和结构的不同，颈椎病分为颈型（又称软组织型）、神经根型、脊髓型、交感型、椎动脉型。如果两种以上类型同时存在，称为"混合型"。

1. 颈型颈椎病

（1）颈项强直、疼痛，可有整个肩背疼痛发僵，不能做点头、仰头及转头活动，呈斜颈姿势。需要转颈时，躯干必须同时转动，也可出现头晕的症状。

（2）少数患者可出现反射性肩、臂、手疼痛、胀麻，咳嗽或打喷嚏时症状不加重。

（3）临床检查：急性期颈椎活动绝对受限，颈椎各方向活动范围近于0°。颈椎旁或斜方肌、胸锁乳突肌有压痛感，冈上肌、冈下肌也可有压痛感。如有继发性前斜角肌痉挛，可在胸锁乳头肌内侧，相当于 $C_3\sim C_6$ 横突水平，扪到痉挛的肌肉，稍用力压迫，即可出现肩、臂、手放射性疼痛。

2. 神经根型颈椎病

（1）颈痛和颈部发僵，常常是最早出现的症状。有些患者还可出现肩部及肩胛骨内侧缘疼痛。

（2）上肢放射性疼痛或麻木。这种疼痛和麻木沿着受累神经根的走行和支配区放射，具有特征性，因此称为根型疼痛。疼痛或麻木可以呈发作性，也可以呈持续性。有时症状的出现与缓解和患者颈部的位置和姿势有明显关系。颈部活动、咳嗽、喷嚏、用力及深呼吸等，可以造成症状的加重。

（3）患侧上肢感觉沉重、握力减退，有时出现持物坠落。可有血管运动神经的症状，如手部肿胀等。晚期可以出现肌肉萎缩。

（4）临床检查：颈部僵直、活动受限。患侧颈部肌肉紧张，棘突、棘突旁、肩胛骨内侧缘以及受累神经根所支配的肌肉有压痛感。椎间孔部位出现压痛并伴上肢放射性疼痛或麻木，或者使原有症状加重，具有定位意义。椎间孔挤压试验阳性，臂丛神经牵拉试验阳性。仔细、全面的神经系统检查有助于定位诊断。

3. 脊髓型颈椎病

（1）多数患者首先出现一侧或双侧下肢麻木、沉重感，随后逐渐出现行走困难，下肢各组肌肉发紧、抬步慢，不能快走。继而出现上下楼梯时需要借助上肢扶着拉手才能登上台阶。严重者步态不稳、行走困难。患者双足有踩棉感。有些患者起病隐匿，往往是自己想追赶即将驶离的公共汽车，却突然发现双腿不能快走。

（2）出现一侧或双侧上肢麻木、疼痛，双手无力、不灵活，写字、系扣、持筷等精细动作难以完成，持物易落。严重者甚至不能自己进食。

（3）躯干部出现感觉异常，患者常感觉在胸部、腹部或双下肢有如皮带样的捆绑感，称为"束带感"。同时下肢可有烧灼感、冰凉感。

（4）部分患者出现膀胱和直肠功能障碍，如排尿无力、尿频、尿急、尿不尽、尿失禁或尿潴留等排尿障碍，大便秘结，性功能减退。若病情进一步发展，患者须拄拐或借助他人搀扶才能行走，直至出现双下肢呈痉挛性瘫痪，卧床不起，生活不能自理。

（5）临床检查：颈部多无体征。上肢或躯干部出现节段性分布的浅感觉障碍区，深感觉多正常，肌力下降，双手握力下降。四肢肌张力增高，可有折刀感；腱反射活跃或亢进，包括肱二头肌、肱三头肌、桡骨膜、膝腱、跟腱反射，髌阵挛和踝阵挛阳性。病理反射阳性，如上肢霍夫曼征、罗索利莫征、下肢巴宾斯基征、查多克征。浅反射（如腹壁反射、提睾反射）减弱或消失。如果上肢腱反射减弱或消失，提示病损在该神经节段水平。

4. 交感型颈椎病

（1）头部症状：如头晕或眩晕、头痛或偏头痛、头沉、枕部痛，睡眠欠佳、记忆力减退、注意不易集中等。偶有因头晕而跌倒者。

（2）眼耳鼻喉部症状：眼胀、干涩或多泪、视力变化、视物不清、眼前好像有雾等；耳鸣、耳堵、听力下降；鼻塞、咽部异物感、口干、声带疲劳等；味觉改变等。

（3）胃肠道症状：恶心甚至呕吐、腹胀、腹泻、消化不良、嗳气以及咽部异物感等。

（4）心血管症状：心悸、胸闷、心率变化、心律失常、血压变化等。

（5）面部或某一肢体多汗、无汗、畏寒或发热，有时感觉疼痛、麻木但是又不按神经节段或走行分布。

以上症状往往与颈部活动有明显关系，坐位或站立时加重，卧位时减轻或消失。颈部活动多、长时间低头、在电脑前工作时间过长或劳累时明显，休息后好转。

（6）临床检查：颈部活动多正常，颈椎棘突间或椎旁小关节周围的软组织压痛。有时还可伴有心率、心律、血压等的变化。

5. 椎动脉型颈椎病

（1）发作性眩晕，复视伴有眼震。有时伴随恶心、呕吐、耳鸣或听力下降。这些症状与颈部位置改变有关。

（2）下肢突然无力猝倒，但是意识清醒，多在头颈处于某一位置时发生。

（3）偶有肢体麻木、感觉异常。可出现一过性瘫痪，发作性昏迷。

三、诊断

1. 西医诊断　参考《颈椎病临床治疗指南（2016年）》。

（1）颈型：具有典型的落枕史及上述颈项部症状体征；影像学检查可正常或仅有生理曲度改变或轻度椎间隙狭窄，少有骨赘形成。

（2）神经根型：具有根性分布的症状（麻木、疼痛）和体征；椎间孔挤压试验和/或臂丛牵拉试验阳性；影像学所见与临床表现基本相符；排除颈椎外病变（胸廓出口综合征、网球肘、腕管综合征、肘管综合征、肩周炎、肱二头肌长头腱鞘炎等）所致的疼痛。

（3）脊髓型：出现颈脊髓损害的临床表现；影像学显示颈椎退行性改变、颈椎管狭窄，并证实存在与临床表现相符合的颈脊髓压迫。除外进行性肌萎缩性脊髓侧索硬化症、脊髓肿瘤、脊髓损伤、继发性粘连性蛛网膜炎、多发性末梢神经炎等。

（4）交感型：诊断较难，目前尚缺乏客观的诊断指标。出现交感神经功能紊乱的临床表现,影像学显示颈椎节段性不稳定。对部分症状不典型的患者,如果星状神经节封闭或颈椎高位硬膜外封闭后,症状有所减轻,则有助于诊断。

除外其他原因所致的眩晕。

1）耳源性眩晕:由于内耳出现前庭功能障碍,导致眩晕。如梅尼埃病、耳内听动脉栓塞。

2）眼源性眩晕:屈光不正、青光眼等眼科疾病。

3）脑源性眩晕:因动脉粥样硬化造成椎-基底动脉供血不全、腔隙性脑梗死,脑部肿瘤,脑外伤后遗症等。

4）血管源性眩晕:椎动脉的 V_1 和 V_3 段狭窄导致椎-基底动脉供血不全;高血压、冠心病、嗜铬细胞瘤等。

5）其他原因:糖尿病、神经官能症、过度劳累、长期睡眠不足等。

（5）椎动脉型:曾有猝倒发作并伴有颈性眩晕;旋颈试验阳性;影像学显示节段性不稳定或钩椎关节增生;除外其他原因导致的眩晕;颈部运动试验阳性。

2. 中医诊断分型

（1）风寒痹阻证:颈肩疼痛,颈项沉重酸痛,僵硬活动不利,遇寒加重、得温痛减,随气候变化而变化。舌质淡,苔薄白,脉弦。

（2）气血两虚证:头晕目眩,倦怠乏力,面色萎黄,心悸气短,颈项疼痛,四肢麻木,肌力减退或肌肉萎缩,走路不稳。舌质淡,苔少薄白,脉细弱无力。

（3）气滞血瘀证:颈肩背或上肢疼痛,固定不移,痛如针刺,兼见肢体麻木,甚或肌肉萎缩无力。舌质暗,苔薄白,脉弦。

（4）痰湿阻络证:头晕头昏,头重如裹,肢体麻木不仁,纳呆泛呕。舌质暗红,苔厚腻,脉弦滑。

（5）肝肾不足证:眩晕头痛,急躁易怒,头重脚轻,耳鸣耳聋,失眠多梦,肢体麻木,肌肉萎缩。舌红少津,苔少或薄黄,脉弦细或沉。

（6）湿热阻滞证:颈部疼痛,活动不利,胸胁胀满,大便不畅。舌暗红,苔黄腻,脉滑数。

3. 影像学及其他辅助检查

（1）X线检查:是颈椎损伤及某些疾病诊断的重要手段,也是颈部最基本、最常用的检查技术,即使在影像学技术高度发展的条件下,也是不可忽视的一种重要检查方法。

X线平片可为判断损伤的疾病严重程度、治疗方法的选择、治疗评价等提供影像学基础。常拍摄全颈椎正侧位片、颈椎伸屈动态侧位片、斜位摄片,必要时拍摄 $C_1 \sim C_2$ 开口位片和断层片。正位片可见钩椎关节变尖或横向增生、椎间隙狭窄;侧位片可见颈椎顺列不佳、反曲、椎间隙狭窄、椎体前后缘骨赘形成、椎体上下缘(运动终板)骨质硬化、发育性颈椎管狭窄等;过屈、过伸侧位可有节段性不稳定;左、右斜位片可见椎间孔缩小、变形。有时还可见到在椎体后缘有高密度的条状阴影——颈椎后纵韧带骨化(ossiflcation of posterior longitudinal ligament,OPLL)。

(2)颈椎管测量方法:在颈椎侧位 X 线片上,$C_3 \sim C_6$ 任何一个椎节,椎管的中矢状径与椎体的中矢状径的比值如果小于或等于 0.75,即诊断为发育性颈椎管狭窄。节段性不稳定在交感型颈椎病的诊断上有重要意义,测量方法:在颈椎过屈过伸侧位片上,于椎体后缘连线延长线与滑移椎体下缘相交一点至同一椎体后缘距离之和≥2mm;椎体间成角 >11°。CT 可以显示出椎管的形状及 OPLL 的范围和对椎管的侵占程度;脊髓造影配合 CT 检查可显示硬膜囊、脊髓和神经根受压的情况。

(3)颈部 MRI 检查:可以清晰地显示出椎管内、脊髓内部的改变及脊髓受压部位及形态改变,对于颈椎损伤、颈椎病及肿瘤的诊断具有重要价值。当颈椎间盘退行性改变后,其信号强度亦随之降低,无论在矢状面或横断面,都能准确诊断椎间盘突出。磁共振成像在颈椎疾病诊断中,不仅能显示颈椎骨折与椎间盘突出向后压迫硬脊膜囊的范围和程度,而且尚可反映脊髓损伤后的病理变化。脊髓内出血或实质性损害一般在 T_2 加强图像上表现为暗淡和灰暗影像。而脊髓水肿常以密度均匀的条索状或梭形信号出现。

(4)经颅彩色多普勒(TCD)、DSA、MRA:可探查基底动脉血流、椎动脉颅内血流,推测椎动脉缺血情况,是检查椎动脉供血不足的有效手段,也是临床诊断颈椎病,尤其是椎动脉型颈椎病的常用检查手段。椎动脉造影和椎动脉"B 超"对诊断有一定帮助。

四、岭南特色针药结合治疗方案

1. 治疗原则　急则治其标,缓则治其本。

2. 治疗方案

(1)针刺治疗

治法:舒筋活血,解痉止痛。

主穴:颈夹脊穴(双)、大椎、肩中俞、中渚、百会、后溪、阳陵泉。

方义:病痛局部取穴及循经选穴可以疏通经络气血,使营卫调和而风、寒、湿、热等邪无所依附,"通则不痛"。颈夹脊穴、大椎、肩中俞可疏通局部经脉、络脉及经筋之气血,通经止痛;中渚为三焦经之输穴,可清热通络;百会属于督脉,入络于脑,可清头目、止眩晕;阳陵泉乃筋之会,能通调诸筋;后溪为手太阳小肠经的输穴,又为八脉交会穴之一,通于督脉,是治疗颈椎病的要穴,有舒筋利窍、宁神之功。

加减:风寒湿者加风池、阴陵泉以祛风散寒除湿;气滞血瘀者加膈俞、太冲以行气活血;痰湿阻络者加足三里、中脘、丰隆以健脾化痰;湿热阻滞者加合谷、曲池、阴陵泉以清热祛湿;肾气亏虚者加肾俞、关元以温肾益气;气血亏虚者加血海、足三里、关元以补益气血。

(2)中药辨证治疗:风寒湿证予羌活胜湿汤加减;气滞血瘀证予身痛逐瘀汤加减;痰湿阻络证予二陈汤合身痛逐瘀汤加减;湿热阻滞证予瓜蒌桂枝汤合温胆汤加减;肝肾亏虚证予右归丸或左归丸加减;气血亏虚证予黄芪桂枝五物汤加减。

(3)其他特色疗法

1)腹针:天地针、商曲(双)、滑肉门(双)。

2)挑针:常规治疗效果不明显时,应选择挑针技术,取百劳(双)、大椎、肩井(双)和新设(双)、大杼(双)、膈俞(双),以上两组穴位交替使用,每周治疗1次。

3)董氏奇穴:以局部解结或刺络放血为主。

4)穴位注射:在通"(1)针刺治疗"中取穴采用颈部穴位 1~2 个,使用丹参注射液或维生素 B_{12} 注射液穴位注射,每穴 1~2ml。

5)穴位敷贴:制川乌、制草乌、威灵仙、黄芥子等研末,用姜汁调和,穴位贴敷,每穴药物为 1cm×1cm×1cm,每次外贴 1 小时。

6)梅花针:梅花针点叩颈背足太阳经皮部,重点叩刺四花穴。

7)拔罐:病变局部拔火罐,隔日 1 次。

五、防护调摄

1. 正确认识颈椎病,树立战胜疾病的信心 颈椎病病程比较长,椎间盘的退变、骨刺的生长、韧带钙化等与年龄增长、机体老化有关。病情常有反复,发作时症状可能比较重,影响日常生活和休息。因此,一方面要消除恐惧悲观心理,另一方面要防止得过且过的心态,放弃积极治疗。

2. 关于休息 颈椎病急性发作期或初次发作的患者,要适当注意休息,病情严重者更要卧床休息 2~3 周。从颈椎病的预防角度来说,应该选择有利于病情稳定,有利于保持脊柱平衡的床铺。枕头的位置、形状与选料要有所选择,也需要一个良好的睡眠体位,做到既要维持整个脊柱的生理曲度,又应使患者感到舒适,达到使全身肌肉松弛、调整关节生理状态的目的。

3. 关于保健

(1)医疗体育:对于无任何颈椎病症状者,可以每日早、晚各数次进行缓慢屈、伸、左右侧屈及旋转颈部的运动,加强颈背部肌肉等长抗阻收缩锻炼。

颈椎病患者戒烟或减少吸烟对其缓解症状及逐步康复具有重大意义。避免过度劳累而致咽喉部反复感染炎症,避免过度负重和人体震动进而减少对椎间盘的冲击。

（2）避免长期低头姿势：要避免长时间低头工作,尤其是银行与财会专业人士、办公室伏案工作者、电脑操作人员等,这种体位使颈部肌肉、韧带长时间受到牵拉而劳损,致使颈椎椎间盘发生退变。工作1小时左右后改变一下体位。改变不良的工作和生活习惯,如卧在床上阅读、看电视等。

（3）颈部放置在生理状态下休息：一般成人颈部垫高约10cm较好,高枕使颈部处于屈曲状态,其结果与低头姿势相同。侧卧时,枕头要加高至头部不出现侧屈的高度。

（4）避免颈部外伤：乘车外出应系好安全带并避免在车上睡觉,以免急刹车时因颈部肌肉松弛而损伤颈椎。出现颈肩臂痛时,在明确诊断并除外颈椎管狭窄后,可行轻柔按摩,避免过重的旋转手法,以免损伤椎间盘。

（5）避免风寒、潮湿：夏天注意避免风扇、空调直接吹向颈部,出汗后不要直接吹冷风,或用冷水冲洗头颈部,或在凉枕上睡觉。

（6）重视青少年颈椎健康：随着青少年学业竞争压力的增加,长时间看书学习对广大青少年的颈椎健康造成了极大危害,从而出现颈椎病发病低龄化的趋势。建议在中小学乃至大学中,大力宣传有关颈椎的保健知识,教育学生们树立颈椎的保健意识,重视颈椎健康,树立科学学习、健康学习的理念,从源头上堵截颈椎病。

（刘佳慈）

第二节　失眠症的诊疗方案

失眠是临床最为常见的睡眠障碍类型。长期失眠对于正常生活和工作会产生严重负面影响,甚至会导致恶性意外事故的发生。2002年全球10个国家失眠流行病学研究结果显示45.5%的中国人在过去1个月中曾经历过不同程度的失眠。失眠通常指患者对睡眠时间或质量不满足并影响日间社会功能的一种主观体验。

一、概述

失眠表现为入睡困难（入睡时间超过30分钟）、睡眠维持障碍（整夜觉醒次数≥2次）、早醒、睡眠质量下降和总睡眠时间减少（通常少于6小时）同时伴有日间功能障碍。失眠根据病程分为急性失眠（病程<1个月）、亚急性失

眠(1个月≤病程<6个月)和慢性失眠(病程≥个月)。失眠按病因可分为原发性失眠和继发性失眠两类。原发性失眠缺少明确病因,或在排除可能引起失眠的病因后仍遗留失眠症状,主要包括心理生理失眠、特发性失眠和主观性失眠3种类型。原发性失眠的诊断缺乏特异性指标,主要是一种排除性诊断。当可能引起失眠的病因被排除或治愈以后,仍遗留失眠症状时即可考虑为原发性失眠。继发性失眠包括由于躯体疾病、精神障碍、药物滥用等引起的失眠,以及与睡眠呼吸紊乱、睡眠运动障碍等相关的失眠。失眠常与其他疾病同时发生,有时很难确定这些疾病与失眠之间的因果关系,故近年来提出共病性失眠的概念,用以描述那些同时伴随其他疾病的失眠。

二、临床表现

1. 可发生于各个年龄阶段,常有情志失常、病后、体虚等病史。
2. 劳累、焦虑、抑郁等因素会加重本病。
3. 轻者入睡困难而易醒,醒后不寐,重者彻夜难眠,连续3周以上。

三、诊断

1. 西医诊断 失眠的诊断必须符合以下条件。

(1)存在以下症状之一:入睡困难,睡眠维持障碍,早醒,睡眠质量下降或日常睡眠晨醒后无恢复感。

(2)在有条件睡眠且环境适合睡眠的情况下仍然出现上述症状。

(3)患者主诉至少下述1种与睡眠相关的日间功能损害:①疲劳或全身不适;②注意力、注意维持能力或记忆力减退;③学习、工作或社交能力下降;④情绪波动或易激惹;⑤日间思睡;⑥兴趣、精力减退;⑦工作或驾驶过程中错误倾向增加;⑧紧张、头痛、头晕,或与睡眠缺失有关的其他躯体症状;⑨对睡眠过度关注。

2. 中医诊断 轻者入寐困难或寐而易醒,醒后不寐,重者彻夜难眠;常伴有头痛,头昏,心悸,健忘,多梦等症;经各系统和实验室检查未发现异常。证候分型如下。

(1)肝郁化火证:心烦不能入睡,烦躁易怒,胸闷胁痛,头痛面红,目赤,口苦,便秘尿黄。舌红,苔黄,脉弦数。

(2)痰热内扰证:睡眠不安,心烦懊恼,胸闷脘痞,口苦痰多,头晕目眩。舌红,苔黄腻,脉滑或滑数。

(3)阴虚火旺证:心烦不寐,或时寐时醒,手足心热,头晕耳鸣,心悸,健忘,颧红潮热,口干少津。舌红,苔少,脉细数。

(4)心脾两虚证:多梦易醒,或朦胧不实,心悸,健忘,头晕目眩,神疲乏力,面色不华。舌淡,苔薄,脉细弱。

（5）心虚胆怯证:夜寐多梦易惊,心悸胆怯。舌淡,苔薄,脉弦细。

3. 辅助检查

（1）多导睡眠图:测定平均睡眠潜伏期时间延长（长于 30 分钟）,测定实际睡眠时间减少（每天不足 6.5 小时）,测定觉醒时间增多（每夜超过 30 分钟）。

（2）量表测评:包括自评与他评失眠相关测评量表。①爱泼沃思嗜睡量表（ESS）;②失眠严重程度指数;③匹兹堡睡眠质量指数量表（PSQI）;④ Beck 抑郁量表;⑤状态特质焦虑问卷;⑥疲劳严重程度量表;⑦生活质量问卷;⑧睡眠信念和态度问卷。

四、岭南特色针药结合治疗方案

1. 治疗原则　调和阴阳,宁心安神。

2. 治疗方案

（1）针刺治疗

治法:宁心安神。

取穴:神门、内关、印堂、四神聪、安眠。

方义:神门为手少阴心经原穴,是治疗失眠的要穴;内关为心包经络穴,连于心经,功擅宁心安神;印堂、四神聪为局部取穴;安眠是治疗失眠的经验效穴。诸穴合用,可调和脏腑阴阳,宁心安神。

加减:心脾两虚者加心俞、脾俞以补益心脾;心胆气虚者加心俞、胆俞以益气镇惊,安神定志;阴虚火旺者加太溪、太冲、涌泉以滋阴潜阳;肝郁化火者加行间、太冲以疏肝清热;痰热内扰者加内庭、丰隆以清热化痰。

（2）中药辨证治疗:肝火扰心证予龙胆泻肝汤加减;痰热扰心证予黄连温胆汤加减;心脾两虚证予归脾汤加减;心肾不交证予六味地黄丸合交泰丸加减;心胆气虚证予安神定志丸合酸枣仁汤加减。

（3）其他特色技术

1）耳针技术:选皮质下、心、肝、肾、神门、耳背心。毫针针刺,或埋针,或王不留行籽贴压。

2）皮肤针技术:自项至腰部督脉和足太阳经背部第一侧线,用梅花针自上而下叩刺,叩至皮肤潮红为度,每日 1 次。

3）电针技术:选四神聪、太阳,接通电针仪,用较低频率,每次刺激 30 分钟。

4）拔罐技术:自项至腰部足太阳膀胱经背部侧线,用火罐自上而下行走罐,以背部潮红为度。

五、防护调摄

不寐属于心神病变,平时注意精神调摄和讲究睡眠卫生,具有实际的预防意义。积极进行心理情志调摄,克服过度的精神刺激,如紧张、兴奋、焦虑等不良情绪,保持精神舒畅,尽量以放松自然的心态对待睡眠。

睡眠卫生方面,首先帮助患者建立有规律的作息制度,从事适当的体力活动或体育锻炼,增强体质,持之以恒,促进身心健康。其次养成良好的睡眠习惯,晚餐清淡,不宜过饥过饱,忌浓茶和咖啡。睡前避免从事紧张兴奋的活动,养成定时入睡的习惯。另外,要注意睡眠环境的安静,床铺要舒适,卧室光线要柔和,并减少噪音,去除各种可能影响睡眠的外在因素。

睡前可以适当听轻音乐,每天睡前让自己放松下来,有助于入睡。睡前半小时可以泡洗热水澡、泡脚、喝热牛奶等。

（闫晓燕　江穗征）

第三节　面瘫的诊疗方案

一、概述

面瘫主要包括中枢性面瘫和周围性面瘫。中枢性面瘫为面神经核以上至大脑皮质之间的通路(皮质脑干束)损伤造成的面瘫。周围性面瘫是面神经核及其下神经损伤造成的面瘫。周围性面瘫分类众多,是常见的脑神经单神经病变,为面瘫最常见的原因,国外报道发病率为(11.5~53.3)/10万,该病确切病因未明,可能与病毒感染或炎症反应等有关。特发性面神经麻痹临床特征为急性起病,多在3天左右达到高峰,表现为单侧周围性面瘫,无其他可识别的继发原因。该病具有自限性,但早期合理的治疗可以加快面瘫的恢复,减少并发症。此节内容主要围绕周围性面瘫展开。

二、临床表现

突然起病,往往有面部感受风寒病史,劳累或受凉后可加重本病。面部表情肌无力,病侧额纹变浅或消失,不能皱眉,眼裂变大,闭眼时眼裂不能闭合,眼球能够向外上方转动,露出白色巩膜,称为贝尔现象。病侧鼻唇沟变浅,口角下垂,露齿时口角歪向健侧,鼓腮漏气,漱口漏水,咀嚼时食物留滞于齿颊间。严重时除面肌完全瘫痪外,还会累及面神经的面神经管内分支神经,包括岩大神经、鼓索神经和镫骨肌神经,表现出面神经管综合征的全部或部分体征。亨特综合征伴有耳后部剧烈疼痛,鼓膜和外耳道疱疹,可伴有舌前 2/3 味觉障碍及泪腺、唾液腺分泌障碍。

三、并发症

少数病例病侧的三叉神经分布处有感觉过敏。

四、诊断

1. 中医诊断　参照全国中医药行业高等教育"十四五"规划教材《针灸学》(梁繁荣、王华主编,中国中医药出版社,2021)与《实用中医耳鼻喉科学》(刘蓬主编,中国中医药出版社,2020)进行诊断及分型。

本病常急性发作,发病前可有受凉史,多在睡眠醒来时出现一侧面部肌肉板滞、麻木、瘫痪,额纹消失,眼裂变大,露睛流泪,鼻唇沟变浅,口角下垂歪向健侧,有病侧不能皱眉、蹙额、闭目、露齿、鼓颊;部分患者初起时有耳后疼痛,还可出现患侧舌前 2/3 味觉减退或消失、听觉过敏等症。

2. 中医证候分型

(1) 风邪阻络:突然发生单侧口眼歪斜,面部麻木,头痛拘紧。舌质淡红,苔薄白,脉浮。若为风寒者,可有恶寒发热、鼻塞、流涕等风寒表现;若为风热者,可见发热、咽干、眼干涩等风热表现;若为风痰相兼,可有头身困重、胸满及疲倦乏力等表现。

(2) 气虚血瘀:口眼㖞斜日久,表情呆滞,下睑外翻流泪,眼干涩,倦怠乏力,面色不华。舌质暗淡,或有瘀点,脉细涩。

面瘫的病机转化初期多见于风寒客于面部经络,当误治失治或正气不足,无力驱邪外出,则风寒郁久化热,转现热证。若患者痰湿素盛,又因病久瘀血内停,气血循行阻滞,则风邪与痰瘀互结,致面瘫迁延不愈,甚则痰瘀蕴热,热灼营血,热盛生毒。顽痰、死血、热毒损伤筋膜及血络、神经,致面部瘫痪难以复原,见患侧面部经脉绌急之后遗症。

3. 西医诊断　参考国家卫生健康委员会"十三五"规划教材《神经病学(第 8 版)》(贾建平、陈生弟主编,人民卫生出版社,2018 年)。

急性起病,面神经麻痹在数小时至数天达高峰,主要表现为患侧面部表情肌瘫痪,额纹消失,不能皱额蹙眉,眼裂不能闭合或闭合不全。部分患者起病前 1~2 日有患侧耳后持续性疼痛和乳突部压痛。体格检查时可见贝尔现象;鼻唇沟变浅,口角下垂,露齿时口角歪向健侧;由于口轮匝肌瘫痪,鼓气、吹口哨漏气;颊肌瘫痪,食物易滞留患侧齿龈;面瘫多见单侧,若为双侧则需考虑是否为吉兰 - 巴雷综合征等其他疾病。此外,还可因面神经受损部位不同而出现其他一些临床表现,如鼓索以上面神经病变可出现同侧舌前 2/3 味觉消失;

镫骨肌神经以上部位受损可出现同侧听觉过敏;膝状神经节受累时,除有周围性面瘫,舌前 2/3 味觉消失及听觉过敏外,患者还可有乳突部疼痛,耳郭、外耳道感觉减退和外耳道、鼓膜疱疹,称为亨特综合征。

　　本病根据急性起病、临床主要表现为周围性面瘫,无其他神经系统阳性体征,排除颅内器质性病变,即可确诊。

　　4. 鉴别诊断

　　(1) 急性脑血管意外(脑干)

　　1) 急性发病。

　　2) 以中枢性面瘫多见,伴其他脑神经损害或肢体瘫痪。

　　3) 头颅 CT 或 MRI 有异常发现。

　　(2) 脑内占位性病变

　　1) 慢性起病,症状逐渐加剧。

　　2) 有慢性颅内高压症状。

　　3) 出现其他的神经缺损症状。

　　4) 眼底可见视神经水肿;脑脊液压力增高。

　　5) 头颅 CT 增强可见瘤体不同程度的强化。

　　6) 头颅 MRI 灌注检查可见瘤体血流增快;而脑梗死未见血流。

　　(3) 带状疱疹

　　1) 患侧耳痛或头痛作为初发症状。

　　2) 可有患侧听力减退或耳鸣。

　　3) 在外耳道及鼓膜上有疱疹。

　　4) 血象检查提示淋巴细胞数量升高。

　　(4) 脑外伤

　　1) 有明确的头部外伤史。

　　2) 伴有其他脑神经病变。

　　3) 头颅 CT 或 MRI 有异常发现。

　　(5) 吉兰 - 巴雷综合征

　　1) 可有周围性面瘫,但常为双侧性。

　　2) 绝大多数伴有其他脑神经及肢体对称性瘫痪。

　　3) 有脑脊液蛋白细胞分离现象等。

　　(6) 中耳炎

　　1) 有面神经受损征象。

　　2) 表现为耳内疼痛(夜间加重)、听力减退等。

　　3) 常有发热、恶寒征象。

　　4) 血象检查常提示白细胞数量升高。

5. 病情轻重诊断标准（House-Brackmann 面神经瘫痪分级）

Ⅰ级：正常，所有区域面肌功能正常。

大体观察：仔细检查可发现轻度面肌力弱，可有很轻微的联动。

静息状态：面部对称，肌张力正常。

运动状态：额部功能中度至良好，眼部轻度用力可完全闭合，嘴部轻度不对称。

Ⅱ级：轻度功能障碍。

大体观察：面部两侧有明显差异但不影响外观，明显可见但不严重的连带运动，痉挛和 / 或半侧面肌痉挛。

运动状态：额部——功能中度至良好；眼部——轻度用力可完全闭合；嘴部——轻度不对称。

Ⅲ级：中度功能障碍。

大体观察：面部两侧有明显差异但不影响外观，明显可见但不严重的连带运动，痉挛，或半侧面肌痉挛。

静息状态：面部对称，肌张力正常。

运动状态：额部轻度至中度运动，眼部用力眼睑可完全闭合，嘴部用最大力仍有轻度无力。

Ⅳ级：中 - 重度功能障碍。

大体观察：明显的无力或影响外观的不对称。

静息状态：面部对称，张力正常。

运动状态：额部无运动，眼部闭合不完全，嘴部用最大力仍有不对称。

Ⅴ级：重度功能障碍。

大体观察：只有非常轻微的可观察的运动。

静息状态：不对称。

运动状态：额部无运动，眼部闭合不完全，嘴部仅有轻度运动。

Ⅵ级：完全无功能。无运动。

6. 分期标准

（1）急性期：发病 15 天以内。

（2）恢复期：发病 16 天至 6 个月以内。

（3）后遗症期：发病 6 个月以上。

7. 实验室检查

（1）神经电图：反应神经变性的百分率，在 2 周内，变性达到 90% 以上时，即视为不完全恢复，是手术指征的参数。

（2）肌电图：在起病的 14 天内记录的去神经电位无明显改变，无法正确反映疾病状态，但对恢复后期就诊患者却能在表现面肌活动之前，查到神经再支配现象的多相再生电位,说明神经在恢复,可继续治疗及观察。

（3）头颅 CT 或 MRI:一般无异常。

8. 体格检查　当面神经麻痹明显时,临床不难诊断,但若临床症状较轻难以识别时,则需要进行体格检查以帮助早期诊断,以免耽误病情。

（1）睫毛征:当面神经麻痹时,嘱患者用力闭眼,睫毛外露。而正常人在用力闭眼时睫毛多埋在上下眼睑之中。轻度面神经麻痹时,闭眼后睫毛不对称现象并不明显,经过稍短时间后,麻痹侧的睫毛则会逐渐显露出来,称为睫毛征阳性。

（2）眼睑震颤现象:用力闭合双眼,检查者以手指用力上拨其闭合的上睑,此时会感觉指下有肌肉挛缩性震颤,如两侧或其中一侧没有时,通常为发病早期,存在轻度面神经麻痹。

（3）瞬目运动:嘱患者做瞬目运动,双侧不对称,其中一侧运动缓慢且不完全时,则通常为发病早期,存在轻度面神经麻痹。

（4）斜卵圆口征:嘱患者做张大口动作,轻度面神经麻痹患者会出现患侧口角下垂呈斜的卵圆形口且无下颌偏斜(此可与三叉神经运动支麻痹的斜卵圆口相鉴别)。

五、岭南针药相须特色治疗方案

1. 治疗原则　把握治疗时机,早发现早治疗,及时采取针灸综合疗法加药物干预。

2. 治疗疗程　10 次治疗为 1 个疗程,一般针灸 1~2 个疗程。

3. 治疗方法

（1）针刺治疗

治法:祛风通络,疏调经筋。

取穴:太阳$_{患侧}$、颧髎$_{患侧}$、四白$_{患侧}$、颊车$_{患侧}$、地仓$_{患侧}$、翳风$_{患侧}$、印堂、合谷$_{双侧}$、手三里$_{双侧}$。

方义:以患侧面颊局部取穴及足阳明经腧穴为主,以疏调经筋,祛风通络。针药治疗周围性面瘫,以局部取穴为主配合远端取穴为辅,局部取穴主要以患侧太阳、颧髎、四白、颊车、地仓、翳风等为主;远端取穴主要以双侧合谷、手三里等为主,远近相配,以达到通经活络、疏调面部经筋的目的。言其取穴缘由,周围性面瘫多由风寒之邪阻滞面部经脉,多数患者都有劳累吹风受寒的病史,而局部取穴都为面部阳经经脉穴位,可疏调局部阳经经气,而配以翳风穴又可祛风散寒。翳风为治疗面瘫的要穴,在临床上也被众多针灸医家使用。从现代解剖学角度来讲,面神经起自脑桥的面神经核,在脑桥与延髓间沟的外侧部出脑,进入内耳门,穿过内耳道底入颞骨之内由茎乳孔出颅,向前进入腮腺分支交织成丛,翳风穴位于乳突前下方,深层为面神经干从茎乳突穿出处。远端取手阳明大肠经之手三里穴和合谷穴,《灵枢·经脉》载:"大肠手阳明之脉,起于大指次指之端,循指上廉……其支者,从缺盆上颈,贯颊,入下齿中;还出夹口,交人中,左之右,右之左,上夹鼻孔。"根据"经脉所过,主治所及""面口合谷收",取之与局部腧穴相配,可进一步加强疏调面部经筋的作用。

加减:风寒证加风池_{双侧}、列缺_{双侧};风热证加外关_{双侧}、曲池_{双侧};气血不足加气海。人中沟歪斜加水沟;鼻唇沟变浅加迎香_{患侧};颏唇沟歪斜加承浆;目合困难加攒竹_{患侧};流泪加承泣_{患侧};听觉过敏加听宫_{患侧}。

（2）中药辨证治疗:风邪阻络可选用牵正散加减,常用药物如白附子、僵蚕、全蝎、荆芥、防风、川芎等。若兼恶寒发热、鼻塞、流涕等风寒表现,可加白芷、辛夷等,或以葛根汤配牵正散加减;若伴有发热、咽干、眼干涩等风热表现,可以桑菊饮或银翘散合牵正散加减;若兼头痛,可加蔓荆子、藁本等;若兼咳嗽,可加紫菀、款冬花等;若伴有面部麻木作胀,平素头身困重、胸满、舌苔腻,可加法半夏、厚朴等,或以涤痰汤加减;若兼疲倦乏力,可加黄芪、党参、白术等。气虚血瘀可选用补阳还五汤加减,常用药物如黄芪、桃仁、红花、归尾、川芎、赤芍、地龙等。若兼食欲不振、便溏者,可加党参、白术、干姜等;若兼头晕、头痛,可加防风、天麻等;若兼咽部有痰,可加法半夏、厚朴、白附子等。

（3）西药

1）糖皮质激素:使用糖皮质激素能减轻水肿,改善面神经神经管内的受压状态,防止面神经变性,面神经的 Wallerian 变性发生在出现麻痹症状后 2 周内,因此应在神经变性的早期给药,否则预后不良。面神经麻痹发生 9 天内使用激素效果较好,建议用激素冲击疗法。常用醋酸泼尼松片 30mg,每天 1 次,早餐顿服,连续服用 7 天后逐渐减量;20mg,每天 1 次,连续服 3 天;15mg,每天 1 次,连续服 3 天;10mg,每天 1 次,连续服 3 天。同时可配合奥美拉唑等质子泵抑制剂保护胃黏膜。

2）抗病毒药:病毒感染引起的面瘫,应配合使用伐昔洛韦或阿昔洛韦抗病毒治疗。

3）营养神经药:甲钴胺、维生素 B 族、鼠神经生长因子。

（4）其他特色疗法

1）穴位注射:穴位注射治疗周围性面瘫,取穴多以上述局部选穴为主,其创新点为"多穴点少剂量",采用"透穴注药术"。从具体操作来讲,即先将注射器的针头刺入某穴,再将针尖刺抵相邻的另一穴位,推注部位药物,然后在匀速缓慢退针的同时,均匀地推注药物直至浅部。治疗面瘫时,穴位注射药物多选用活血化瘀类药物(复方丹参注射液、川芎嗪注射液、当归注射液等)、营养神经药物(维生素 B 族注射液、甲钴胺注射液、鼠神经生长因子注射液等)。

复方丹参注射液是一种纯中药制剂,具有活血调经、凉血清心的功效;复方丹参注射液中的丹酚酸 A、丹酚酸 B 具有抗炎、保护神经的作用。维生素 B_{12} 注射液的药理作用主要是促进周围鞘神经纤维的修复以保持其功能的完整。局部穴位注射融针刺、药物作用于一体,可促进局部血液循环,提高细胞组织的代谢能力,补充足够的能量,有利于神经细胞修复。

取穴:太阳~患侧~、翳风~患侧~、迎香~患侧~、地仓~患侧~。

药物:维生素 B_{12} 注射液 0.5ml+ 维生素 D_2 果糖酸钙注射液 0.5ml,隔天 1 次进行穴位注射。

注射方法:用碘伏于穴位处局部常规消毒后,面部穴位采取快速平刺,回抽确认无血后,推入药物,每个穴位注射 0.1~0.2ml,注射结束后拔出针头,用消毒棉签按压针孔片刻。翳风穴向斜前下方刺入。

2)艾灸:一般选用艾条回旋灸、温和灸,选择的穴位有颊车~患侧~、地仓~患侧~、四白~患侧~、听宫~患侧~、翳风~患侧~、风池~患侧~,每个穴位灸 5~10 分钟,共灸 40~60 分钟,以面部潮红发热为度。艾灸临床效果好,特别是面瘫初期针刺刺激量不宜过大时,应当配合使用艾灸疗法,促进局部血液循环,加速面神经水肿的吸收和炎症的修复,利于疾病的快速恢复。

3)拔罐:面部常用的有走罐法和闪罐法。

走罐法:需在面部涂抹凡士林或其他润肤剂后将火罐吸拔于患侧肌肉丰厚处,不宜吸拔过紧。用罐吸拔后,一手握住罐体,略用力将罐沿着面部由下至上运罐,反复推拉,至走罐部位皮肤紫红为度。推罐时应用力均匀,以防止火罐漏气脱落。走罐法可以帮助瘫痪的面肌被动运动,且能防止健侧牵拉。因走罐时产生的牵拉力量相对较大,适用于面瘫恢复期的中、后期。

闪罐法:将罐吸拔于应拔部位,随即取下,再吸拔,再取下,反复吸拔至局部皮肤潮红,或以罐体底部发热为度。动作要迅速而准确。必要时也可在闪罐后留罐,用于面瘫急性期以后,合并患侧面部麻木、僵硬感,甚至出现患侧面部浅表感觉功能减退患者。选穴位置为患侧颧髎、颊车、地仓。具体操作时,选取与面部相适宜的玻璃罐,采用"闪火法"迅速吸附于面部相应的位置,此时操作者要配合向患侧面部做主动的旋转、提拉动作,每次停留 3 秒,迅速取下,动作要求快速、连贯,一气呵成,以面部皮肤微微发红为宜。

4)刺络放血:选取大椎穴,用碘伏消毒后,以 5 号注射器针头在穴位局部点刺 2~3 下,之后吸拔 2 号罐于大椎穴,5~8 分钟后,戴检查手套取下火罐,小心清理罐中血液,局部皮肤消毒,火罐冲洗后放于巴氏消毒水中。面瘫日久,面部经脉痹阻不畅,瘀血不去,则新血难生,刺络拔罐可缓解恢复期易出现的患侧面部僵硬感、局部肌肉紧张等症状。

4. 针药相须分期治疗方案　特发性面神经麻痹治疗分为 5 期。Ⅰ期为急性期,7~10 天;Ⅱ期为恢复期,10 天~1 个月;Ⅲ期为观察期,2~3 个月;Ⅳ期为难治期,4~6 个月;Ⅴ期为后遗症期,6 个月以上。

Ⅰ期:针灸配合西药、中药治疗。

(1)针灸治疗

治则:祛风散寒,疏通经络。

处方:以面颊局部和足阳明经腧穴为主。印堂、阳白_{患侧}、鱼腰_{患侧}、太阳_{患侧}、四白_{患侧}、迎香_{患侧}、颊车_{患侧}、地仓_{患侧}、翳风_{患侧}、风池_{双侧}、手三里_{双侧}、合谷_{双侧},针刺手法以轻刺激为主。

(2)红外线灯照射:翳风_{患侧}、颊车_{患侧}。

(3)穴位注射:在取太阳_{患侧}、风池_{患侧}、迎香_{患侧}、地仓_{患侧}注射维生素 B_{12} 注射液 + 维生素 D_2 果糖酸钙注射液。

(4)中药:辨证给予,详见前文的中药辨证治疗部分。

(5)西药:甲钴胺分散片 0.5mg,每天 3 次,口服。

(6)面部闪罐:颧髎_{患侧}、颊车_{患侧}、地仓_{患侧}。

(7)艾灸:患侧颊车、地仓、四白、听宫、翳风、风池。

Ⅱ、Ⅲ期:针灸配合中成药治疗。

(1)针灸治疗

治则:活血通络,疏调经筋。

处方:以面颊局部和足阳明经腧穴为主。印堂、阳白_{患侧}、鱼腰_{患侧}、太阳_{患侧}、四白_{患侧}、迎香_{患侧}、颊车_{患侧}、地仓_{患侧}、翳风_{患侧}、风池_{双侧}、手三里_{双侧}、合谷_{双侧},发病超过 15 天未完全康复者,可适当增加刺激。

(2)红外线灯照射:翳风_{患侧}、颊车_{患侧}穴位周围。

(3)穴位注射:在太阳_{患侧}、风池_{患侧}、迎香_{患侧}、地仓_{患侧}穴注射复方丹参注射液或维生素 B_{12} 注射液 + 维生素 D_2 果糖酸钙注射液。

(4)中药:必要时辨证给予,详见前文的中药辨证治疗部分。

(5)西药:甲钴胺分散片 0.5mg,每天 3 次,口服。

(6)面部闪罐:颧髎_{患侧}、颊车_{患侧}、地仓_{患侧}。

Ⅳ、Ⅴ期:针灸配合中成药治疗。

(1)针灸治疗

治则:益气活血,舒经通络。

处方:以患侧面颊局部取穴和足阳明经腧穴为主,如阳白_{患侧}、太阳_{患侧}、四白_{患侧}、颊车_{患侧}、地仓_{患侧}、翳风_{患侧}、合谷_{双侧}。

(2)红外线灯照射:翳风_{患侧}、颊车_{患侧}穴位周围。

(3)穴位注射:太阳_{患侧}、风池_{患侧}、迎香_{患侧}、地仓_{患侧}穴行穴位注射维生素 B_{12} 注射液 + 维生素 D_2 果糖酸钙注射液。

（4）中药：辨证给予，详见前文的中药辨证治疗部分。

（5）西药：甲钴胺分散片 0.5mg，每天 3 次，口服。

（6）刺络放血：大椎穴。

（7）面部功能训练：对于面瘫不能皱额者，训练时在前额施加阻力，向下端和内侧方向推，并指导患者眉毛向上抬，皱额头。该运动与睁眼动作同时进行。颈部伸展可加强该运动。训练眼轮匝肌时，对上、下眼睑分开进行训练，对眼睑轻柔地施加角线的阻力，勿向眼球施压，并指示患者闭上眼睛。训练口周时，在口角向内下方均匀、轻柔地施加阻力，并指导患者微笑、做鼓腮动作。

六、康复评定

评定方法采用面部残疾指数（facial disability index，FDI）量表及改良 Portmann 评分。

（1）面部残疾指数（facial disability index，FDI）量表：用于评价患者生活质量，其中躯体功能评分（FDIP）根据吃饭、喝水、说话、流泪和漱口的困难程度，每项分为 4 个等级，相应功能障碍从重到轻分别计 2~5 分，分值越高提示躯体功能越好；社会功能评分（FDIS）根据平静、孤立、发脾气、睡眠、社交的时间长短，每项分为 6 个等级，相应功能障碍从轻到重分别计 1~6 分，分值越低提示社会生活能力越好。

1）躯体功能评分（FDIP）

①您在吃东西的时候，嘴里含着食物，将食物固定于一侧颊内的困难程度，通常情况下

5 没有困难　4 稍有困难　3 有些困难　2 非常困难

通常不吃东西是因为：1 健康原因　0 其他原因

②您用杯子喝饮料的困难程度，通常情况下

5 没有困难　4 稍有困难　3 有些困难　2 非常困难

通常不喝饮料是因为：1 健康原因　0 其他原因

③特殊发音的困难程度，通常情况下

5 没有困难　4 稍有困难　3 有些困难　2 非常困难

通常不进行特殊发音是因为：1 健康原因　0 其他原因

④您一侧眼睛流泪过多或发干的问题及其程度，通常情况下

5 没有困难　4 稍有困难　3 有些困难　2 非常困难

通常不流泪是因为：1 健康原因　0 其他原因

⑤您在刷牙或漱口时的困难程度，通常情况下：

5 没有困难　4 稍有困难　3 有些困难　2 非常困难

通常不刷牙漱口是因为：1 健康原因　0 其他原因

总分=（5题累计得分 –5）×5

2）社会生活功能评分（FDIS）

①您感到平静的时间长短

6 所有时间　5 大部分时间　4 相当部分时间　3 有时　2 少许时间　1 没有

②将您自己与周围人隔绝的时间长短

6 所有时间　5 大部分时间　4 相当部分时间　3 有时　2 少许时间　1 没有

③您对周围人发脾气的时间

6 所有时间　5 大部分时间　4 相当部分时间　3 有时　2 少许时间　1 没有

④早晨和夜间睡眠中多次醒来的频繁程度

6 每晚　5 大多数晚上　4 相当多晚上　3 有些晚上　2 少数时间　1 没有

⑤您因面部功能问题而放弃外出吃饭、逛商店、参加家庭或社会活动的次数

6 每次　5 大多数　4 相当多次数　3 有些　2 少许　1 没有

总分=（5题累计得分 –5）×4

（2）改良 Portmann 评分：比较患者两侧面部 6 种运动，即抬眉、闭眼、鼓腮、噘嘴、示齿、张大鼻孔。记录患侧减弱程度，每项满分 3 分，分别为运动正常 3 分、运动减弱 2 分、运动明显减弱 1 分、运动消失 0 分。另外，评估安静状态的面部情况，正常为 2 分，轻度不对称为 1 分，明显不对称为 0 分。满分共计 20 分（表4-1）。积分越高，提示病变程度越轻，17~20 分为临床完全恢复，16 分及以下者为部分恢复。

表 4-1　改良 Portmann 评分表

运动表现	抬眉	闭眼	鼓腮	噘嘴	示齿	张大鼻孔
运动正常						
运动减弱						
运动明显减弱						

七、防护调摄

面瘫急性期病情可加重，1 周后停止发展，才逐渐进入康复。急性期来就诊的患者，应对其说明情况，以免发生误会。该病的防护调摄总的来说有以下几项：

1. 一般护理　注意休息,禁止熬夜。避风寒,外出戴口罩,注意面部保暖。

2. 眼部保护　注意眼部卫生,必要时应用消炎药水,预防暴露性角膜炎。

3. 物理方法　①早期可以在应用红外线透射照灯时,用湿纱布遮掩不能闭合的一侧眼睛,灯距 30cm,每次照射 15~20 分钟,每日 2 次,照射后轻揉面部,促进血液循环,效果更佳。②热敷:用毛巾浸热水(约 70℃)后湿敷患侧面部,每日 5~6 次,每次 10 分钟。热水袋敷面部,温度宜在 50~60℃左右,每日 3~4 次,每次 20~30 分钟。

4. 口腔护理　本病影响咀嚼,食物容易塞于面颊内侧,因此做好口腔护理很重要,饭后应用 3% 苏打水或温开水漱口,睡前刷牙。

5. 运动疗法　增加患侧面肌运动,限制健侧面肌牵拉,可采用增强肌力训练、自我模仿训练、按摩疗法等。

自我模仿训练方法:面瘫患侧模拟健侧的动作,如抬眉、闭眼、耸鼻、示齿、噘嘴及鼓腮等。患者可面对镜子,每做一组动作,可保持 10 秒左右,每组 5~10 次。

增强肌力训练方法:根据患者面部各肌肉的肌力级别给予被动运动和主动运动,在运动过程中抑制健侧运动,增强患侧运动。肌力 0 级时可用手指帮助做被动运动;1 级时,可用手指帮助练习,以被动运动为主;2~3 级时,不应给予帮助,应做主动训练,教患者做适量的主动运动;4~5 级时,可用手指给予适当的阻力。

有学者认为,做按摩的同时,让患者做张口、闭口、噘嘴等动作,有助于协调面部肌肉运动;在按摩时可以从下颌部向上按摩,额部则从额中央向耳前向下按摩,用指头做画小圆圈动作,轻轻地捏揉整个麻痹部位,要避免牵拉麻痹的肌肉,指头叩打应轻柔,强擦手法可用于面神经分布处,相当于耳郭前下方,以防面神经管内形成粘连。另外,按摩可使患者精神和心理得到放松,一定程度上消除焦虑、悲观情绪,改善因面瘫造成的心理负担。

6. 情感护理　本病起病突然,部分患者认识不足,容易产生巨大的心理负担,医师和家人应耐心地劝导和解释病情的发展变化及预后转归。

八、预后

如果为发病初期,应即刻到门诊就医。风寒引起的面瘫病程相对较短,一般在半个月至 1 个月左右治愈,若发病后未给予重视,未及时就医者,接受干预时间越晚则相对病程越长。病毒感染引起者通常在 1~2 个月恢复,感染较重且前期未及时服用激素及抗病毒药物者恢复期可延长至 3~4 个月之久,甚者会遗留后遗症。面瘫的预后与多种因素相关,如发病时所涉及的面神经部位、面瘫合并症状的多少、患侧睑裂大小、面瘫的辨证分型、肌力恢复的程度等。

1. 受损部位 面瘫发病时仅有面神经鼓索支以下受损者,部位最低,预后相对较好。在岩浅大神经及以上受损者,部位最高,预后相对较差。

2. 合并症状 因受累的面神经不同,面瘫的合并症可有味觉减退、听觉过敏、泪液减少、眩晕等,若合并症状≤2 个,则预后相对较好;若合并症状>2 个者,预后相对较差。

3. 睑裂大小 面瘫患侧睑裂≤6mm 者,预后相对较好,睑裂>6mm 者,预后相对较差。面神经出茎乳孔后分支支配眼轮匝肌运动,损害后表现为眼睑闭合不全。有研究表明,面瘫患侧睑裂大小与面神经损害程度呈高度相关性。睑裂越大损害越重,预后相对越差。

4. 辨证分型 面瘫的辨证分型为风寒阻络、风热阻络、瘀血阻络。风寒者机体无明显热象,面神经炎症一般不严重,预后相对好;风热者,面神经炎症较明显,预后不如风寒者;瘀血阻络者或因外伤或手术导致者,面神经损伤严重,预后相对较差。

5. 面肌运动 经过大量的临床观察发现,面瘫发病后最初恢复的是上部的眼轮匝肌、额肌、皱眉肌,随后是中部颊肌、颧骨肌、笑肌、提口角肌等,较晚恢复的是下部的口轮匝肌、鼻翼肌、降鼻中隔肌、提上唇肌等。当最早恢复的眼轮匝肌出现肌肉微微收缩时,一般随后恢复的速度很快,如额肌和皱眉肌一旦出现运动功能和能力时,再过 2~3 天后即开始出现微弱动作,肌力逐渐恢复。总的来说,面肌出现运动后 2~3 周就可能恢复到接近治愈的状态。

6. 面神经麻痹后遗症状

（1）面肌纤维性痉挛:患侧出现小而快速的、部位不恒定的肌肉抽搐性收缩,常伴有瞬目运动增多。

（2）面肌痉挛:面部肌肉无痛性、有规律的阵挛性抽动,通常先由眼轮匝肌收缩,抽动常局限于眼睑或口角,严重时可扩展至整个患侧面部。

（3）面肌联合运动:长期的面神经瘫痪,患侧因面肌张力增加而眼睑裂变窄、口角上抬、鼻唇沟变深,形成对侧面肌的假性面神经麻痹,但在展露笑容时仍能表现出面神经麻痹的特征。

（4）鳄鱼泪:进食时流泪,出现在面神经麻痹后数周或数月。

附:小儿和孕妇面瘫

由于小儿和孕妇属于特殊人群,在发生疾病时以不用药或少用药为主,选用绿色安全的治疗方法为佳,因此,针对此类人群发生面瘫时列出以下注意事项。

1. 小儿面瘫 应在小儿尽量少哭泣和吵闹情况下进行治疗,因为小儿紧张、害怕、哭泣时都会加剧面部血管收缩,不利于疾病恢复。小儿针刺选穴宜少而精,以针刺为主,不采用穴位注射、拔罐、放血等。

2. 孕妇面瘫　以针灸为主,但应避开合谷、肩井等穴位;必要时给予营养神经药物甲钴胺。生活中以热敷和自我运动为主帮助康复。

(李滋平　李健敏)

第四节　膝骨关节炎的诊疗方案

一、概述

骨关节炎是一种以关节软骨的变性、破坏及骨质增生为特征的慢性关节病。本病在中年以后多发,患病率 40~60 岁为 10%~17%,60~75 岁达 50%,75 岁以上为 80%。该病的最终致残率为 53%。年龄、性别、肥胖、炎症、创伤及遗传因素都可能与本病的发生相关。膝骨关节炎属于中医学的“痹证”范畴,历代医家对其认识不一,有“鹤膝风”“骨痹”等称谓,1997 年国家中医药管理局颁布的《中医临床诊疗术语》作出明确规定,将“因劳损或年高,膝失精血充养,经气不利所致,以膝部长期固定疼痛,活动时关节内有声响等”为主要表现的肢体痹病类疾病统称为“膝痹”。

二、临床表现

临床上以关节肿痛、骨质增生及活动受限最为常见。而膝骨关节炎在临床最常见,主要表现为膝关节疼痛,活动后加重,休息后缓解,严重者可出现膝内翻或膝外翻畸形。

1. 关节疼痛及压痛　一般早期为轻度或中度间断性隐痛,休息时好转,活动后加重,随病情进展可出现持续性疼痛,甚至导致活动受限,关节局部压痛在伴有关节肿胀时尤为明显。

2. 关节肿胀　早期为局限性肿胀,随病情进展可出现弥漫性肿胀、滑囊增厚或伴关节积液,后期在关节周围形成骨赘。

3. 晨僵　患者晨起时关节僵硬及黏着感,活动后可逐渐缓解,一般晨僵可持续数分钟或十几分钟,时间较短。

4. 关节摩擦音　由于软骨破坏、关节表面粗糙,关节活动时出现骨摩擦音。

三、诊断

1. 西医诊断标准　参考《膝骨关节炎中西医结合诊疗指南》(2023 年

版),临床标准如下。

(1)近1个月反复膝关节疼痛。

(2)关节时有摩擦音(感)。

(3)晨僵≤30分钟。

(4)年龄≥50岁。

(5)X线片(站立或负重位)示关节间隙变窄、软骨下骨硬化和/或囊性变、关节缘骨赘形成。

(6)MRI示软骨损伤、骨赘形成、软骨下骨骨髓水肿和(或)囊性变、半月板退行性撕裂、软骨部分或全层缺失

注:同时满足条件1、2、3、4或1、5或1、6,即可诊断为膝骨关节炎。

2. 中医诊断 辨证分型参照《膝骨关节炎中西医结合诊疗指南》(2023年版)。

(1)气滞血瘀证:关节疼痛如刺,休息后疼痛反甚。面色黧黑。舌质紫暗,或有瘀斑;脉沉涩。

(2)寒湿痹阻证:关节疼痛重着,遇冷加剧,得温则减。腰身重痛。舌质淡,苔白腻;脉沉。

(3)肝肾亏虚证:关节隐隐作痛。腰膝酸软无力,酸困疼痛,遇劳更甚。舌质红,少苔;脉沉细无力。

(4)湿热蕴结证:关节红肿、灼热、疼痛,甚则痛不可触,得冷则舒,可伴全身发热或皮肤红斑。舌质红,苔黄,脉滑数。

3. 临床分期 参照2023年《膝骨关节炎中西医结合诊疗指南》(2023年版)。

(1)Ⅰ期(前期):膝关节轻度不适、怕冷、上楼有酸软感、下蹲站起乏力,关节活动有摩擦感或弹响声,少数患者剧烈运动后可以出现急性滑膜炎,或有超出正常范围的发育性关节内外翻畸形,但按诊断标准尚不能诊断为膝骨关节炎。

(2)Ⅱ期(早期)按诊断标准可以确诊。过度运动或劳累后可急性发作,非药物疗法可以控制,一般可以临床治愈。

(3)Ⅲ期(中期)急性发作次数增多,药物治疗可以控制,但不易治愈,需要长期多种疗法综合应用才能治愈或缓解。

(4)Ⅳ期(后期)发育性关节内外翻角度加大。急性发作次数增多,药物治疗不能完全缓解。

(5)Ⅴ期(晚期)关节僵硬、活动明显障碍,肿痛反复发作,肌肉萎缩,经常需要助行器或扶拐行走。非手术治疗效果差。

4. 辅助检查手段

（1）实验室检查：血常规、蛋白电泳、免疫复合物、血清补体检查结果在正常范围，滑膜炎的患者可出现 C 反应蛋白和红细胞沉降率轻度升高、类风湿因子及抗核抗体阴性。继发性骨关节炎患者可出现原发病的实验室检查异常。

（2）影像检查

1）X 线检查：主要评估关节间隙宽度。膝骨关节炎 X 线特点：非对称性关节间隙变窄；软骨下骨硬化和囊性变；关节边缘的骨质增生和骨赘形成；关节内游离体；关节变形及半脱位。

目前仍以 19 世纪 60 年代的 Kellgren-Lawrence 分级系统为膝骨关节炎 X 线分级诊断标准。

0 级：正常。

Ⅰ级：可疑；关节间隙可疑变窄，可能有骨赘。

Ⅱ级：轻度；有明显骨赘，关节间隙可疑变窄。

Ⅲ级：中度；中等量骨赘，关节间隙变窄较明显，有软骨下骨硬化性改变。

Ⅳ级：重度；大量骨赘，严重的关节间隙狭窄，严重硬化性病变及明显畸形。

2）CT 检查：能较好地观察关节内软骨变化，骨赘、软骨下囊肿和软骨下骨硬化等，还可以通过分析骨密度和软骨下骨硬化程度，了解疾病的生理、病理进展。

3）MRI 检查：检查关节软骨的损伤灵敏度相对较好，能在发病早期提示软骨的变化。

膝骨关节炎软骨损伤的 MRI 分级如下。

0 级：无改变（正常）。

Ⅰ级：软骨内异信号异常，但软骨面光滑。

Ⅱ级：软骨表面轻度不规则和 / 或软骨全层厚度 50% 以下的局灶缺损。

Ⅲ级：软骨表面严重不规则和 / 或软骨全层厚度 50% 以上但未达全层的局灶缺损。

Ⅳ级：软骨全层缺损，软骨下骨暴露。

4）超声检查：可以对膝关节软骨及周围的肌腱、韧带、血管、神经、关节囊肿、周围占位性病变进行准确的评价。且早期超声检查较 X 线灵敏。

5）关节镜检查：是可以直接观察关节腔内情况，对病变情况作出直观而全面的判断的方法。可以说是诊断关节损伤的"金标准"，且还能同时进行对应的治疗措施。

（3）体格检查：从视诊、触诊、动诊、量诊四个方面进行。

1）视诊

行走步态：膝关节有炎症或损伤疼痛时，患侧膝盖会因为负重时疼痛而表现为着地时间缩短,负重时间缩短,表现为"抗痛性步态",行走谨慎、步幅减小、步速减慢、不敢以患肢为轴旋转的"保护性步态"。当膝关节伸屈活动受限(如关节交锁)时,行走时膝关节活动僵硬,髋部活动增大,躯体出现摇摆。总的来说可表现为不同程度的跛行。

2)触诊

压痛部位:局限的压痛点一般提示相应结构的损伤。如髌骨内侧支持带损伤可引起髌骨内侧缘压痛,常见于髌骨脱位;侧副韧带损伤可引起韧带附着点的压痛;肌腱止点的压痛提示肌腱损伤或滑囊炎;胫股关节间线压痛提示半月板损伤或胫股关节炎。

局部皮肤:检查局部皮肤的温度、湿度、弹性等。

肿块:若膝关节炎伴发局部肿物时,应检查肿块部位、大小、深浅、质地、活动度及与周围组织的关系。

3)动诊

过伸试验:患者仰卧放松,检查者将患肢伸直抬高,另一只手按压膝关节近端使膝关节过伸,如感到膝前部疼痛,即为阳性,提示前部组织损伤或病变,如半月板前角损伤、脂肪垫或滑膜损伤或嵌压综合征。

过屈试验:患者仰卧放松,检查者将患肢极度屈曲,如感到疼痛,即为阳性。前方疼痛考虑髌骨关节损伤的可能,后方疼痛考虑半月板后角损伤的可能。

髌骨研磨试验:患者仰卧,检查者一手托住腘窝,一手放在患侧髌骨上,嘱患者主动屈伸膝关节,如有粗糙的摩擦感,即为阳性,提示髌骨关节软骨面损伤和退变。

前(后)抽屉试验:患者仰卧,屈髋45°,屈膝90°,小腿旋转中立位,放松。检查者双手抓住胫骨近端,两拇指置于前方关节线水平,双手用力向前拉时,若胫骨迁移超过5mm,即为阳性,提示前交叉韧带损伤。上述体位,双手用力向后推时,胫骨后移超过5mm,即为阳性,提示后交叉韧带损伤。注:检查时需两侧对照,排除多发韧带松弛症;正常情况下股骨内侧髁应位于胫骨侧内平台后方1cm(台阶征),检查前需确认,否则易将后交叉韧带损伤误以为前交叉韧带损伤;急性损伤屈膝无法达到90°者不适用。

外翻应力试验:患者取卧位,放松,检查者一只手置于膝外侧,另一只手置于内踝,共同施加使膝关节外翻的应力,首先进行屈膝30°检查,然后在膝关节完全伸直位检查,若外侧间隙张开,即为阳性。仅30°位阳性提示单纯内侧副韧带损伤;若0°和30°位均为阳性,提示内侧副韧带和后侧复合体同时损伤。

内翻应力试验:患者取卧位,放松,检查者一只手置于膝外侧,另一只手置于内踝,共同施加使膝关节内翻的应力,首先进行屈膝 30° 检查,然后在膝关节完全伸直位检查,若外侧间隙张开,即为阳性。仅 30° 位阳性提示单纯外侧副韧带损伤;若 0° 和 30° 位均为阳性,提示外侧副韧带和后外侧复合体同时损伤,且常同时累及后交叉韧带。

4）量诊

膝关节活动度:正常膝关节屈曲 120°~130°,过伸 5°~10°,屈膝 90°,小腿内旋 10°,外旋 20°,检查时需两侧对照。

腿部周径:急性损伤时,由于下肢软组织肿胀瘀血、膝关节腔内积液,患肢可出现膝关节弥漫性肿大及肢体周径增粗,通过浮髌试验可以明确,髌骨能撞击下方股骨且有上浮的阻力感,则为阳性,其表示关节腔内至少有超过 50ml 的积液。慢性病患者则表现为不同程度的肌肉萎缩、肢体变细。早期的肌肉萎缩主要发生于股四头肌内侧头,其有时可通过望诊发现,表现为髌骨内上方肌腹平坦,严重者髌上大腿周径变小,甚至累及小腿。

股四头肌的测量需在髌骨上极近端 10~15cm 处用皮尺测量。小腿肌肉萎缩的测量需在髌骨下极远端 10~15cm 处用皮尺测量。测量时需在双膝同样伸直、肌肉完全放松时进行,且需两侧对照。

四、岭南针药相须特色治疗方案

1. 治疗原则 急则治其标——综合疗法,缓则治其本——注重调护。
2. 治疗疗程 每周 3 次,2 周为 1 个疗程,一般以 1~2 个疗程为宜。
3. 治疗方法
（1）针刺
治法:活血通络止痛。
取穴:内外膝眼患侧、梁丘患侧、足三里患侧、三阴交患侧、阴陵泉患侧、天应患侧、血海患侧、阳陵泉患侧。
方义:《备急千金要方》中关于内外膝眼的记载有:"主膝中痛不仁,难跪。"二者位于髌韧带两侧的凹陷中,内侧为内膝眼,外侧为外膝眼,局部取穴能通利膝关节经气。《备急千金要方》曰:"梁丘、曲泉、阳关主筋挛,膝不得屈伸,不可以行。"梁丘为足阳明胃经郄穴,郄穴是气血深聚之处,足阳明经多气多血,"阳明主束骨而利机关",刺激梁丘可更好激发阳明经气,利于关节。阴陵泉为脾经合穴,为脾经脉气所入,有建中宫、调水液、利水湿之效,针之可祛顽痰积水,尤其适合骨痹后期痰瘀互结之证。血海、三阴交为足太阴脾经穴位,足三里为足阳明胃经穴位,二经表里相应,阴阳调和,脾胃相济,运化得宜,筋肉得水谷而健,湿邪得脾胃阳气而化。阳陵泉为足少阳胆经合穴、下合穴,是胆经经气最盛之地,也是八会穴之筋会,为筋经聚集之处。《灵枢·经脉》

曰："胆足少阳之脉……是主骨所生病者。"故阳陵泉能筋骨同治。二者配伍，阴阳相引，如《针灸大成》卷二引《玉龙赋》言："阴陵、阳陵，除膝肿之难熬。"天应穴即阿是穴，根据痛处反应点，通过针刺来加强患处气血流通。

加减：寒湿痹者加肾俞_{双侧}、腰阳关_{双侧}，温阳散寒；湿热痹者加大椎、曲池_{双侧}，清热除湿；气滞血瘀者加膈俞_{双侧}，活血化瘀；肝肾亏虚者加肝俞_{双侧}、肾俞_{双侧}，补益肝肾；气血亏虚加中脘、关元，补益气血。

（2）中药辨证治疗

1）寒湿痹阻证

治法：温经散寒，养血通脉。

主方：蠲痹汤加减。组成为：当归、羌活、姜黄、黄芪、白芍、防风、甘草。

2）湿热痹阻证

治法：清热除湿，通络止痛。

主方：四妙汤加减。组成为：苍术、牛膝、黄柏、薏苡仁。

3）气滞血瘀证

治法：活血化瘀，通络止痛。

主方：桃红四物汤加减。组成为：熟地、当归、白芍、川芎、桃仁、红花。

4）肝肾亏虚证

治法：滋补肝肾。

主方：独活寄生汤加减。组成为：独活、桑寄生、杜仲、牛膝、细辛、秦艽、茯苓、肉桂、防风、川芎、人参、甘草、当归、芍药、干地黄。

5）气血虚弱证

治法：补气养血。

主方：八珍汤加减。组成为：当归、赤芍、川芎、熟地黄、人参、茯苓、甘草、砂仁。

（3）其他特色疗法

1）穴位注射

取穴：犊鼻_{患侧}、梁丘_{患侧}、足三里_{患侧}。药物：维生素 B_{12} 注射液 0.5ml+ 维生素 D_2 果糖酸钙注射液 0.5ml，隔天 1 次进行穴位注射。注射方法：用碘伏于穴位处局部常规消毒后，采取快速直刺，回抽确认无血后，推入药物，每个穴位注射 0.1~0.2ml，注射结束后拔出针头，用消毒棉签按压针孔片刻。

2）艾灸：适用于寒邪阻滞或气血瘀滞引起的膝关节疼痛，可以采用雷火灸、艾条灸、艾灸箱灸、隔物灸等。

3）穴位贴敷：常选用穴位为天应穴、内外膝眼_{患侧}、鹤顶_{患侧}、阳陵泉_{患侧}等。每次贴敷时间为 30~60 分钟，隔天 1 次，较之天灸，无特定季节时间要求，按需贴敷。

4）天灸:于每年的"三伏""三九"天进行。穴位常选用膝阳关_{患侧}、水分_{患侧}、阴陵泉_{患侧}、阳陵泉_{患侧}、内外膝眼_{患侧}、肾俞_{双侧}等,交替使用。

五、康复评定

1. WOMAC 骨关节炎指数　针对下肢骨关节炎(OA)患者,可以选用西安大略和麦克马斯特大学骨关节炎指数量表(WOMAC),以关节疼痛、僵硬以及功能评定为重点。该量表能有效反映治疗前后患者的情况,对于膝关节的评估具有可靠性、有效性和敏感性,多用于评估慢性中老年膝骨关节炎患者。

（1）疼痛

1）在平坦的地面上行走

2）上下楼梯

3）晚上影响睡眠的疼痛

4）坐着或躺着

5）挺直身体站立

（2）关节僵硬

1）早晨起床时僵硬情况有多严重

2）起床之后一天的时间内,僵硬有多严重

（3）日常生活活动

1）上楼梯

2）下楼梯

3）由坐到站

4）站立

5）向地面弯腰

6）在平坦的地面上行走

7）进出小轿车或上下公共汽车

8）外出购物

9）穿上短裤或长裤

10）从床上起来

11）脱掉短裤或长裤

12）躺在床上

13）进出浴缸

14）坐着

15）在卫生间蹲下或起来

16）做繁重的家务活

17）做轻松的家务活

注:可以使用视觉模拟评分法(VAS)应用版本,以上所有项目都采用100mm 的 VAS 评分尺,范围从 0mm(没有疼痛、僵硬或困难)到 100mm(极端疼痛、僵硬或困难)。WOMAC 得分范围:疼痛(0~500 分)、僵硬(0~200 分)、困难(0~1 700 分),总分(0~2 400 分),分值越低代表患者功能状态越好。

2. Lysholm 膝关节评分(LKS 评分) 研究表明,该评分方法对前交叉韧带重建患者最可靠,在评估自我限制活动的患者时得分差异更显著,因此,为了使评估结果更全面,建议评分时与膝关节活动水平简易测评量表联用。

(1)跛行:无(5 分);轻或周期性(3 分);重或周期性(0 分)。

(2)支撑:不需要(5 分);手杖或拐(2 分);不能负重(0 分)。

(3)交锁:无交锁或别卡感(15 分);别卡感但无交锁(10 分);偶有交锁(6 分);经常交锁(2 分);体检时交锁(0 分)。

(4)不稳定:无打软腿(25 分);运动或重劳动时偶现(20 分);运动或重劳动时常见或不能参加(15 分);日常生活偶见(10 分);日常生活常见(5 分);步步皆现(0 分)。

(5)疼痛:无(25 分);重劳动偶有轻痛(20 分);重劳动明显痛(15 分);步行超过 2km 或走路后明显痛(10 分);步行不足 2km 或走路后明显痛(5 分);持续(0 分)。

(6)肿胀:无(10 分);重劳动后(6 分);正常劳动后(2 分);持续(0 分)。

(7)爬楼梯:无困难(10 分);略感吃力(6 分);跟步(2 分);不能(0 分)。

(8)下蹲:无困难(5 分);略感困难(4 分);不能超过 90°(2 分);不能下蹲(0 分)。

结果为以上 8 项之和,分值越高功能越好。

3. 奎森功能演算指数(Lequesne 指数) 该指数被广泛应用于慢性膝骨关节炎患者,亦可用于随访病情,简单易行,重复性好。但 Lequesne 指数不足之处在于无法区分两侧膝关节病患轻重程度

(1)膝关节休息痛:正常(0 分);轻度疼痛、不影响工作(1 分);较重、不影响睡眠(2 分);重、影响睡眠(3 分)。

(2)膝关节运动痛:正常(0 分);上下楼有症状、屈伸无影响(1 分);上下楼有症状、下蹲疼痛(2 分);行走时疼痛(3 分)。

(3)压痛:正常(0 分);重压时疼痛(1 分);中度压力疼痛(2 分);轻压疼痛(3 分)。

(4)肿胀:正常(0 分);稍肿、膝眼清楚(1 分);软组织肿胀、膝眼不太清楚(2 分);膝眼不清、浮髌试验阳性(3 分)。

(5)晨僵:正常(0 分);屈伸僵硬但很快恢复(<10 分钟)(1 分);僵硬、短时可恢复(10~30 分钟)(2 分);僵硬、较长时间才恢复(>30 分钟)(3 分)。

（6）行走能力：没有限制（0分）；超过1km，但受限制（1分）；大约1km或步行15分钟（2分）；500~900m或步行8~15分钟（3分）；300~500m（4分）；100~300m（5分）；少于100m（6分）；使用单拐加1分；使用双拐加2分。

以上6项之和为Lequesne总指数，分值越低功能越好。

4. 美国膝关节协会评分（AKS评分）　AKS评分自1989年提出以来被广泛运用于全膝置换患者术前、术后评分。研究表明，患者在术后10~12年中，无并发症的情况下，AKS评分能非常显著地检测出随着年限的增长人工关节的损耗程度。其分级如下。

A级：单侧或双侧（双侧膝关节已成功置换）。

B级：单侧，对侧膝关节有症状。

C级：多关节炎或身体虚弱。

（1）膝评分

1）疼痛：不痛（50分）；偶觉轻微疼痛（45分）；上楼时有点痛（40分）；上楼和走路时有点痛（30分）；偶尔痛得比较厉害（20分）；经常痛得比较厉害（10分）；痛得特别厉害，须服药（0分）。

2）活动度：屈伸（每5°得1分）。

3）稳定性

前后方：<5mm（10分）；5~10mm（5分）；>10mm（0分）。

侧方：≤5mm（15分）；6~9mm（10分）；10~14mm（5分）；≥15mm（0分）。

4）减分项：

屈曲挛缩：<5°（0分）；5°~10°（-2分）；11°~15°（-5分）；16°~20°（-10分）；>20°（-15分）。

伸展滞缺：无过伸（0分）；<10°（-5分）；10°~20°（-10分）；>20°（-15分）。

力线畸形：5°~10°（0分）；每增加5°内/外翻（-3分）。

（2）功能评分

1）行走情况：无任何限制（50分）；连续步行距离超过1km（40分）；连续步行距离500m~1km（30分）；连续步行<500m（20分）；仅能在室内活动（10分）；不能步行（0分）。

2）上楼梯情况：正常上下楼梯（50分）；正常上楼梯，下楼梯时须扶栏杆（40分）；上下楼梯须扶栏杆（30分）；借助扶手能上楼梯，但不能独立下楼梯（15分）；完全不能上下楼梯（0分）。

3）行走时辅助：出门用手杖（-5分）；不离开手杖（-10分）；用双手杖/双拐/步行架（-20分）。

注：总分0~100分，得分越高表明膝关节状态越好。如果总分为负值，则得分为0分。

5. 膝关节损伤和骨关节炎结果评分（KOOS 评分） KOOS 评分能很好地区分不同年龄、是否为手术组别的膝关节损伤或骨关节炎患者。由于其可靠、有效,该评分工具在与膝关节相关的临床实践和研究中被誉为"最适用的健康评价系统"。

（1）疼痛

您膝关节疼痛发作的频率是:

从不（0 分）;每月（1 分）;每周（2 分）;每天（3 分）;持续（4 分）。

上一周您在以下动作时疼痛的剧烈程度如何

膝关节扭转或是旋转:不痛（0 分）;轻度（1 分）;中度（2 分）;重度（3 分）;极度（4 分）。

膝关节完全伸直:不痛（0 分）;轻度（1 分）;中度（2 分）;重度（3 分）;极度（4 分）。

膝关节完全屈曲:不痛（0 分）;轻度（1 分）;中度（2 分）;重度（3 分）;极度（4 分）。

在平整的路面上行走:不痛（0 分）;轻度（1 分）;中度（2 分）;重度（3 分）;极度（4 分）。

上或下楼梯:不痛（0 分）;轻度（1 分）;中度（2 分）;重度（3 分）;极度（4 分）。

夜间睡眠:不痛（0 分）;轻度（1 分）;中度（2 分）;重度（3 分）;极度（4 分）。

坐着或平躺:不痛（0 分）;轻度（1 分）;中度（2 分）;重度（3 分）;极度（4 分）。

直立:不痛（0 分）;轻度（1 分）;中度（2 分）;重度（3 分）;极度（4 分）。

（2）症状

晨起行走时您膝关节僵硬的程度:没有（0 分）;轻度（1 分）;中度（2 分）;重度（3 分）;极度（4 分）。

白天稍晚些时,您休息,平躺或是坐之后膝关节僵硬程度:没有（0 分）;轻度（1 分）;中度（2 分）;重度（3 分）;极度（4 分）。

您的膝关节是否肿胀:从不（0 分）;很少有（1 分）;偶尔（2 分）;经常（3 分）;持续（4 分）。

您的膝关节活动时您是否觉得有摩擦感或是弹响,或是其他形式的声响:从不（0 分）;很少有（1 分）;偶尔（2 分）;经常（3 分）;持续（4 分）。

您的膝关节是否有交锁:从不（0 分）;很少有（1 分）;偶尔（2 分）;经常（3 分）;持续（4 分）。

您的膝关节能否完全伸直:持续（0 分）;经常（1 分）;偶尔（2 分）;很少（3 分）;从不（4 分）。

您的膝关节能否完全屈曲：持续(0分)；经常(1分)；偶尔(2分)；很少(3分)；从不(4分)。

（3）日常生活活动能力：

上一周在以下活动时您有何种程度的困难？

下楼梯：没有(0分)；轻度(1分)；中度(2分)；重度(3分)；极度(4分)。

上楼梯：没有(0分)；轻度(1分)；中度(2分)；重度(3分)；极度(4分)。

从座位站起：没有(0分)；轻度(1分)；中度(2分)；重度(3分)；极度(4分)。

站立：没有(0分)；轻度(1分)；中度(2分)；重度(3分)；极度(4分)。

屈膝蹲下拾起物品：没有(0分)；轻度(1分)；中度(2分)；重度(3分)；极度(4分)。

在平整路面上行走：没有(0分)；轻度(1分)；中度(2分)；重度(3分)；极度(4分)。

上小汽车或是下车：没有(0分)；轻度(1分)；中度(2分)；重度(3分)；极度(4分)。

购物：没有(0分)；轻度(1分)；中度(2分)；重度(3分)；极度(4分)。

穿短袜或是长袜：没有(0分)；轻度(1分)；中度(2分)；重度(3分)；极度(4分)。

从床上起来：没有(0分)；轻度(1分)；中度(2分)；重度(3分)；极度(4分)。

脱短袜或是长袜：没有(0分)；轻度(1分)；中度(2分)；重度(3分)；极度(4分)。

躺在床上(翻身，保持膝关节姿势)：没有(0分)；轻度(1分)；中度(2分)；重度(3分)；极度(4分)。

进出浴室/浴缸：没有(0分)；轻度(1分)；中度(2分)；重度(3分)；极度(4分)。

坐着：没有(0分)；轻度(1分)；中度(2分)；重度(3分)；极度(4分)。

上厕所：没有(0分)；轻度(1分)；中度(2分)；重度(3分)；极度(4分)。

重体力家务劳动(如铲雪、擦洗地板等)：没有(0分)；轻度(1分)；中度(2分)；重度(3分)；极度(4分)。

轻体力家务劳动(如做饭等)：没有(0分)；轻度(1分)；中度(2分)；重度(3分)；极度(4分)。

（4）运动及娱乐能力

上一周在以下活动时您有何种程度的困难？

下蹲：没有(0分)；轻度(1分)；中度(2分)；重度(3分)；极度(4分)。

跑步:没有(0分);轻度(1分);中度(2分);重度(3分);极度(4分)。

跳跃:没有(0分);轻度(1分);中度(2分);重度(3分);极度(4分)。

患膝旋转或扭动:没有(0分);轻度(1分);中度(2分);重度(3分);极度(4分)。

跪立:没有(0分);轻度(1分);中度(2分);重度(3分);极度(4分)。

(5)膝关节相关的生活质量

您意识到您膝关节有伤病的频率是:从不(0分);每月(1分);每周(2分);每天(3分);持续(4分)。

您是否有改变原有的生活方式以避免某些有可能损伤膝关节的动作或活动?没有(0分);轻度(1分);中度(2分);重度(3分);极度(4分)。

您是否对患膝的功能失去信心?没有(0分);轻度(1分);中度(2分);重度(3分);极度(4分)。

总的来说,您觉得患膝给你带来多大程度的不便?没有(0分);轻度(1分);中度(2分);重度(3分);极度(4分)。

注:每一部分的评分单独计算后,通过转换公式转换为百分制分数,转换后的百分制分数的0分意味关节该部分功能极差,100分意味着关节该部分功能完全正常,转换公式如下:百分制分数 = 该部分原始分 × 100/ 该部分理论上最大分值。

6. 国际膝关节文献编制委员会膝关节评估表(IKDC 评估表)　目前国际公认IKDC评估表对于韧带损伤尤其是前交叉韧带损伤、缺损的评估有着比较高的可靠性、有效性、敏感性,全面评价了膝关节系统的主观症状和客观体征,但缺点是不能反映患者的基本生活环境。

(1)如果膝关节没有显著的疼痛,您认为您最好应该能达到下列哪种活动水平?

非常剧烈的运动,如篮球、足球运动中的跳跃、旋转等(4分)。

剧烈运动,如重体力劳动、滑雪、乒乓球、网球(3分)。

中等程度活动,如中度体力劳动、跑步、慢跑(2分)。

轻体力活动,如散步、家务劳动或庭院劳动(1分)。

由于膝关节的疼痛,以上的活动都不能进行(0分)。

(2)在过去的4周里,或从您受伤开始(受伤至今 <4周),疼痛的频率有多少?

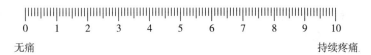

无痛　　　　　　　　　　　　　　　　　　　　持续疼痛

（3）如果疼痛,疼痛的程度有多严重?

```
|||||||||||||||||||||||||||||||||||||||||||||||||||||||||||||||||||||
0    1    2    3    4    5    6    7    8    9    10
```

无痛　　　　　　　　　　　　　　　　　　　想象中最严重的疼痛

（4）在过去的 4 周里,或从您受伤开始(如果从受伤至今 <4 周),膝关节僵硬或肿胀程度如何?

完全没有僵硬或肿胀(4 分);轻度僵硬或肿胀(3 分);中度僵硬或肿胀(2 分);重度僵硬或肿胀(1 分);极度僵硬或肿胀(0 分)。

（5）如果没有显著的膝关节肿胀,下列哪项最能反映您最好的生活水平?

非常剧烈的运动,如篮球、足球运动中的跳跃,旋转等(4 分)。

剧烈运动,如重体力劳动、滑雪、乒乓球、网球(3 分)。

中等程度活动,如中度体力活动、跑步、慢跑(2 分)。

轻体力活动,如散步、家务劳动或庭院劳动(1 分)。

由于膝关节的疼痛,以上活动都不能进行(0 分)。

（6）在过去的 4 周里,或从您受伤开始,(如果受伤至今 <4 周),膝关节有过交锁现象吗?

有(0 分);没有(4 分)

（7）如果没有膝关节的打软腿现象,下列哪项最能反映您最好的生活水平?

非常剧烈的运动,如篮球、足球运动中的跳跃、旋转等(4 分)。

剧烈运动,如重体力劳动、滑雪、乒乓球、网球(3 分)。

中等程度活动,如中度体力活动、跑步、慢跑(2 分)。

轻体力活动,如散步、家务劳动或庭院劳动(1 分)。

由于膝关节的疼痛,以上活动都不能进行(0 分)。

（8）您可以规律进行的最高难度活动为哪项?

非常剧烈的运动,如篮球、足球运动中的跳跃、旋转等(4 分)。

剧烈运动,如重度体力劳动、滑雪、乒乓球、网球(3 分)。

中等程度活动,如中度体力活动、跑步、慢跑(2 分)。

轻体力活动,如散步、家务劳动或庭院劳动(1 分)。

由于膝关节的疼痛,以上活动都不能进行(0 分)。

（9）膝关节的问题对您的日常生活有影响吗? 如果有,影响程度如何?

上楼:无影响(4 分);轻度影响(3 分);中度影响(2 分);重度影响(1 分);不能进行(0 分)。

下楼:无影响(4分);轻度影响(3分);中度影响(2分);重度影响(1分);不能进行(0分)。

直跪:无影响(4分);轻度影响(3分);中度影响(2分);重度影响(1分);不能进行(0分)。

膝关节弯曲坐下:无影响(4分);轻度影响(3分);中度影响(2分);重度影响(1分);不能进行(0分)。

从椅子上站起来:无影响(4分);轻度影响(3分);中度影响(2分);重度影响(1分);不能进行(0分)。

向前直跑:无影响(4分);轻度影响(3分);中度影响(2分);重度影响(1分);不能进行(0分)。

用伤腿跳起并落地:无影响(4分);轻度影响(3分);中度影响(2分);重度影响(1分);不能进行(0分)。

迅速停止或开始:无影响(4分);轻度影响(3分);中度影响(2分);重度影响(1分);不能进行(0分)。

(10)用0~10的等级来评价您的膝关节功能。10代表正常的功能,0代表不能进行一般的日常活动。

受伤前的功能:

```
|||||||||||||||||||||||||||||||||||||||||||||||||||||||||||||||||||||||||||||||||
0   1   2   3   4   5   6   7   8   9   10
```
不能进行日常活动　　　　　　　　　　　　　　　日常活动不受限制

目前膝关节的功能:

```
|||||||||||||||||||||||||||||||||||||||||||||||||||||||||||||||||||||||||||||||||
0   1   2   3   4   5   6   7   8   9   10
```
不能进行日常活动　　　　　　　　　　　　　　　日常活动不受限制

7. 马克思活动水平量表　量表将跑动、跳跃等动作评估参数引进评分系统中,简单实用,填写量表仅需1分钟,是一个值得推广的简易量表。

8. 日本膝骨性关节炎功能评估量表(JKOM量表)　该量表是基于亚洲人生活方式、健康状态以及环境特征而开发的,是一种患者自我评分的量表,其在日本临床应用广泛,其日文版的信度与效度已经得到大量的研究证实。JKOM量表内容包括膝关节疼痛程度、日常生活、平时活动、健康状态及疼痛僵硬感5个部分,总共25个项目,每个项目采用0~4分的五级评分法。总分越高表明越严重。

(1)膝关节的疼痛及僵硬感

1)这些天,早晨起床开始活动时膝关节有"僵硬感"吗?

没有僵硬感(0分);有轻度僵硬感(1分);中等程度僵硬感(2分);相当僵硬(3分);严重僵硬(4分)。

2) 这些天,早晨起床开始活动时膝关节有疼痛吗?

完全没有疼痛(0分);有轻度疼痛(1分);中等程度疼痛(2分);相当疼痛(3分);剧烈疼痛(4分)。

3) 这些天,晚上睡眠中因膝关节疼痛而醒来的情况有吗?

完全没有(0分);偶尔有(1分);有时候有(2分);经常有(3分);每晚都有(4分)。

4) 这些天,在平地行走时膝关节有疼痛吗?

完全没有疼痛(0分);有轻微疼痛(1分);有中等程度疼痛(2分);相当疼痛(3分);剧烈疼痛(4分)。

5) 这些天,上楼梯时膝关节有疼痛吗?

完全没有疼痛(0分);有轻微疼痛(1分);有中等程度疼痛(2分);相当疼痛(3分);剧烈疼痛(4分)。

6) 这些天,下楼梯时膝关节有疼痛吗?

完全没有疼痛(0分);有轻微疼痛(1分);有中等程度疼痛(2分);相当疼痛(3分);剧烈疼痛(4分)。

7) 这些天,下蹲和起立时膝关节有疼痛吗?

完全没有疼痛(0分);有轻微疼痛(1分);有中等程度疼痛(2分);相当疼痛(3分);剧烈疼痛(4分)。

8) 这些天,一段时间直立时膝关节有疼痛吗?

完全没有疼痛(0分);有轻微疼痛(1分);有中等程度疼痛(2分);相当疼痛(3分);剧烈疼痛(4分)。

(2) 日常生活状态

1) 这些天,上下楼梯有何种程度的困难?

没有困难(0分);轻度困难(1分);中等程度困难(2分);相当困难(3分);非常困难(4分)。

2) 这些天,下蹲和起立活动有何种程度的困难?

没有困难(0分);轻度困难(1分);中等程度困难(2分);相当困难(3分);非常困难(4分)。

3) 这些天,从蹲位厕所起立时有何种程度的困难?

没有困难(0分);轻度困难(1分);中等程度困难(2分);相当困难(3分);非常困难(4分)。

4) 这些天,自己换(穿)长裤、裙子或内裤等时有何种程度的困难?

没有困难(0分);轻度困难(1分);中等程度困难(2分);相当困难(3分);

非常困难(4分)。

5) 这些天,自己脱鞋子或穿鞋子时有何种程度的困难?

没有困难(0分);轻度困难(1分);中等程度困难(2分);相当困难(3分);非常困难(4分)。

6) 这些天,在平地上不休息连续能走多久?

可走30分钟以上(0分);可走15分钟左右(1分);可在家周边走(2分);可在室内行走(3分);基本上不能行走(4分)。

7) 这些天,您要用拐杖吗?

完全不必使用(0分);偶尔使用(1分);有时使用(2分);经常使用(3分);必须使用(4分)。

8) 这些天,自己去买日常用品有何种程度困难?

没有困难(0分);轻度困难(1分);中等程度困难(2分);相当困难(3分);非常困难(4分)。

9) 这些天,简单的家务(收拾饭桌、整理房间等)有何种程度困难?

没有困难(0分);轻度困难(1分);中等程度困难(2分);相当困难(3分);非常困难(4分)。

10) 这些天,一定程度负担的家务(如扫地、拖地、从柜子里取物/放物等)有何种程度困难?

没有困难(0分);轻度困难(1分);中等程度困难(2分);相当困难(3分);非常困难(4分)。

(3) 社交活动状态

1) 近一个月,因膝关节疼痛,平时的活动(见朋友、亲戚或参加兴趣班、学习班活动等)有被限制障碍吗?

没有限制(0分);轻度限制(1分);大概有半数限制(2分);相当被限制(3分);完全被限制(4分)。

2) 近一个月,去商场或外出参加活动吗?

每周2~3次以上(0分);每周1次(1分);每2周1次(2分);每月1次(3分);完全没有(4分)。

3) 近一个月,因膝关节疼痛,平时的活动(见朋友、亲戚或参加兴趣班、学习班活动等)有困难吗?

没有困难(0分);轻度困难(1分);中等程度困难(2分);相当困难(3分);非常困难(4分)。

4) 近一个月,因膝关节疼痛,外出离家近的地方有被中断吗?

没有中断,随意外出(0分);1~2次中断(1分);多次中断(2分);经常中断(3分);基本上中断(不能外出)(4分)。

5) 近一个月,因膝关节疼痛,外出离家较远的地方有被中断吗?

没有中断,随意外出(0分);1~2次中断(1分);多次中断(2分);经常中断(3分);基本上中断(不能外出)(4分)。

(4) 关节健康状态

1) 近一个月您认为自己的健康状态和其他人一样吗?

完全这样认为(0分);这样认为(1分);不能说好也不能说坏(2分);不这样认为(认为不好)(3分);完全不这样认为(认为比别人差得多)(4分)。

2) 近一个月膝关节的状态对您的健康状态有不好的影响吗?

完全没有影响(0分);轻度不好影响(1分);有中等程度的不好影响(2分);有相当不好的影响(3分);有严重影响(4分)。

六、防护调摄

1. 心理护理　首先要针对患者病情和患者缺乏疾病相关知识的情况,耐心疏导并解答患者的各种问题,时常鼓励患者以及督促家属给予患者安慰和鼓励,以免造成患者因长时间疼痛或疾病反复发作久病不愈而产生预感性悲哀的心境。

2. 疼痛调护　注意活动与休息相结合,尽量减少关节负重,有关节疼痛及炎症者应卧床休息,平时可以进行伸展性锻炼,垫鞋垫或者穿厚底或有减震功能的鞋子,疼痛影响走路时应使用助行器、拐杖、扶手等。

3. 用药调护　选用非甾体抗炎药(NSAIDs)局部和全身用药缓解疼痛时,应配合软骨保护剂修复软骨损伤。

4. 晨僵调护　晨僵的患者可以在早晨起床后用热水浸泡僵硬的关节,之后再活动关节,浸泡的同时进行按摩,可以有效减缓晨僵程度、缩短时间。

5. 物理调护　鼓励患者做一些有益的锻炼,如游泳、散步、骑单车、仰卧直腿抬高或抗阻力训练及不负重位关节的屈伸活动;避免长久站立,特别是单腿站立、跪位和蹲位;有条件时可以进行理疗、热疗、超激光疗法、神经功能电刺激、艾灸等。

6. 饮食调护　加强营养,以富含钙、磷食物为主,应多进食乳制品、豆制品、含钙量多的海产品和绿色蔬菜等,并注意补充维生素D。增加日光照射,促进维生素D的合成和钙、磷吸收。

7. 防止跌倒　防止老年人摔倒,降低骨折发生的概率,指导其正确使用手杖、助行架。

(汪燕玲　张　琳)

第五节 耳鸣耳聋的诊疗方案

一、概述

耳鸣耳聋是耳科的常见症状,明代张景岳曾将耳鸣耳聋按病因分为"五闭",认为耳聋"大都其证有五:曰火闭、曰气闭、曰邪闭、曰窍闭、曰虚闭"。系以外邪侵袭或脏腑实火上扰耳窍,或气滞血瘀、痹阻清窍,或痰浊蒙蔽,或脏腑虚损、清窍失养而致自觉耳内鸣响、听力障碍为主要表现的耳病。耳鸣,指自觉耳内或颅内有鸣响,但外部并无相应声源存在,或细小如蝉鸣,或声大如潮声,或间断而发,或昼夜不息,静止时尤甚的一种常见耳部疾病,自觉鸣响来自头部者称为"颅鸣"或脑鸣。耳聋是听觉传导路径器质性或功能性病变导致不同程度听力损害的总称。

耳鸣分为耳源性及非耳源性。耳源性耳鸣由听觉系统的病变引起,大多为感音神经性耳鸣或主观性耳鸣,大多数耳鸣属耳源性;非耳源性耳鸣起源于听觉系统以外的部位,如血管源性、肌源性(以腭肌阵挛为最常见)、咽鼓管异常开放、颞颌关节病变等,还与患者的情志、体质条件有关。耳聋可与遗传因素、听觉器官的老化性退行性变、传染病、全身系统性疾病、药物中毒、创伤、自身免疫疾病等有关。耳鸣耳聋可作为临床常见症状,常见于多种疾病过程中,也可单独成病。西医的耳外伤、耳科病变(中耳炎、鼓膜炎)、急性热性传染病(猩红热、流行性感冒)、颅内病变(如脑肿瘤、听神经瘤)、药物中毒及高血压、梅尼埃病、贫血、神经衰弱等疾病,均可出现耳鸣耳聋。

二、临床表现

1. 耳鸣 本症主要以耳内鸣响为主要症状,可单耳或双耳发病,出现的时间可为持续性或间歇性,甚至可为外界强声刺激或情绪变化诱发。每个患者耳鸣的类型、主调、频率、响度都可不同,多数为主观性耳内鸣响,严重者可引起焦虑、影响睡眠。

2. 耳聋 本症可突发,可渐进,可伴有耳鸣及眩晕。突发者多为单侧,缓慢发生的渐进性耳聋多为双侧;部分耳聋可呈波动性听力下降。

三、辅助检查

1. 耳鸣测试 耳鸣匹配检查是以患者行为反应(主观反应)为指标对耳鸣的类型、主调、响度及掩蔽效应等作出评价的方法。根据耳鸣匹配的结果,结合耳鸣量表的评估,进一步分析耳鸣的性质、分类及可能原因。由于大部分的耳鸣属于主观耳鸣,迄今尚缺乏一种客观的方法来分辨耳鸣是否存在,目前临床上还可根据耳鸣视觉量表和耳鸣残疾量表(THI)来描述耳鸣的程度。

2. 听力学检查 纯音听阈测试、耳声发射、脑干听觉诱发电位、耳蜗电图等,不同原因引起的耳鸣听力学检查结果各异。

3. 影像学检查 包括颅底区、颈部及颅内的 CT 或 MRI 检查等。

4. 基因检测 可诊断有基因变异的遗传性耳聋。

四、诊断

1. 可有耳外伤、耳流脓等病史,有爆震、噪声接触,耳毒性药物用药,或某些全身性疾病。外耳道及鼓膜检查多无异常。

2. 患者有自觉听力下降,或听到声音无法理解声音的意义、耳内鸣响的表现。

3. 客观性耳鸣可用助听器或听诊器诊断,腭肌阵挛者可用肌电图检查,并参考听力学检查诊断耳鸣耳聋。

4. 血管造影诊断血管畸形、动静脉瘘、血管分布等。颈椎 X 线排查有无骨质增生压迫血管。CT 头颅平扫排查颅内病变。

五、鉴别诊断

1. 幻听 幻听是精神病患者的常见症状,其内容为有意义的语言,耳鸣则是单调和无语言意义的噪声。另外,有一种情况称听幻觉或听像,常是音乐家或歌唱家特有的现象,他们在冥思苦想式的音乐或歌曲创作时,常有完整的乐曲或歌声之感。

2. 耳胀、耳闭、脓耳

(1)耳鸣耳聋多渐起或暴起,有多种发病原因,亦可无明显诱因。耳鸣音调多为高音调,可伴有不同程度的听力减退,鼓膜检查一般正常,听力改变多为感音神经性耳聋,少数可呈混合性耳聋。

(2)耳胀每因感冒而发,临床表现为耳胀耳闷,耳鸣,自声增强,伴风寒或风热表证,鼓膜轻度充血、内陷或有鼓室积液,听力改变多为传导性耳聋。

(3)耳闭多渐起,有耳胀反复发作病史,听力减退,耳闭塞感,鼓膜检查可见鼓膜内陷或增厚、混浊、钙斑,或萎缩、粘连,听力改变多为传导性耳聋,少数可呈现混合性耳聋。

(4)脓耳多有耳道流脓、鼓膜穿孔病史,可见患者溢脓,伴听力减退、耳鸣,初发时鼓膜检查可见充血或小穿孔溢脓,久病鼓膜穿孔流脓,反复发作,听力改变,初发为传导性耳聋,久病为混合性耳聋。

六、岭南针药相须特色治疗方案

1. 治疗原则　调经通窍

2. 治疗方案

（1）针刺治疗

治法：调经通窍，以耳区局部和手足少阳经穴为主。

主穴：耳门、听宫、听会、翳风、百会、印堂、外关、中渚、足临泣。

方义：耳为手、足少阳经所辖，耳门、听会、翳风属手足少阳经，听宫为手太阳经与手、足少阳经之交会穴，合用有疏调耳部经气、聪耳启闭之功，为治耳疾要穴；配合循手、足少阳经远取的中渚、足临泣、外关穴，通上达下，疏调少阳经气，百会、印堂增强通窍之功，宣通耳窍。

加减：风邪外犯加合谷、风池；肝火上炎加太冲、肝俞；痰火郁结加丰隆、厉兑；气滞血瘀加膈俞、血海；肾脏亏虚加肾俞、肝俞；气血亏虚加足三里、气海。

（2）中药辨证治疗

1）外邪侵袭，上犯耳窍

症状：突起耳鸣，鸣声如风，听力下降，或伴有耳堵闷感；全身或可有鼻塞、流涕、咳嗽、头痛、咽痛、发热恶寒等。舌质红，苔薄黄，脉浮数。

局部检查：外耳道干净，鼓膜完整，或有轻微充血，或鼓膜内陷。

治法：清热疏风，宣肺通窍。

方药：银翘散。

基本处方：金银花 30g、连翘 30g、淡竹叶 12g、荆芥穗 12g、牛蒡子 18g、薄荷 18g、淡豆豉 15g、生甘草 15g、苦桔梗 18g、芦根 18g。

加减：耳堵塞感明显，加石菖蒲、路路通以疏风通窍；无咽痛、口渴者去牛蒡子、淡竹叶、芦根；伴鼻塞、流涕者，可加苍耳子、白芷；头痛者，可加蔓荆子；伴咳嗽者，可加前胡、陈皮。

2）肝火上炎，燔灼耳窍

症状：耳鸣、耳聋突然发生，多因郁怒而发或加重，耳鸣如雷、如风、如潮声；或兼耳闭塞感，头痛，眩晕，面红目赤，烦躁易怒，夜寐不宁，胸胁胀痛，头痛或眩晕。舌红苔黄，脉弦数。

局部检查：鼓膜完整，或内陷；纯音测听检查示听力图呈感音神经性耳聋。

治法：清泻肝胆，开郁通窍。

方药：龙胆泻肝汤。

基本处方：龙胆、栀子、黄芩、柴胡、生地黄、车前子、泽泻、川木通、甘草、当归。

加减：头痛目眩者，加生龙骨、生牡蛎、白芍以平肝潜阳；目红面赤者，加夏枯草、菊花、槐花以清肝泻火。

3）痰火郁结，壅塞耳窍

症状：耳鸣耳聋，耳鸣声音多宏而粗，如风呼啸或如机器轰鸣，持续不歇，耳中胀闷；兼有头重头昏，或见头晕目眩，胸脘满闷，咳嗽痰多，口苦或淡而无味，二便不畅。舌红，苔黄腻，脉滑数。

局部检查：外耳道通畅，鼓膜完整或内陷混浊；纯音测听检查示听力图呈感音神经性耳聋。

治法：清火化痰，开郁通窍。

方药：清气化痰汤。

基本处方：苦杏仁、瓜蒌子、茯苓、枳实、黄芩、胆南星、陈皮、半夏、生姜。

加减：大便不通者，加大黄、芒硝以泻下通便，引热下行；脉滑数有力者，乃痰火之重症，宜用礞石滚痰丸，降火涤痰，并加路路通、丝瓜络以通络开窍。

4）气滞血瘀，闭塞耳窍

症状：耳鸣耳聋，病程长短不一。新病耳鸣耳聋者，多突发，久病耳鸣耳聋者，聋鸣程度无明显波动。全身可无明显其他症状。舌质暗红或有瘀点，脉细涩。

局部检查：鼓膜混浊、内陷、增厚，或见鼓膜充血明显，或有破裂出血，也可无鼓膜异常。

治法：活血化瘀，开络通窍。

方药：通窍活血汤。

基本处方：赤芍、川芎、桃仁、大枣、红花、老葱、鲜姜、麝香。

加减：血瘀者，加丹参、地龙以助活血化瘀；窍闭者，加菖蒲以宣壅开窍；气虚者，加黄芪、党参以益气；血虚者，加当归、何首乌以养血；兼肾虚者，加熟地黄、山茱萸、杜仲、牛膝、菟丝子等以补肾。

5）肾脏亏虚，耳窍失养

症状：耳鸣绵绵，声如蝉鸣，夜间甚者，甚则虚烦失眠，听力减退，房劳后加重；兼可见头昏眼花，腰膝酸软，夜尿频多，发脱齿摇，或见五心烦热，多梦，夜寐不宁。舌红少苔，脉细数。

局部检查：鼓膜正常或轻度萎缩；纯音测听检查示听力图呈感音神经性耳聋。

治法：补益肾精，充养耳窍。

方药：肾阴虚者，耳聋左慈丸；肾阳虚者，右归丸。

基本处方：①耳聋左慈丸，组成为磁石、熟地黄、山药、山茱萸、牡丹皮、茯苓、泽泻、竹叶、柴胡；②右归丸，组成为熟地黄、附子、肉桂、山药、山茱萸、菟丝子、当归、杜仲、鹿角胶、枸杞子。

加减：若耳鸣甚，失眠重，加用首乌藤、酸枣仁以宁心安神；亦可选用杞菊地黄丸或左归丸。

6）气血亏虚，耳窍失养

症状：耳鸣耳聋时轻时重，遇劳则甚，突然起立时加重；全身倦怠乏力，食欲不振，脘腹胀满，大便溏薄，面色无华，心悸失眠。舌质淡红，苔薄白，脉细弱。

局部检查：鼓膜完整，或有内陷混浊；纯音测听检查示听力图呈感音神经性耳聋。

治法：益气养血，通利耳窍。

方药：八珍汤。

基本处方：当归、川芎、熟地黄、白芍、人参、白术、茯苓、炙甘草。

加减：心悸、夜寐不宁者，可加龙眼肉、远志以养心安神，亦可用归脾汤加石菖蒲、磁石以健脾养心，开窍聪耳；气虚甚者，亦可选用益气聪明汤加减。

（3）其他特色疗法

1）耳针：可选肾、肝、胆、三焦、内耳、外耳、颞、皮质下等耳穴进行针刺，压籽法或埋线法。

2）头针：选取双侧颞后线，毫针快速刺入头皮至一定深度，快速捻转，主要用于顽固难愈者。

3）穴位注射：选取翳风、听宫等穴，用复方丹参注射液，每穴 0.2~0.5ml。

4）灸法：艾灸膈俞、胆俞、大椎、百会等，以皮肤潮红为度。

七、防护调摄

1. 饮食有节，起居有常，顺应天时，增强体质，加强体育锻炼，防止外邪入侵，是预防耳鸣、耳聋发生的关键。

2. 调适性情，怡情养性，采取乐观、豁达的生活态度，保持心情舒畅，避免过度忧郁发怒。

3. 肝火上扰、痰火郁结、阴虚火旺者，应禁忌辛辣炙烤之物，以免助火；痰湿中阻者应禁忌肥甘厚味之食物，同时少喝酒，以免助生痰湿；脾虚或肾阳虚者应禁忌生冷、寒凉的食物，以免进一步损伤脾肾之阳气。

4. 避免处于过分安静的环境和过分嘈杂的环境。

5. 避免使用耳毒性药物，若因病情需要必须使用，应严格检测听力变化。

6. 睡前用热水泡脚，有引火归原的作用，可减轻耳鸣症状。

（陈晓彦　陈雅芳　王义涛）

第六节　中风的诊疗方案

一、概述

中风,是以猝然昏仆、不省人事、半身不遂、口眼㖞斜、言语不利为主症的病症,病轻者可无昏仆而仅见半身不遂及口眼㖞斜等症状。西医学中的脑血管意外,包括脑梗死、脑出血、短暂性脑缺血发作(TIA)等有以上表现者,均可诊断为中风。

二、病因

中医认为,中风多是在内伤积损的基础上,因劳逸失度、情志不遂、饮酒饱食或外邪侵袭等原因触发,引起脏腑阴阳失调,血随气逆,肝阳暴涨,内风旋动,夹痰夹火,横窜经脉,蒙蔽神窍,从而发生猝然昏仆、半身不遂。

常见的脑血管意外包括短暂性脑缺血发作、脑梗死、脑出血。西医学认为,脑血管意外的病因有多种,根据解剖结构和发病机制,可将其病因归为血管壁病变、心脏病和血流动力学改变、血液成分和血液流变学改变以及未归类为上述机制的其他病因。

三、诊断

1. 中医诊断　中医对中风的诊断依据有以下四点:①具有突然昏仆,不省人事,半身不遂,偏身麻木,口眼㖞斜,言语謇涩等特定的临床表现。轻症仅见眩晕,偏身麻木,口眼㖞斜,半身不遂等。②急性起病,好发于40岁以上年龄。③发病之前多有头晕、头痛、肢体一侧麻木等先兆症状。④常有眩晕、头痛、心悸等病史,病发多有情志失调、饮食不当或劳累等诱因。

2. 中医鉴别诊断

(1)中风与口癖:口癖俗称吊线风,主要表现是口眼㖞斜,但常伴耳后疼痛、口角流涎、言语不清,而无半身不遂或神志障碍等表现,多由正气不足,风邪入脉络,气血痹阻所致,不同年龄均可罹患。而中风一般伴有半身不遂或神志障碍等表现,同时可能出现肢体麻木、头晕、头痛、恶心等症状。

(2)中风与痿证:痿证可以有肢体瘫痪,活动无力等类似中风之表现;中风后半身不遂日久不能恢复者,亦可见肌肉瘦削,筋脉弛缓,两者应予以区别。但痿证一般起病缓慢,以双下肢瘫痪或四肢瘫痪,或肌肉萎缩,肌肉萎软无力多见;而中风的肢体瘫痪多起病急骤,且以瘫痪不遂为主。痿证起病时无神昏,中风则常有不同程度的神昏。

（3）中风与痫证：痫证发作时起病急骤，突然昏仆，与中风相似。但痫证为阵发性神志异常的疾病，猝发仆地时常口中作声，如猪羊啼叫，四肢频抽而口吐白沫；中风则仆地无声，一般无四肢抽搐及口吐涎沫的表现。痫证之神昏多为时短暂，移动时可自行苏醒，醒后一如常人，但可再发；中风患者昏仆倒地，其神昏症状严重，持续时间长，难以自行苏醒，需及时治疗方可逐渐清醒。中风多伴有半身不遂、口眼㖞斜等症，亦与痫证不同。

3. 西医诊断　西医急性脑血管病表现与中医中风相近，临床可做脑脊液、眼底及 CT、MRI 等检查。短暂性脑缺血发作检查无明显异常。MRI 可以直观显示脑梗死的范围、部位、血管分布、有无出血、病灶的新旧等。CT 是诊断脑出血的首选方法，可清楚显示出血部位、出血量、是否破入脑室等。TCD 对评估颅内外血管狭窄、闭塞、痉挛或血管侧支循环建立情况有帮助，目前也有医师用于溶栓治疗监测。超声心动图检查可发现心脏附壁血栓、心房黏液瘤和二尖瓣脱垂，对脑梗死不同类型间鉴别诊断有一定意义。

4. 西医鉴别诊断

（1）脑梗死与脑出血：脑梗死有时与少量脑出血的临床表现相似，但后者常活动中起病、病情进展快、发病时血压明显升高，常提示脑出血，CT 检查发现出血灶可明确诊断。

（2）脑血栓形成与脑栓塞：脑栓塞起病急骤，局灶性体征在数秒至数分钟达到高峰，常有心脏病史，栓子来源主要包括基础性疾病和心源性（心房颤动、风湿性心脏病、冠心病、心肌梗死、亚急性细菌性心内膜炎等）、非心源性（颅内外动脉粥样硬化斑块脱落、空气、脂肪滴等）。大脑中动脉栓塞最常见。

（3）脑卒中与颅内占位病变：颅内肿瘤、硬膜下血肿和脑脓肿可呈卒中样发病，出现偏瘫等局灶性体征，颅内压增高征象不明显时易与脑梗死混淆，须提高警惕，CT 或 MRI 检查有助于确诊。

四、辨证论治

1. 辨中经络、中脏腑　中经络者意识清楚，可见半身不遂、口眼㖞斜、语言不利，但意识清楚；中脏腑则昏不知人，或神志不清迷蒙，伴见肢体不用。

2. 中脏腑辨闭证与脱证　闭证属实，因邪气内闭清窍所致，症见神志昏迷、牙关紧闭、口噤不开、两手握固、肢体强痉等。脱证属虚，乃为五脏真阳散脱，阴阳即将离决之候，临床可见神志昏蒙无知、目合口开、四肢松懈瘫软、手撒肢冷汗多、二便自遗、鼻息低微等。此外，还有阴竭阳亡之分，并可相互关联。闭证常见于骤起，脱证则由闭证恶变转化而成。并可见内闭外脱之候。

3. 闭证当辨阳闭和阴闭　阳闭有瘀热痰火之象，如身热面赤、气粗鼻鼾、便秘溲黄、舌苔黄腻、舌绛干，甚则舌体卷缩，脉弦滑而数。阴闭有寒湿痰浊之征,如面白唇紫、痰涎壅盛、四肢不温、舌苔白腻、脉沉滑等。

4. 辨病期　根据病程长短,中风可分为三期。急性期为发病后 2 周以内,中脏腑可至 1 个月;恢复期指发病 2 周或 1 个月至半年内;后遗症期指发病半年以上。

5. 辨证分型

（1）中风中经络辨证分型如下。①风痰阻络证:肌肤不仁,手足麻木,突然发生口眼㖞斜,言语不利,口角流涎,舌强语謇,甚则半身不遂,舌苔薄白,脉浮数;②肝阳暴亢证:平素头晕头痛,耳鸣目眩,突然发生口眼㖞斜、舌强语謇,或手足重滞、半身不遂等症,舌红,苔黄,脉弦;③痰热腑实证:平素心烦易怒,突然发病,半身不遂,口眼㖞斜,肢体强急,痰多质黏,腹胀便秘,舌质暗红,苔黄腻,脉弦滑;④气虚血瘀证:肢体偏枯不用,肢软无力,面色萎黄,舌淡紫,苔薄白,脉细涩;⑤阴虚风动证:半身不遂,患肢僵硬,拘挛变形,舌强不语,肢体肌肉萎缩,舌红,脉细。

（2）中风中脏腑辨证分型如下。①痰热腑实证:突然发病,半身不遂,口舌歪斜,舌强语謇或不语,神志欠清或昏糊,肢体强急,舌质暗红,或有瘀斑瘀点,苔黄腻,脉弦滑或弦涩;②痰火瘀闭证:突然昏仆,不省人事,牙关紧闭,口噤不开,两手握固,大小便闭,肢体强痉,面赤身热,气粗口臭,躁扰不宁,苔黄腻,脉弦滑而数;③痰浊闭窍证:突然昏仆,不省人事,牙关紧闭,口噤不开,两手握固,大小便闭,肢体强痉,面白唇暗,静卧不烦,四肢不温,痰涎壅盛,苔白腻,脉沉滑缓;④阴竭阳亡证:突然昏仆,不省人事,目合口张,肢体软瘫,鼻鼾息微,肢冷汗多,大小便自遗,舌质痿软,脉细弱或脉微欲绝。

五、岭南针药相须特色治疗方案

中风根据临床表现,可分为中经络、中脏腑两大类。根据临床实践,中经络的证型常见肝阳暴亢证、风痰阻络证、痰热腑实证、气虚血瘀证、阴虚风动证;中脏腑则可辨证为闭证与脱证。针药相须治疗中风,使不同技术的效果增强或相互补充,达到更好的疗效。

1. 治疗原则　中风中经络以平肝息风、化痰祛瘀通络为主。中脏腑闭证,治当息风清火,豁痰开窍,通腑泄热;脱证急宜救阴回阳固脱;对内闭外脱之证,则须醒神开窍与扶正固脱兼用。恢复期及后遗症期,多为虚实兼杂,当扶正祛邪,标本兼顾,平肝息风、化痰祛瘀与滋养肝肾、益气养血并用。

2. 治疗方法

（1）针灸治疗

1）中风中经络:治宜醒脑调神,疏通经络,以手厥阴经、足太阴经及督脉经穴为主。主穴:内关、水沟、三阴交、极泉、尺泽、委中。配穴:肝阳暴亢加太冲、太溪;风痰阻络加丰隆、合谷;痰热腑实加曲池、内庭、丰隆;气虚血瘀加气海、血海、足三里;阴虚风动加太溪、风池。

2)中风中脏腑:针治宜醒脑开窍,启闭固脱,以手厥阴经及督脉穴为主。主穴:内关、水沟。配穴:闭证加十二井穴、太冲、合谷;脱证大艾炷灸关元、气海,隔盐灸神阙。

(2)中药辨证治疗

中风中经络的中药辨证治疗:

1)肝阳暴亢证:治宜平肝潜阳,活血通络,方用天麻钩藤饮加减,药用天麻、钩藤、石决明、栀子、黄芩、川牛膝、杜仲、益母草、桑寄生、首乌藤、朱茯神等。

2)风痰阻络证:治宜祛风化痰通络,方用化痰通络饮加减,药用天麻、法半夏、茯苓、天竺黄、胆南星、丹参、香附、大黄等。

3)痰热腑实证:治宜通腑泄热,息风化痰,方用星蒌承气汤加减,药用生大黄、芒硝、瓜蒌、胆南星、丹参、天竺黄等。

4)气虚血瘀证:治宜益气活血通络,方用补阳还五汤加减,药用黄芪、当归尾、赤芍、地龙、川芎、红花、桃仁等。

5)阴虚风动证:治宜息风通络,方用镇肝熄风汤加减,药用怀牛膝、生赭石、生龙骨、生牡蛎、生龟甲、生杭芍、玄参、天冬、川楝子、生麦芽、茵陈、甘草等。

中风中脏腑的中药辨证治疗:

1)痰热腑实证:治宜通腑泄热,息风化痰,方用桃核承气汤加减,药用桃仁、大黄、桂枝、炙甘草、芒硝等。

2)痰火瘀闭证:治宜息风降火,豁痰开窍,方用羚角钩藤汤,并服用安宫牛黄丸或紫雪丹,药用羚角片、桑叶、川贝母、生地黄、钩藤、杭菊花、茯神、白芍、甘草、竹茹等。

3)痰浊闭窍证:治宜化痰息风,宣郁开窍,方用涤痰汤加减,并服用苏合香丸,药用姜制南星、半夏、枳实、茯苓、橘红、石菖蒲、人参、竹茹、甘草等。

4)阴竭阳亡证:治宜回阳救阴,益气固脱,方用参附汤合生脉散加味,并静脉滴注生脉注射液或参附注射液,药用人参、附子、麦冬、五味子等。

(3)其他特色疗法

1)穴位注射:穴位注射治疗中风,采用复方丹参注射液,其功效为活血化瘀,清心安神;基于中医经络学说,选择合适的穴位注射少量药物,借助经络之气带动药物直达病所,用药量少而精,优于普通的肌内注射。而且穴位注射还具有针刺的效果,在注射针头刺入穴位后稍微行针,让患者获得类似针刺的酸麻胀感,然后才缓缓注入药物,疗效更佳。在治疗中风后遗症时,常常在局部取穴的同时配合循经远道取穴,如风池穴配合手三里、足三里等。

局部皮肤常规消毒后,用无痛快速进针法将针刺入皮下组织,然后慢慢推进或上下提插,探得酸胀等"得气"感应后,回抽一下,如无回血,即可将药物注入。一般疾病用中等速度推入药液;慢性病或体弱者用轻刺激,将药液缓慢推入;急性病或体强者,可用强刺激,快速推入药液。穴位注射的剂量视不同部位而异。耳部穴位可注射 0.1ml,头面部穴位可注射 0.3~0.5ml,胸背部可注射 0.5~1ml,四肢部穴位可注射 1~2ml,腰臀部可注射 2~5ml。如需注入药液较多时,可由深至浅,边推药液边退针,或将注射针头向几个方向刺入注射药液。急症每日 1~2 次,慢性病一般每日或隔日 1 次,6~10 次为 1 个疗程。反应强烈者,可隔 2~3 日 1 次,穴位可左右交替使用。每疗程间可休息 3~5 日。

2）药物艾灸:药物艾灸治疗中风后遗症,多选择人体背部以及中下部的穴位,如脾俞、肾俞、足三里、三阴交、涌泉等。

药物艾灸一般采用悬起灸,包括温和灸、雀啄灸和回旋灸。温和灸是最常用的是艾条灸法,点燃艾条一端,对准穴位,接近固定不动地施灸。雀啄灸是艾条的点燃端在施灸穴位上方,像鸟雀啄食一样,一上一下活动施灸。回旋灸是艾条的点燃端在穴位上方,顺时针或逆时针旋转施灸。值得注意的是,艾灸也有得气感,与针刺得气的机制相近,患者自觉艾灸部位有一种温暖的酸麻胀感,或者温热感从体表穴位穿透到另一侧穴位,这是艾灸得气的一些表现。施灸时,将艾条点燃,在穴位上方距离皮肤 2~3cm 熏烤,以皮肤有温热感而无灼痛感为度。一般来说,每处施灸时间为 10~15 分钟。

3）电针:电针治疗中风,其选穴方法除了按经络辨证、脏腑辨证取穴外,通常还可选择有神经干通过的穴位及肌肉神经运动点,多选取同一肌肉上的两个穴位为一对组合。在调节好波形及强度后,按定时键,一般持续通电15~20 分钟,在治疗过程中,使患者出现酸、胀、热等感觉,或局部肌肉出现节律性收缩。如进行较长时间的电针治疗,患者会逐渐产生电适应性,即感到刺激渐渐变弱,此时可适当增加刺激强度,或采用间歇通电的方法。一般以5~10 天为 1 个疗程,每日或隔日治疗 1 次,急症患者每天电针 2 次。2 个疗程中间可以间隔 3~5 天。治疗完毕,将各个旋钮重新转至零位。

4）头皮针:头皮针治疗中风,主要选取穴位如下。①顶颞前斜线:从顶中线的前神聪穴,沿皮刺向颞部的悬厘穴。贯穿督脉、足太阳膀胱经、足少阳胆经、足阳明胃经、手少阳三焦经。由上至下,分别主治下肢、上肢和面部瘫痪。②顶颞后斜线:从顶中线的百会穴,沿皮刺向颞部的曲鬓穴。贯穿督脉、足太阳膀胱经、足少阳胆经、足阳明胃经、手少阳三焦经。由上至下,分别主治下肢、上肢及头面感觉异常。③顶旁 1 线:在顶中线旁开 1.5 寸,自通天穴沿皮向后刺 1.5 寸,属足太阳膀胱经。主治腰、腿、足瘫痪、麻木和疼痛等。④顶旁

2 线:在顶旁 1 线外侧,距顶中线 2.25 寸,自正营穴沿皮向后刺 1.5 寸,属足少阳胆经。主治肩、臂、手瘫痪、麻木和疼痛等。

头皮针在进针时要避开发囊、瘢痕及局部感染处,以免引起疼痛。进针后,右手拇、示指尖捏住针柄下半部,中指紧贴针体末端,沿皮将针体快速推至帽状腱膜下层。当针到达帽状腱膜下层后,指下会感到阻力减小,然后将针沿头皮针穴线推进 0.5~1.5 寸,再进行行针。注意:头皮针进针要掌握好角度,角度过小,针易进入肌层;角度过大,则容易刺入骨膜,都会引起疼痛。头皮针行针只捻转不提插。为使针的深度固定不变及捻转方便,一般以拇指掌侧面和示指桡侧面夹持针柄,以示指的掌指关节快速连续屈伸,使针身左右旋转,每分钟要求捻转 200 次左右。每次持续捻转 1~2 分钟,头皮针留针 15~30 分钟,在此期间还需间隔 5~10 分钟行针 1 次。头皮针出针时只需缓慢退针到皮下,然后迅速拔出。因为头皮血管比较丰富,取针后应立即用消毒干棉球按压,以防出血。头皮针每日或隔日 1 次,一般以 10 次为 1 个疗程。疗程间隔 5~7 天。

5)穴位贴敷:穴位贴敷技术治疗中风,其穴位选择理论基础与针灸一致,也是以脏腑经络学说为基础,通过辨证选取贴敷的穴位,并力求少而精。临床上,治疗五脏病变,常用俞募配穴法,背俞穴更为常用。《理瀹骈文》言:"五脏之系咸在于背,脏腑十二俞皆在背,其穴并可入邪,故脏腑病皆可治背,前与后,募俞亦和应,故心腹之病皆可兼治背。"此外,一些原穴、合穴和任脉上有强壮作用的腧穴也经常用到。由于穴位贴敷使用的药物有较强的刺激性,接触时间长容易灼伤皮肤,故不宜长时间接触。一般来说,成人贴药后 1 小时可撕下药贴。

6)火针:古称"焠刺""烧针"等,是将针在火上烧红后,快速刺入人体,以治疗疾病的方法。火针因其以火烧针而后针刺,故具有温经散寒、通经活络的作用;其温散寒邪的作用远远大于单纯的针刺。火针针具一般使用较粗的不锈钢针,如圆利针或 24 号、2 寸的不锈钢针。使用的特制针具有弹簧火针、三头火针及钨合金所制的火针等。火针具有温经通络、祛风散寒的作用,可增加人体阳气,激发经气。

中风后痉挛性偏瘫,上肢多以屈肌张力增高为主,下肢多以伸肌张力增高为主,从而形成上肢关节内收屈曲伴内旋,下肢关节伸直伴外旋的特殊步态及体位。中医学认为,拘急收缩属阴,舒缓伸张属阳,故上肢属阳缓而阴急、阳虚阴盛之证,下肢属阴缓而阳急、阴虚阳盛之证。故在上肢多取肩髃、臂臑、曲池等阳经穴位,下肢则取血海、阴陵泉、三阴交等阴经穴位,以起到从阳引阴、从阴引阳的作用,使机体恢复"阴平阳秘"的状态。烧针是使用火针的关键步骤,在使用前必须把针烧红,才能发挥作用。临床上常因针体烧热程度不够而增加患者疼痛,造成组织缠束针体而影响疗效。针刺时,用烧红的针具,迅速刺入选定的穴位内,即迅速出针。火针针刺的深度要根据病情、体质、年龄和针刺部位的肌肉厚薄、血管深浅而定。一般四肢、腰腹针刺稍深,可刺 1~2cm 深,胸背部穴位针刺宜浅,可刺 0.3~0.5cm,夹脊穴可刺 1~2cm。

注意事项:①面部慎用火针。《针灸大成》说:"人身诸处,皆可行火针,惟面上忌之。"因火针刺后,有可能遗留有小瘢痕,因此除治疗面部小块白癜风、痣和扁平疣外,一般面部不用火针。②血管和主要神经走行分布区不宜施用火针。③针后如局部呈现红晕或红肿未能完全消失时,则应避免洗浴,以防感染。④发热病不宜用火针。⑤针后局部发痒,不能用手搔抓,以防感染。⑥针孔处理:如果针刺 0.3~1cm 深,可不作特殊处理。若针刺 1.5~2cm 深,针刺后用消毒纱布贴敷,用胶布固定 1~2 天,以防感染。⑦术前应向患者解释,消除其恐惧心理,取得其配合。⑧进针宜速、准,深度适中,出针宜快。⑨术前对针具及局部皮肤进行严格消毒。

7)埋线:是根据针灸学和现代物理学理论,通过将可吸收线埋入穴位,起到长效刺激穴位、疏通经络的作用,从而达到防治疾病目的的一种现代针灸替代技术。埋线疗法是针灸疗法的延伸和发展,其作用原理与针灸治病原理相似。人体十二经脉内连于脏腑,外达于肢节;在病理状态下,机体处于经络壅滞、气血不畅、脏腑失调、阴阳失衡的状态,埋线通过针刺和可吸收线刺激人体腧穴,以疏通经络气血,调节脏腑阴阳,从而达到治疗疾病的目的。

埋线治疗中风,其取穴主要选取体针穴位,如患侧臂臑、手五里、手三里、环跳、血海、阴陵泉、三阴交及背俞穴等。常规消毒皮肤后,将 3 号医用羊肠线剪成 1cm 等长线段,取羊肠线穿进 7 号注射针头内,将针尖刺入穴位,直刺约 30mm 得气后,用针芯抵住羊肠线(由直径 0.35mm、长 40mm 毫针剪成平头作为针芯)缓缓退出针管,将羊肠线留在穴位内,敷无菌棉球以胶布固定。

注意事项:①严格无菌操作。羊肠线应埋于皮下组织与肌肉之间,且线头不得外露,以防感染。②在同一穴位作重复治疗时,应偏离前次治疗的进、出针点。③肌腹、肌腱处治疗时,先进行穴位按摩,然后再埋线。④局部皮肤有感染或有溃疡时不宜埋线,肺结核活动期、骨结核、严重心脑血管病或妊娠期等不宜使用本法。⑤术后 1~5 天,少数患者有时出现肿、痛、低热等无菌性炎症反应,一般可不处理,1 周左右可自行消失。局部有明显的炎症反应(如红、肿、热、痛)者,应进行抗炎治疗。

8)舌针:舌针治疗中风,主要适用于舌体及肢体运动功能障碍,如舌麻、舌体㖞斜、舌强不语、重舌和肢体麻木、瘫痪等。操作时,患者自然伸舌于口外。针舌底穴位,患者将舌卷起,舌尖抵住上门齿,将舌固定或将舌尖向上反卷,用上下门齿夹住舌,使舌固定。针刺时应采用快速进针手法,斜刺 1 寸左右,采用捻转与提插相结合的手法留针 5 分钟或不留针。亦可根据病情施以捻转补泻法进行针刺补泻。

注意事项:①严格消毒,避免针刺口腔污染或感染。②年老体弱者,需防止晕针。③注意掌握针刺深度与手法,严防毫针脱落而被患者吞咽。④舌针刺血时,需注意"针不宜过粗,刺不宜过深,血不宜过多"。⑤有自发性出血的患者,不宜针刺。

9)大接经法:是按照经脉流注次序逐经选取井穴针刺来治病的一种特色针灸技术,也是专治中风偏枯的特殊配穴法。大接经之理最早可追溯到《灵枢·终始》,其载:"凡刺之道,毕于终始,明知终始,五脏为纪,阴阳定矣。"《卫生宝鉴》载:"真定府临济寺赵僧判……又刺十二经之井穴,以接经络。翌日舍绳络,能步几百步,大势皆去。"这是使用大接经法临床治疗中风偏瘫的首次记载。本法有"从阳引阴"和"从阴引阳"二法。从阳引阴法是从足太阳经井穴至阴穴开始,依次按照十二经脉流注次序针刺,即足少阴涌泉、手厥阴中冲、手少阳关冲、足少阳足窍阴、足厥阴大敦、手太阴少商、手阳明商阳、足阳明厉兑、足太阴隐白、手少阴少冲、手太阳少泽。本法适用于证型属偏热者。而从阴引阳法则是从手太阴井穴少商开始,依次取手阳明商阳、足阳明厉兑、足太阴隐白、手少阴少冲、手太阳少泽、足太阳至阴、足少阴涌泉、手厥阴中冲、手少阳关冲、足少阳足窍阴、足厥阴大敦。本法适用于证型属偏寒或热象不明显者。

中风多因气血逆乱、脑脉痹阻或血溢于脑所致,涉及三阴经和三阳经,依次针刺各经井穴,则可调节四末经气,改善全身经络大循环中气血的运行,从而达到接气通经、调和阴阳的目的,因此本法是专治中风偏枯的特殊配穴法。

操作方法:①男左女右取穴:以从阳引阴举例,即男性患者先取足太阳膀胱经的井穴左至阴,再扎右至阴,再取下一条经络足少阴肾经的井穴左涌泉,再取右涌泉,以此类推。②针具的选用:一般选用长度 25mm 的一次性不锈钢针灸针。③操作:直刺 0.1~0.2 寸,行捻转手法约数秒或者四肢有抽动感即可出针。

注意事项:血压高于 180/100mmHg,必须用降压药将血压降至此水平以下或正常范围,才能进行大接经法。大接经法的禁忌证和普通针灸相同。此外,因本法刺激量大,高血压患者、容易紧张者、恐惧疼痛者也应慎用本法。

临床发挥:①怕疼痛者,或者阴证者,可以改针为点灸。②原穴接经法:适用于井穴接经后之虚证者。方法:从阴引阳。③络穴接经法:适用于井穴接经后之实证者。方法:从阳引阴。④首尾接经法:适用于伴痛证或者感觉障碍久治不愈。从阳引阴法适用于阳证,从阴引阳法适用于阴证。⑤原络接经法:

均按照从阴引阳法。新病,先络穴后原穴。久病,先原穴后络穴。

10)通督调神针刺法:是以中医经络学说、中医神志学说为指导,在针灸循经取穴的基础上,突出针灸调节神志的功能,从而达到形、神同治的一种治疗中风的针刺方法。中风由于阴阳失调,气血逆乱,使风、火、痰、瘀痹阻脑脉或血溢脑脉之外;其病位在脑,而督脉又与脑联系密切。《素问·骨空论》载:"督脉者,起于少腹以下骨中央……与太阳起于目内眦,上额交巅上,入络脑,还出别下项,循肩髆内,夹脊抵腰中,入循膂络肾。"脑为神明之府,十二经脉之三百六十五络,其气血皆上于面而走空窍,故历代医家素有"病变在脑,首取督脉"之说。因此,针刺督脉穴具有疏通经脉、调节神志的作用。而西医学研究证实,督脉位居身体中轴线上,可以通过双侧神经调节,促进脑功能的代偿和重组作用。

操作方法和临床应用:①中风肢体功能障碍者,选取百会、大椎、神庭、印堂、腰阳关等穴。百会、神庭两穴以 15°~20° 进针,沿皮刺入 1.5 寸,使局部产生酸麻胀感,或放射到整个头部,捻转速度为每分钟 200 次左右,5 分钟行针 1 次,每次行针约 2 分钟;其余穴位进针得气后,留针 30 分钟,每日 1 次。②中风失语者,以百会、风府、哑门、上廉泉为主穴,风池、金津、玉液、列缺、照海为辅穴;百会穴以 15°~20° 进针,沿皮刺入 1.5 寸,使局部产生酸麻胀感,或放射到整个头部,捻转速度为每分钟 200 次左右,5 分钟行针 1 次,每次行针约 2 分钟;风府穴以 1 寸针向哑门穴透刺;其余穴位进针得气后,留针 30 分钟,每日 1 次。

3. 中风的西医治疗　西医对脑卒中的治疗原则为挽救生命、降低残疾、预防复发和提高生活质量。对脑卒中危险因素的早期发现和早期干预是减少脑卒中复发的关键。短暂性脑缺血发作、脑梗死、脑出血的治疗原则如下。

(1)短暂性脑缺血发作的治疗:包括治疗高血压、糖尿病、高脂血症,控制心律失常等对因治疗,抗血小板聚集治疗;椎 - 基底动脉严重狭窄者可选择外科治疗。

(2)脑梗死的治疗:包括控制血压、溶栓治疗、机械取栓、抗血小板聚集治疗、抗凝治疗、脑保护治疗,病情危重者可予外科治疗。

(3)脑出血的治疗:包括降压、镇静、降低颅内压,危及生命时采用外科治疗。

六、中风的康复评定及康复治疗

1. 康复评定　中风患者可出现一种或多种功能障碍,如神志异常、肌力下降、肌张力改变、运动模式改变、日常生活活动能力下降、言语障碍、认知障碍、焦虑、抑郁、人格改变等。中风的康复评定是康复治疗的基础,可以客观准确地评定功能障碍的部位、性质和程度,制订康复治疗措施,评估病情的发展和预后。常用的评价指标或量表包括:Brunnstrom 分期、关节活动度(ROM)评定、徒手肌力评定(MMT)、改良阿什沃思量表、伯格平衡量表、简明精神状态检查(MMSE)、汉语失语症评定量表(ABC 法)、日常生活活动能力量表。

2. 现代康复治疗　是促进病、伤、残患者身心功能康复的重要措施,其内容包括物理疗法、作业疗法、言语治疗、吞咽治疗、心理治疗等。

(1)物理疗法:是应用力、电、光、声、磁和温度等物理因子来治疗患者疾病的方法。其中运用力学因子,徒手或应用器械进行运动训练的方法统称为运动疗法;利用电、光、声、温度、水等其他物理学因子的治疗方法常常称为物理疗法,简称理疗。

运动疗法是在物理治疗中利用力学的因素,缓解患者症状或改善功能的一种治疗方法,又称为治疗性运动。根据患者主动用力的程度分类,运动疗法可分为被动运动、辅助运动、主动运动及抗阻力运动。常用的运动疗法技术包括关节活动度训练、肌力训练、耐力训练、平衡训练、协调训练等。

中枢神经损伤后的运动疗法包括 Bobath 疗法、Brunstrom 疗法、Rood 疗法、神经 - 肌肉本体感觉促进技术以及运动再学习疗法。

物理疗法有以下特点:①具有无创、舒适、操作简便等特点,易为患者接受。②物理因子只有转换为物理能被组织吸收后才能产生作用。③物理因子的弱刺激激起生命活跃,中等刺激促进生命活跃,强刺激则起抑制作用甚至破坏作用。物理因子治疗一定次数后可产生适应性(习惯性),故要分疗程进行治疗。某些物理因子对少数人可产生过敏反应,如电过敏、磁过敏和光过敏等。④应用不同的物理因子作治疗,可起协同作用或加强作用。

常用的物理疗法包括直流电离子导入法、神经肌肉电刺激疗法、调制中频电疗法、短波疗法或超短波疗法、红外线疗法、超声波疗法、磁疗以及生物反馈疗法等。

(2)作业疗法:是指导患者参与选择性、功能性活动的治疗方法。在患者进行选择性活动的过程中,达到身体功能、心理社会功能和生活能力的康复。选择性活动不仅包括可以达到治疗目标的活动,而且包括对患者适应环境和适应工作有帮助的活动。

常用的作业治疗包括床上训练、转移训练、进食用餐训练、穿脱衣服训练、个人卫生训练、家务劳动训练等。职业技能训练包括木工作业、黏土作业、纺织作业、缝纫作业、办公室作业及工艺作业等。

(3)言语治疗:又称为言语再学习,是指通过各种手段对有言语障碍的患者进行针对性治疗的一种疗法。其目的主要是通过言语训练来改善患者的言语功能,提高交流能力。

言语障碍分为失语症及构音障碍。失语症的训练方法包括听理解训练、阅读理解训练、言语表达训练;轻度至中度构音障碍的训练方法有松弛疗法、呼吸训练、构音改善训练、克服鼻音化训练、克服费力音训练、克服气息音训练、语调训练、音量训练等;重度构音障碍是由于严重的肌肉瘫痪使运动功能严重障碍而难以发音和发声,治疗方法有手法治疗、辅助沟通系统(AAC)的应用。

(4)吞咽治疗:包括吞咽基础动作训练、摄食训练等。

3. 中风的分期康复治疗 根据神经康复学 Brunnstrom 理论,中风恢复期可分为三个阶段:软瘫期(Brunnstrom Ⅰ 期)、痉挛期(Brunnstrom Ⅱ~Ⅳ期)以及分离运动期(Brunnstrom Ⅴ~Ⅵ期)。

软瘫期患者患侧肢体无随意运动,肌张力低,治疗上采用头针顶颞前斜线,体针取极泉、尺泽、内关、环跳、委中、承山等,进针后施以强刺激,要求针感明显,产生肢体抽动以 3 次为佳。康复治疗重点在于预防关节挛缩、半脱位、褥疮和肺炎,卧床时采取良肢位摆放,每天保持关节活动度训练、床上翻身训练等,为进一步的康复创造条件。

痉挛期患者逐渐出现联合反应、共同运动,肌张力逐渐升高,针刺以头针顶颞前斜线为主,体针采用透刺法(肩髃透臂臑、臑会透天井、阳溪透偏历、髀关透伏兔、阳陵泉透悬钟、太冲透解溪)以降低肌张力。康复治疗给予肢体控制训练、抑制上肢屈肌训练、抑制下肢伸肌训练、随意运动易化训练,以进一步促进分离运动的出现。

分离运动期患者可进行作业疗法,包括穿衣、洗漱、进食、用厕、绘画、木工等,以逐渐适应正常社会生活。

七、防护调摄

中风是临床常见的、多发的内科急症之一,且复发率高。本病的发生常为多种致病因素长期作用的结果,发病前常有诱发因素,因此预防本病的发生具有重要意义。如明代虞抟《医学正传·眩晕》指出"眩晕者,中风之渐也",元代罗天益在《卫生宝鉴·中风门》也提到"凡人初觉大指、次指麻木不仁或不用者,三年内有中风之疾",清代李用粹在《证治汇补》中也强调"平人手指麻木,不时眩晕,乃中风先兆,须预防之。宜慎起居,节饮食,远房帏,调情志"。以上论述均表明,应识别中风先兆,及时处理,以预防中风发生。平时在饮食上宜食清淡易消化之物,忌肥甘厚味、动风、辛辣刺激之品,并禁烟酒,要保持心情舒畅,做到起居有常,饮食有节,避免疲劳,以防止卒中和复中。

既病之后,应加强护理。遇中脏腑昏迷时,须密切观察病情变化,注意面色、呼吸、汗出等变化,以防出现阴竭阳脱之证。加强口腔护理,及时清除痰涎,喂服或鼻饲中药时应少量多次频服。恢复期要加强偏瘫肢体的被动活动,进行各种功能锻炼,并配合针灸、推拿、理疗、按摩等。偏瘫严重者,防止患肢受压而发生变形。言语不利者,宜加强言语训练。长期卧床者,保护局部皮肤,防止发生褥疮。

（周荣富　徐书君　陈淑琪）

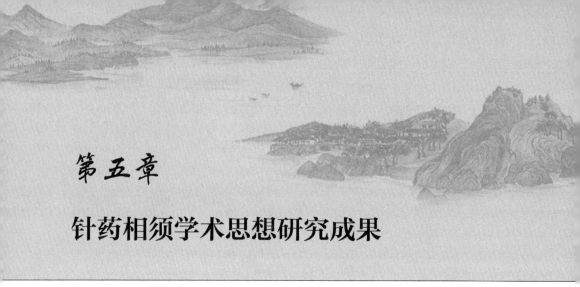

第五章

针药相须学术思想研究成果

第一节　岭南针药相须治疗颈椎病经验及临床研究

　　岭南针药相须流派是岭南中医流派的一大分支，秉承唐代孙思邈"知针知药，固是良医"的古训，始于明末清初的岭南杏林名家夏祥麟、刘仕昌等，经广东省中医院针灸名老中医林文仰、郑宗昌等梳理与发挥，逐渐成为岭南中医流派中的一颗璀璨的明珠。李滋平教授是流派的第三代传承人，在汲取前辈经验的基础上，对于颈椎病的治疗，形成了自己的治疗特色，如着重"治神"、擅用毫针行针导气、注重"得气"。穴位注射技术是李滋平教授最具特色的技术之一，常用针灸配合穴位注射治疗各种痛症，因而对于颈椎病引起的颈痛具有较好疗效，特点是作用更直接而起效迅速、疗效确切、性价比高，同时结合传统拔罐疗法及灸法，发挥了中医整体综合治疗的优势。

　　颈椎病是一种以退行性病理改变为基础的疾病，主要由于颈椎长期劳损、骨质增生，或椎间盘脱出、韧带增厚，致使颈椎脊髓、神经根或椎动脉受压，出现一系列功能障碍的临床综合征。本病是现代常见的骨伤科疾病，不同地区的颈椎病发病率不同。现代人的生活和工作方式较以前有很大不同，脑力劳动逐渐增多，长期使用电脑、手机，或读书看报，使颈椎病的发病率呈上升趋势。根据其病理变化的不同，常见的颈椎病包括颈型颈椎病、神经根型颈椎病、脊髓型颈椎病、椎动脉型颈椎病、交感神经型颈椎病，其中神经根型颈椎病最为常见。

一、辨证

　　"经脉所过，主治所及。"《灵枢·杂病》中指出"项痛不可以俯仰，刺足太阳；不可以顾，刺手太阳也。"《灵枢·经脉》中有"肺手太阴之脉，起于中焦……出大指之端……"的论述。从经络循行路线上看,经脉循行所过之处疼痛不适,均为经脉所病,可针刺经脉所过之处的相关穴位以改善症状。

《素问·痹论》曰:"风寒湿三气杂至,合而为痹也。"又曰:"痛者,寒气多也,有寒故痛也。""其不痛不仁者,病久入深,荣卫之行涩,经络时疏,故不通,皮肤不营,故为不仁。"上述说明项痹的外因责之于挫闪或久坐姿势不良伤及筋骨,风、寒、湿等六淫邪气趁虚侵入体内,最终导致经脉不通,气血运行不畅,不通则痛,故颈项部出现疼痛。

肝主疏泄,具有疏通全身气机、调畅气血和输布津液的生理作用,肾主水,对脏腑津液代谢起促进作用。肝肾不足,其生理功能失职,而致气滞血瘀、水液停聚,则产生瘀血、湿浊等病理产物,闭阻颈部之经脉。瘀血、湿浊亦归属颈椎间盘突出症之标。

二、论治

1. 注重"治神",专一其病　"诸痛痒疮,皆属于心",心主血脉,脉舍神,脉中血气旺盛则神气充足,患者的心神状态会影响其对针刺感觉的耐受度,神不足则耐受能力降低。治神则是指医者专心体会和把握针下气的变化,感受针下虚实;同时要观察患者的精神状态及情绪,进行目光交流,心神合一,使患者心情舒畅地接受治疗,尽量减少其紧张、焦虑等情绪,提高颈椎病颈痛的疗效。《灵枢·本神》载"凡刺之法,必先本于神""是故用针者,察病人之态,以知精神魂魄之存亡得失之意",因此,治疗本病常配养心安神之腧穴,如百会、印堂、内关、神门,旨在治神,达到止痛移疼之目的。现代研究发现,百会穴周围有枕大神经分布,且处于左右颞浅动脉和左右枕动静脉吻合网,为诸多神经汇聚之处,针刺可以调和头颈部气血,改善气血不足。

2. 精准选穴,灵活加减　李滋平教授认为,颈椎病颈痛的治疗大法在于舒筋活血、解痉止痛,处方选穴的重要原则之一是疼痛局部取穴配合循经远部选穴,具体选穴有颈夹脊穴(两对)、大椎、肩外俞、中渚、后溪、手三里。以上穴位远近相配,奏疏通经络气血、调和营卫之功效,使风、寒、湿等邪气无所依附。颈夹脊、大椎、肩外俞均为近部取穴;明代杨继洲《针灸大成》载"颈项拘急引肩背痛,取后溪、百会、肩井、中渚",中渚为手少阳三焦经之输穴,泻之可清热通络;后溪为治疗颈椎病之效穴,为手太阳小肠经之输穴,善于治疗疼痛,有研究表明针刺后溪可反射性抑制颈肩部肌肉的紧张,使神经末梢释放内啡肽物质,达到止痛目的;手三里为阳明经之腧穴,阳明经多气血,对有麻木感者效果更好。

李滋平教授认为,在颈椎病颈痛的急性期,近部取穴尽量少而精、刺激量不宜太大,考虑到强刺激可能会加重局部肌肉损伤,所以泻法常在循经远部进行,如泻后溪、中渚。《难经·六十八难》载"俞主体重节痛",常泻输穴可行气活血止痛。慢性期着重选用局部腧穴,久痛入络,局部多有瘀滞,如针刺夹脊穴可疏散局部气血。

3."气至病所",针到病去 针灸治疗非常注重"得气",《灵枢·九针十二原》载"刺之要,气至则有效",颈椎病颈痛的疗效与患者有无得气感相关。得气感是指医患双方的感觉,得气是进行补泻的前提,《金针赋》言"气速效速,气迟效迟",临床上发现得气快者颈痛及其他症状也会较快得到改善。不得气有医者与患者两个方面的原因,如取穴是否准确、深度是否适宜、针刺角度是否适合等,患者体质偏虚者得气感可能会较正常人缓慢,应适当施以手法候气而至。

4. 综合疗法,提高疗效

(1)穴位注射:穴位注射是李滋平教授的重要特色技术之一,常与针灸相须为用,其中药制剂可补养气血、活血通经,作为物质补充,与针灸协同增效,缩短疗程。丹参注射液是常用制剂,一般从颈夹脊穴、大椎、肩中俞等颈部穴位中选取 2 个穴位,每穴注射 0.2~0.5ml。

(2)拔罐疗法:临床上就诊的颈痛患者多以颈肩部僵硬感或发紧感为主诉,活动不灵活或活动时颈部有响声,触诊颈肩部肌肉多有紧张感,或局部有压痛。从经络角度分析,颈肩部为诸阳经所过之处,李滋平教授强调主要与督脉、膀胱经、阳明经有关,《灵枢·经脉》曰:"膀胱足太阳之脉……是动则病冲头痛,目似脱,项如拔,脊痛。"颈椎病颈痛常见症状就是"项如拔""项背痛"。对于颈肩部疼痛所致屈伸不利的患者,李滋平教授常结合颈肩部留罐,痛甚者加以大椎刺络拔罐,能快速缓解颈痛症状。从现代解剖学角度分析,颈痛大多由颈部肌肉、韧带、关节的急性或慢性损伤,导致椎间盘变性、椎体不稳、小关节紊乱等,当感受风寒或生活习惯不当,使得颈部过伸过屈,颈项部肌肉、韧带、神经等受到牵拉压迫引起疼痛。拔罐疗法能够温经散寒、活血止痛、祛风除湿。现代研究认为,拔罐可以利用其负压作用,将肌体深部的代谢废物拔出来,加快局部血液循环,改善局部内环境,使得致痛物质更快排泄出来,以缓解疼痛,同时也可缓解软组织的痉挛和缺血缺氧状态。

(3)刺络放血:对于疼痛日久或疼痛急性加重的患者,李滋平教授常配合刺络拔罐疗法。他认为久病多瘀,应当"菀陈则除之",急性加重患者多为局部筋脉气血"不通则痛",这时候运用大椎刺络放血加拔罐疗法可以达到活血祛瘀之效,瘀血去则新血生,加速局部血液循环。研究认为,刺络放血治疗颈椎病具有改善微循环、消炎、增强免疫力、调节神经功能等作用。大量的临床试验也证明刺络放血加拔罐治疗颈椎病颈痛能够取得满意的疗效。临床操作时常用一次性无菌注射针头在大椎穴附近散刺,若大椎穴附近发现瘀络,可选择点刺瘀络,注意针刺深度,然后立即在大椎穴加拔火罐,加快局部瘀血排出,同时在颈肩其他部位留罐,留罐时间为 10 分钟,操作过程注意规范无菌操作。

(4)艾灸:辨证为风寒湿证型或整体偏于阳虚型的患者,李教授常配合肩背部隔姜灸法。患者常见的症状以颈肩部窜痛为主,僵硬感,头部昏沉感,伴有恶风怕冷或有受凉病史等,舌淡红苔白或薄白居多,脉多弦紧。生姜味辛、性温,具有温中、祛风寒、治疗湿痹等功效;艾叶味苦、辛,性温,具有温经止血、散寒止痛的作用。中医学认为,寒者热之,隔姜灸温阳通脉、祛寒除痹的功效非常适合此类患者,既发挥了药物的作用,借助火的温热之力,又发挥阳经穴位的作用,双重作用加强了隔姜灸治疗的效果。现代研究表明,隔姜灸具有提高机体免疫力和镇痛作用。具体操作时,先暴露患者颈肩部,铺上一层毛巾,再在肩颈背部放上特制的模具,铺上一层姜粒,厚度为 1~2cm,再在上面覆盖一层艾绒,厚度约为 1cm,然后在艾绒上洒上乙醇适量,最后点燃艾绒,直到艾绒燃烧完、热力渗透完全即为 1 次治疗,整个过程约 45 分钟,每周 1 次,3 次为 1 个疗程。

5. 溯本逐源,注重调护 多数患者出现颈椎病皆与不良生活习惯相关,除以上治疗外,李滋平教授强调对患者进行健康宣教,以减少颈痛的复发。

(1)纠正不良习惯:不良生活习惯与颈椎病颈痛的反复发作有明显的相关性,因此应积极指导患者改变不良姿势,避免长时间伏案工作,看书、写字可尽量要正面注视;避免高枕睡眠,睡姿采取仰卧或者侧卧位;注意颈部保暖;避免坐车打瞌睡;等等。

(2)做好情绪管理:门诊不少颈痛患者伴有不同程度的焦虑、抑郁情绪,分析其原因,可能来源于患者工作生活或者疾病本身的不适感,影响生活质量,因此要引导患者做好情绪管理,适当交流,鼓励患者保持乐观心态。

(3)自我护理与锻炼:对于反复颈痛的患者,经常指导其自行按摩肩井、风池、新设(经外奇穴)等穴位,以及热敷颈肩部,可以有效改善颈椎病颈痛症状。同时提倡患者主动进行颈肩部肌肉功能锻炼,如做左顾右盼、低头仰头、侧头动作,动作幅度由小到大。同时可以建议患者进行中医健身气功八段锦练习,因其包含的动作更加全面,简单易学、可操作性强,患者很快就能掌握,对于颈型颈椎病具有很好的康复效果。

三、科研成果

1. 穴位埋线疗效的探究

目的:在丰富的理论基础上验证穴位埋线的有效性,提供循证医学依据。

方法:研究以 1996 年 12 月—1999 年 12 月在广东省中医院针灸科门诊就诊或招募的椎动脉型颈椎病患者为观察病例。采用临床随机分配对照试验设计的方法,总共纳入有效的观测病例 152 例,使用单纯随机法把观测病例分配到两个组别,其中治疗组为 76 例,对照组为 76 例。治疗组使用穴位埋线,穴取双侧 C_3、C_5 夹脊穴,埋线 1 次为 1 个疗程,半个月左右行第 2 个疗程。对照组采用传统针灸法配合水针治疗,所取的穴位与治疗组一样,留针时间为 20 分钟。每天 1 次,12 次为 1 个疗程,疗程间隔 2~3 天。两组治疗的疗程均为 3 个疗程,评价患者眩晕及伴随症状的改善情况。

结果:治疗组总有效率 90.00%,高于对照组 56.67%;治疗组颈椎活动度评分及颈椎活动度均优于对照组($P<0.05$);治疗组各项生存质量评分改善程度优于对照组($P<0.05$)。

结论:穴位埋线在延长和增加刺激效应的同时能发挥自身的双重作用。

2. 不同针灸疗法的疗效对比

目的:客观真实地评价不同针灸疗法对神经根型颈椎病的实际临床疗效。

方法:综合分析患者的实际需要,把患者分别纳入常规针刺组、穴位注射组和刺络放血组。该研究招募 2014 年 1 月—2014 年 12 月我院针灸门诊的神经根型颈椎病患者 150 人,三组均选取颈夹脊、肩中俞、肩井、外关,常规针刺组留针 30 分钟后出针;穴位注射组以 5ml 注射器抽取丹参注射液 4ml,将药液注入各穴,每穴 0.5~1ml;刺络放血组持注射针头对该穴位轻轻点刺 3 针,深度为 2~3mm,然后将火罐吸拔于该部位使之出血,留罐 10 分钟后起罐,每周完成 2~3 次治疗,每两次治疗至少间隔 24 小时,在 4 周内共完成 10 次治疗。观察指标为 Northwick Park 颈痛量表(NPQ)。

结论:穴位注射组与常规针刺组在缓解患者颈痛方面的疗效接近,而刺络放血组缓解颈痛方面的疗效则不及常规针刺组与穴位注射组。

3. 针刺远端取穴疗效的探究

研究一

目的:为远端取穴针刺神经根型颈椎病患者产生的治疗作用提供循证医学依据。

方法:采用随机对照试验,从我院门诊、住院部及招募者中选取符合标准的研究对象 70 例,按 1:1 原则随机分配至局部配合远端取穴组、局部取穴组两个组,每组各 35 例,疗程为 1 个月,至少做 8 次治疗,随访 1 个月,并在每位研究对象接受治疗前、治疗 5 次、疗程结束后及疗程结束后 1 个月进行 NPQ 及视觉模拟评分(VAS)评定。

结果:经过 5 次治疗后,局部配合远端取穴组和局部取穴组 NPQ 评分及 VAS 均分别较治疗前改善,但在治疗效果上,两组未见显著差异($P>0.05$);整个疗程结束后,两组 NPQ 评分和 VAS 均较上次明显下降($P<0.05$),且两组间治疗效果有显著差异($P<0.05$);在疗程结束后 1 个月,两组 NPQ 评分和 VAS

继续下降（*P*<0.05），两组间治疗效果仍存在显著差异（*P*<0.05）。

结论：针刺局部配合远端取穴较单纯局部取穴临床疗效好，起效快，后遗效应维持时间长，更值得推广。

研究二

目的：探究针刺远端取穴治疗神经根型颈椎病的临床疗效。

方法：该项目为省级科技厅课题，运用临床流行病学/DME（临床科研设计、衡量、评价）方法，选择符合纳入标准的神经根型颈椎病患者120例为研究对象，随机分为两组，治疗组采用远端取穴配合局部取穴，对照组则采用单纯的局部取穴针刺治疗。采用盲法，使用NPQ评分和VAS进行疗效评价。

结果：治疗后治疗组NPQ评分和VAS的改善程度均优于对照组，差异有统计学意义（*P*<0.05）。

结论：远端取穴治疗神经根型颈椎病具有有效性、安全性。

4. 穴位注射疗效的探究

目的：验证、探讨穴位注射疗法治疗神经根型颈椎病的优势。

方法：参加本研究的患者均来源于我院针灸门诊的气滞血瘀型神经根型颈椎病患者及招募的志愿者。病例收集时间为2015年1月到2015年12月；总共收集到75例符合纳入标准的气滞血瘀型神经根型颈椎病患者及志愿者，其中男性患者31例，女性患者44例，按照临床随机分组的方法将所有患者分为2组，治疗组37例，对照组38例。两组患者都选取了相同的穴位颈夹脊穴（双侧、阳性反应节段）、大椎穴、外关穴（双）；被纳入治疗组的患者接受穴位注射疗法，被纳入对照组的患者则接受常规针刺。每周治疗3次，共治疗12次（6次为1个疗程），采用NPQ评分和VAS。

结果：在治疗一个疗程时，治疗组和对照组的有效率分别为75.6%和61.3%，在治疗两个疗程时治疗组和对照组的有效率分别为90.7%和81.7%。在各疗程中，治疗组NPQ评分和VAS的改善程度均优于对照组。

结论：穴位注射疗法治疗气滞血瘀型神经根型颈椎病的疗效比传统针刺更好；穴位注射和针刺两种方法都能治疗气滞血瘀型神经根型颈椎病；在一定疗程内，穴位注射、针刺两种治疗方法疗程越长，疗效更好。

四、典型病例

刘某，女，35岁，公司职员。2018年3月2日初诊。

主诉：反复颈肩部酸痛不适1年余。

病史：1年前患者开始出现颈肩部酸痛，自觉颈肩部肌肉紧张，伴项背部牵扯感，劳累后酸痛不适加剧，无头晕头痛、上肢放射痛及肢体麻木，无视物黑矇、肢体乏力、言语不利等症。现患者肩部酸痛不适，颈肩部僵硬感，无头晕头痛、上肢放射痛及肢体麻木,无胸闷心悸、肢体乏力等,无口干口苦,纳、眠可,二便调。平素工作压力大,情绪易紧张。

查体:颈椎生理曲度存在,颈肩部肌肉紧张,$C_5 \sim C_6$ 棘突旁压痛,肤温正常,转颈试验(-),臂丛神经牵拉试验(-),叩顶试验(-),椎间孔挤压试验(-),水平眼震(-),垂直眼震(-),神经系统查体未见异常;舌暗红,舌底络脉迂曲,苔白,脉弦。

辅助检查:颈部 X 线片示颈椎退行性变。

中医诊断:项痹(气滞血瘀型)。

西医诊断:颈型颈椎病。

治疗方法:患者病程长,平素长期伏案工作,使得肌肉长期处于紧张状态,局部气血运行不畅,加之情绪紧张因素,肝气失于条达,容易气机阻滞,患者疼痛也是局限于颈肩部,结合舌脉,辨证为气滞血瘀型,故治以活血化瘀通络为法。毫针针刺取穴:颈夹脊穴(双)、大椎、肩中俞、中渚、百会、后溪、阳陵泉。平补平泻,颈肩部电针刺激,留针 25 分钟。穴位注射:取针后,选取百劳(双)、肩中俞(双),丹参注射液穴位注射,每穴 0.5ml,隔日 1 次。每周不少于 3 次治疗,治疗 6 次为 1 个疗程。患者情绪紧张、焦虑,给予心理疏导,嘱改变工作和生活习惯。

二诊(1 周后):患者诉 3 次治疗颈肩部酸痛不适稍减轻,仍有项背部牵扯感,无头晕头痛、上肢放射痛及肢体麻木等症,纳、眠可,二便调。舌脉同前。情绪紧张亦改善。治疗上针刺处方在原来基础上加太冲、膈俞行气活血,再加刺络拔罐疗法,加强活血祛瘀作用,3~4 天 1 次,患者刺络拔罐后觉疼痛减轻较明显。

三诊(治疗 6 次后):患者神清,精神好转,颈肩部酸痛明显减轻,项背部牵扯感好转,纳、眠可,二便调。舌暗红,苔薄白,脉弦。查体:颈肩部肌肉紧张较前明显改善。$C_5 \sim C_6$ 棘突旁压痛(-)。嘱患者加强颈肩部肌肉锻炼,做头及双上肢的前屈、后伸及旋转运动,平素坚持进行八段锦训练;注意颈肩部保暖,避免头颈负重物,避免过度疲劳;长期伏案工作应定时改变头部体位;注意端正头、颈、肩、背的姿势,不要偏头耸肩,谈话、看书时要正面注视,保持脊柱的正直。后定期随访,患者坚持颈肩部功能锻炼,未见明显复发。

五、总结

颈椎病为颈椎间盘自身退变,加之颈部周围软组织、椎体间关节改变和椎体退变增生等因素,使周围神经血管受到压迫或刺激,从而产生一系列临床症状与体征。中医学认为,该病属“项痹”范畴。中医学认为“不通则痛”“不荣则痛”。本病病因复杂,但多由于外感六淫之邪伤及颈部,经络不通或气血津液停聚或缺乏使颈部失于荣养,故治疗多以行气活血通络为法,在综合辨证的基础上,根据不同疗法的特点而选择更有针对性的治疗方案。单纯针刺为传统疗法,疗效显著;穴位注射可同时起到刺激穴位及延长刺激效应并营养神经的作用;埋线疗法根据羊肠线吸收的时间可进一步延长治疗作用;对于久病或气滞血瘀型患者,可采用刺络拔罐放血疗法达到"菀陈则除之"的治疗目的。研究表明,在临床中多种疗法合用效果优于单种疗法,因此可以根据病情需要选择两种或以上疗法,以期达到更好的治疗效果。另外,在治疗期间应指导患者在生活和工作中改变不良生活姿势,避免长时间伏案工作,看书、写字可尽量要正面注视;同时避免高枕睡眠,睡姿采取仰卧或者侧卧位;注意颈部保暖;避免坐车打瞌睡等;引导患者做好情绪管理,适当交流,鼓励患者保持乐观心态,指导其自行按摩肩井、风池、新设等穴位,以及热敷颈肩部。

(黄云城 黄宇煌)

第二节 针药相须治疗面瘫经验及临床研究

周围性面瘫是以口、眼向一侧㖞斜为主要表现的病症,俗称"歪嘴巴""歪嘴风""歪歪嘴""吊线风""吊斜风""口眼斜""卒口僻"等,常在睡眠醒来时发现一侧面部肌肉板滞、麻木、瘫痪,额纹消失,眼裂变大,露睛流泪,鼻唇沟变浅,口角下垂歪向健侧,病侧不能皱眉、蹙额、闭目、露齿、鼓腮。部分患者初起时,患侧耳后疼痛、听觉过敏,舌麻木、味觉减退,病程迁延日久,可因瘫痪肌肉出现挛缩,口角反牵向患侧,甚至出现面肌痉挛,形成"倒错"现象。目前西医对周围性面瘫的病因尚未十分明确,可能与病毒感染或炎症反应相关,常规治疗采用皮质类固醇与营养神经药物。对于周围性面瘫的治疗,岭南针药相须流派注重以针药相须为基础,发挥针刺加穴位注射的特色与优势,将二者相结合,贯穿于整个治疗过程。

一、辨证

药法需以辨证论治为基础,而针法亦不例外,故辨经当为选穴施治的前提。《诸病源候论》中记载"风邪入于足阳明,手太阳之经,遇寒则筋急引颊,故使口㖞僻,言语不正,而目不能平视",明确指出了足阳明及手太阳之经为受邪之经。除此之外,正所谓"经脉所过,主治所及",故还需观察面部的患病情况,以知不通之经,二者结合,方能精准"辨经"。

《诸病源候论》中指出"偏风口㖞,是体虚受风,风入于夹口之筋也",故可知此病风邪为主。《医林改错》中记载"忽然口眼㖞斜,乃受风邪阻滞经络之症,经络为风阻滞,气必不上达,气不能上达头面,亦能病口眼㖞斜",由此可知,经络阻滞导致气血不能上达头面为其关键病机,而同样可以导致经络阻滞的邪实,如寒、暑、湿,均为本病潜在的邪实,正如《中藏经》所指出的口眼㖞斜是风、寒、暑、湿之邪中人的见症之一。

《黄帝内经》中言"正气存内,邪不可干,邪之所凑,其气必虚",且《金匮要略》中亦明确提出"络脉空虚"及"贼邪不泻",故面瘫当为虚实夹杂之证。"络脉"者为气血运行的通道,其空虚则特指人体的气血亏虚。且久病后,气血阻滞而致血瘀。

二、论治

1. 通络为基　对于周围性面瘫的治疗,岭南针药相须流派注重以针药相须为基础,面瘫病机主要为各种原因所导致的络脉阻滞不通,故李滋平教授常以飞针针刺与穴位注射贯穿治疗的全过程,辅以刺络拔罐、特色疗法闪罐等。

(1)穴位注射技术:本流派治疗周围性面瘫强调针刺与药物的结合,其中一大特色即采用中药制剂穴位注射技术。穴位注射,是用注射器的针头代替针具刺入穴位,在得气后注入药物,药物吸收过程中亦产生对穴位的刺激,利用针刺和药物对穴位的双重作用达到治疗疾病的目的。其融合了腧穴特性与药物效应,使针、药、穴协同作用。在临床应用中注重行针导气,倡导补泻手法,"气至病所"是针刺治病的关键;在临床上注重手法调气,崇尚"针游于巷",气至而有效,气速至而速效;临证尤其强调"既至也,量寒热而留疾;未至也,据虚实而候气",提高了临床疗效。

穴位注射治疗周围性面瘫,取穴多以局部为主,其创新点为:"多穴点少剂量",采用"透穴注药术"。从具体操作来讲,即先将注射器的针头刺入某穴,再将针尖刺抵相邻的另一穴位,推注适量药物,然后在匀速缓慢退针的同时,均匀地推注药物直至浅部。穴位注射药物选用中药制剂丹参注射液。面瘫多由外感之邪阻滞面部经络,尤其是以风邪为主,"风为百病之长",常常夹邪阻络,导致面部经络不通,尤其一些病程迁延日久的顽固性面瘫,多因邪气入深,病久入络,使面部经脉痹阻不畅,久之而又成瘀,瘀血不去,则新血难安,使面部筋脉肌肉失于濡养,出现面部肌肉挛缩,面肌痉挛。丹参味苦,性微寒,归心、脾经,具有活血化瘀、通脉养心的功效。采用丹参注射液局部"多穴点少剂量"注射,使药物直接刺激穴位,通过局部穴位吸收,经络之气带动药物传输于全身,作用直接,起效迅速,起到活血化瘀、疏经通络的作用,常于针刺治疗后使用,又可巩固针刺疗效,并使药物在穴位慢慢吸收,延长了穴位的刺激时间。现代药理研究认为,丹参注射液成分中的丹酚酸 B 具有抗炎、保护神经作用,丹参素具有显著的改善血液流变学、扩张微动脉作用。然而其研究大部分在心血管领域,周围神经研究较少。

(2)飞针调神通络:飞针具有快速进针,迅速得气的特点。在治疗上,医者需专注针下感觉,心神合一,利用手指的旋转捻力及手腕爆发力,迅速破皮进针,此种手法可做到迅速无痛,能很好地减少针刺的刺激。重视"浅刺通络","病在表者,浅而疾之",面瘫之病位于脉络,病位表浅,故在进针之时当浅刺。有研究表明,浅刺可以促使炎症渗出物的吸收,并能改善受损面神经以及面肌营养状况,从而有利于恢复受损的面神经功能。针药相须流派针刺治疗该病,以邻近取穴为主、远端取穴为辅,邻近取穴主要为患侧太阳、颧髎、四白、颊车、地仓、翳风,远端取穴为双侧合谷、手三里,远近相配,以达到通经活络、疏调面部经筋的目的。言其取穴缘由,周围性面瘫多由风寒之邪阻滞于面部经脉,多数患者都有劳累吹风受寒的病史,局部取穴都为面部阳经经脉,可疏调局部阳经经气,而配以翳风穴又可祛风散寒。翳风穴为治疗面瘫的要穴,在临床上也被众多针灸医家使用。从现代解剖学角度来讲,面神经起自脑桥的面神经核,在脑桥与延髓间沟的外侧部出脑,进入内耳门,穿过内耳道底,入颞骨之内,由茎乳孔出颅,向前进入腮腺分支交织成丛,翳风穴位于乳突前下方,深层为面神经干从茎乳突穿出处。远端取手阳明大肠经之手三里穴和合谷穴,《灵枢·经脉》云:"大肠手阳明之脉,起于大指次指之端,循指上廉……其支者,从缺盆上颈,贯颊,入下齿中;还出夹口,交人中……左之右,右之左,上夹鼻孔。"根据"经脉所过,主治所及""面口合谷收",取之与邻近腧穴相配,可进一步加强疏调面部经筋的作用。在针刺治疗的过程中本流派非常强调"治神",正如《素问·宝命全形论》曰"凡刺之真,必先治神",《灵枢·官能》曰"用针之要,毋忘其神",《类经·针刺类》曰"医必以神,乃见无形,病必以神,气血乃行,故针以治神为首务"。其言之意,在针刺操作过程中,医者只有专心致志地捕捉、把握针下之气的微妙变化,辨别经气的虚实和是否被调动,保持医患之间的目光接触,使患者精神安定,神志汇聚,心情舒畅地接受治疗,力求达到形神合一,便于得神取气,从而提高针刺疗效。而从西医学角度讲,医患之间相互沟通配合,对于提高临床疗效与工作效率也是有意义的。与此同时,李教授常常配伍百会与神庭二穴调神定志,手法与穴位相结合,以达到调神之功效。

(3)刺络拔罐:临床上周围性面瘫患者多数发病前有受寒吹风等诱发因素,故推测由于寒冷的骤然刺激引起血管的运动神经反射,导致茎乳孔处面神经营养血管功能紊乱,动脉痉挛收缩,致使神经缺血、水肿、受压。中医认为病因乃感受风寒之邪,侵袭脉络,进而阻滞于面部经脉,在治疗中常常在针药相须基础上,采用大椎刺络拔罐,往往收获较好疗效。临床上为何独取大椎穴?大椎穴位于人体颈部,属督脉腧穴,督脉为阳脉之海,大椎为手足三阳经与督脉的交会穴,正如《针灸甲乙经》所云,其为"三阳、督脉之会",而面瘫为阳经经筋功能失调,取之可以宣通诸阳经的经气,通阳解表、疏风散寒。根据长期的临床观察,前来就诊处于急性期的患者多数都有耳后疼痛等不适,这可能与患侧面神经组织缺血、水肿、受压有关,在此时采用大椎点刺放血,往往患者在治疗1周后会感觉耳后疼痛较就诊前明显缓解。对于一些处于周围性面瘫恢复期的患者,尤其是病程超过1个月的患者,往往都会感觉患侧面部僵硬,局部肌肉紧张,甚至有的出现患侧嘴角发麻等现象,这与所谓的病久入络,久病成瘀,使面部经脉痹阻不畅,瘀血不去,则心血难安,面部筋脉肌肉失于濡养相关。《素问·针解》言:"菀陈则除之者,出恶血也。"《灵枢·经脉》云:"刺诸络脉者,必刺其结上甚血者,虽无结,急取之,以泻其邪,而出其血。"这时在大椎点刺,放出瘀滞之血,有时可收到较好的效果。值得注意的是,对于施术部位必须严格消毒,防止感染,糖尿病、久病体弱、有出血倾向的血液系统疾病患者,应慎用本法。

(4)闪罐疗法:经过长期的临床实践,本流派在继承传统拔罐的基础上,将闪罐疗法运用于面瘫的治疗,不断总结,形成了具有流派特色的面部闪罐法,并根据面瘫的发病特点,强调分期治疗。临床上多数就诊患者在急性期以后,会感觉患侧面部麻木、僵硬,有的出现患侧面部浅表感觉功能减退。在治疗中,针对急性期以后出现上述情况的患者,都会加用面部闪罐治疗,以巩固疗效。具本流派特色的闪罐疗法最大的特点在于操作者的手法,这是取得较好疗效的关键。选穴位置为患侧颧髎、颊车、地仓,具体操作时,选取与面部相适宜的玻璃罐,采用"闪火法"迅速吸附于面部相应的位置,此时操作者要配合向患侧面部做主动的旋转、提拉,每次停留3秒,迅速取下,动作要求快速、连贯,一气呵成,以面部皮肤微微发红为宜。一般6次为1个疗程,多数患者行2个疗程后,自觉上述症状较前明显缓解。《素问·皮部论》云:"是故百病之始生也,必先于皮毛……皮者,脉之部也。邪客于皮,则腠理开,开则邪入客于络脉;络脉满则注于经脉;经脉满则入舍于腑脏也。故皮者有分部,不与,而生大病也。"周围性面瘫乃由外邪尤其是风寒之邪侵袭面部经脉,使面部经筋失调,在面部行闪罐治疗,直接作用于人体的皮毛,"以动代静",达到疏风通络、运行气血之目的。从西医学角度,面部闪罐如同走罐一样,可加速面神经炎症局部淋巴和血液循环,促进新陈代谢,营养局部神经,促进神经再生,刺激肌纤维主动收缩,保持肌细胞固有的收缩能力,改善组织缺血缺氧状态。需要指出的是,面瘫急性期不倡导使用此法,以免加速面神经损伤,在操作过程中,注意罐口不宜太烫,以免烫伤面部皮肤。

2. 心理疏导与个人护理相结合

(1)心理疏导:由于周围性面瘫主要症状表现在面部,直接影响外貌美观,加上多数患者缺乏对本病的认识,临床上大部分前来就诊的患者都表现出了一定的紧张、焦虑与恐慌的情绪。鉴于此,在治疗之外,还应重视积极与患者进行沟通与交流,告知此病发生的原因、症状特点、病情发展与预后,提高患者对本病的认识,鼓励患者积极进行治疗,调动患者的主观能动性,消除不良情绪。而保持心情舒畅有助于疾病的恢复。

(2)个人护理:急性期时,注意休息,禁止熬夜。患侧面部要注意保暖,不能用凉水或冷水洗脸,每晚睡前以毛巾热敷患侧15~20分钟,以促进水肿吸收。睡眠时勿靠近窗边、空调、风扇,避免风寒刺激患侧及引起感冒。眼睑闭合不全的患者,睡前滴消炎的眼药水或眼膏,避免患结膜炎。在红外线灯照射过程中要注意保护患者眼睛,用纸巾或湿纱布遮盖,防止长时间照射引起白内障。平时多饮水,保持大小便通畅。进餐时,食物常停滞于病侧齿颊之间,应嘱患者经常用温水漱口,已有口腔溃疡、牙龈出血或口臭者,酌情使用温淡盐水漱口。饮食宜清淡,忌食肥腻辛辣、生冷寒凉、过咸、黏腻之品,多进食含维生素丰富的蔬果及营养丰富的食物。面肌不主张做被动运动,以防止面肌内的神经中极结构因受到机械刺激而造成不可逆转的损害,且不宜让缺乏按摩知识的人自行按摩,也要嘱咐患者不要用毛巾在面部上擦,毛巾热敷面部以面部潮红为度,注意防烫伤。该病是逐渐发展的,急性期病情可能加重,1周后停止发展,才逐渐进入康复期。急性期来就诊的患者,应对其说明情况,以免发生误会。

(3)急性期的康复护理:除上述生活调理外,在急性期还应对瘫痪的面肌进行一定的功能锻炼。对于面瘫不能皱额者,训练时在前额施加阻力,向下端和内侧方向推,并指导患者眉毛向上抬,皱额头。该运动与睁眼动作同时进行。颈部伸展可加强该运动。训练眼轮匝肌时,对上、下眼睑分开进行训练,对眼睑轻柔地施加角线的阻力,勿向眼球施压,并指示患者闭上眼睛。训练口周时,在口角向内下方均匀、轻柔地施加阻力,并指导患者做微笑、鼓起动作。

三、科研成果

目的:对比验证不同注射液在穴位注射治疗中的有效性,提供循证医学依据。

方法:采用随机对照研究方法,将符合纳入标准的周围性面瘫患者 70 例作为研究对象,按计算机随机数法纳入试验组(丹参注射液穴位注射组)和对照组(维生素 B_{12} 注射液穴位注射组)各 35 例。两组的基础治疗均为单纯针刺及周围性面瘫面部护理,针刺选穴均采用针灸科常用治疗周围性面瘫的局部穴位:百会、印堂、太阳患侧、阳白患侧、迎香患侧、地仓患侧、颊车患侧、四白患侧、翳风患侧、合谷患侧;穴位注射选穴:太阳患侧、四白患侧、地仓患侧,每穴 0.2ml。疗程:每周针刺＋穴位注射,行 3 次治疗,1 周为 1 个疗程,一共 4 个疗程。分别在初诊、第 2 个疗程、第 4 个疗程、疗程结束后 1 个月 4 个不同的观察时点随访,采用整体 House-Brackmann 面神经瘫痪分级、2009 年《周围性面神经麻痹的临床评估及疗效判定标准方案(修订案)》中面神经功能总评分表来评价同组治疗前后及两组组间同一观察时点的差异,并记录研究过程中出现的不良事件/反应。

结论:①两组疗法治疗周围性面瘫均有疗效且疗效相仿;②不同观察时点对比结果说明随着治疗时间延长,效果更明显;③ House-Brackmann 面神经瘫痪分级≤Ⅲ级的患者痊愈率高;随访时试验组Ⅴ、Ⅵ级患者痊愈率比对照组高。

四、典型病例

李某,男,32 岁。2017 年 3 月 13 日初诊。

主诉:右面部口眼㖞斜 3 天。

病史:患者 3 天前因外出吹风受寒后出现右耳后乳突疼痛,继之出现右面部口眼㖞斜,右额纹消失,闭目乏力,迎风流泪,进食时食物残渣滞留右侧齿颊,鼓腮漏气,漱口漏水,无四肢无力,无头晕、头痛等不适。患者遂至我院针灸门诊就诊,行头颅 CT 平扫未见异常。平素纳可,眠一般,二便调。

查体:右侧耳后乳突轻压痛(+),右额纹消失,右眼闭合不全,露睛约 3mm,右鼻唇沟变浅,口角歪向左侧,四肢肌力 5 级。舌淡暗,苔薄白,脉浮紧,舌底脉络迂曲。

辅助检查:头颅 CT 未见异常。

中医诊断:面瘫——风寒入络。

西医诊断:周围性面瘫。

治疗方法(发病 3~5 天):患者前来就诊时首先表现为右耳后乳突疼痛,乳突局部炎症反应,乳突毗邻茎乳孔,致使由此通过的面神经受压损伤,而渐现面神经麻痹之状。追本溯源,其病乃因患者近来有吹风感寒史,风寒入络,故治宜祛风散寒。结合舌脉,乃平素有瘀,故佐以活血通络之法。

(1)针刺:翳风患侧、太阳双侧、颧髎双侧、阳白患侧、颊车患侧、地仓患侧;配穴:风池双侧、曲池双侧、合谷双侧。考虑此时处于急性期,针刺以轻刺激为主。

(2)穴位注射:针刺毕,每次选取上述面部 4 个穴位,以中药丹参制剂穴位注射,"多穴点少剂量",采用"透穴注药术"进行治疗,以隔日 1 次为主,可保证药物的吸收与持续刺激作用。治疗 3 次复诊 1 次,治疗 6 次为 1 个疗程。在治疗过程中患者表现焦虑情绪,予心理疏导,并详细解释病情,告知患者此病的发病过程,急性期内有可能加重,嘱患者注意避风寒,加强面部护理。

二诊（发病 6~8 天）：患者诉经过上述治疗后，右耳后乳突疼痛明显减轻，迎风流泪缓解，闭目尚微露睛，仍觉右侧不可皱眉，进食后仍有食物残存于颊内，右鼻唇沟变浅，口角歪向左侧，舌脉同前。考虑此时处于疾病的发展期，乳突局部炎症反应明显，待炎症消退，面瘫症状可得到控制，故仍以上法治疗为基础，加用大椎穴刺络拔罐，加强祛风散寒通络之效，隔日进行 1 次。

三至五诊（发病 9~17 天）：患者诉耳后乳突无明显疼痛，鼓腮漏气、漱口漏水、进食食物残渣滞留症状较前明显改善，右侧额纹渐现，右眼闭合尚全，患侧鼻唇沟较前加深，患侧嘴角稍能活动，自觉面部肌肉松弛，舌淡，苔薄白，脉细。因考虑患者恢复期面部肌肉松弛，在前述疗法的基础上，给予面部闪罐，隔日闪罐 1 次。面瘫恢复期，宜注重调理脾胃，在针刺基础处方的基础上，随症选取脾俞、胃俞、足三里、三阴交等穴交替使用，以补法为主，疏通脏腑经络之气，以达活血益气通经之效。

六至九诊（发病 18~30 天）：此治疗过程中，采用上述疗法综合运用，患者右口眼㖞斜症状明显改善，右眼闭合全，额纹对称，可随意蹙额皱眉，可行吹哨鼓腮动作，右鼻唇沟稍变浅，患侧口角略有不适，舌淡红苔薄白，脉缓。嘱患者加强面部护理及面肌功能锻炼。经过 1 个月治疗，上述诸症皆愈，后定期随访，未见复发。

五、总结

针药相须治疗周围性面瘫，以精准辨证为前提，以通络为其治疗方向，通过多种辨证模式全面地把握疾病的整体发展脉络。面瘫为各种原因引起的经络阻滞导致面部肌肉失养，故当以通络为总治疗原则。面瘫分为三期，在各个时期应根据患者实情选择相应疗法或综合疗法。

第三节 针药相须治疗膝骨关节炎经验及临床研究

膝骨关节炎（knee osteoarthritis，KOA），又称膝骨关节病、退行性关节病、增生性关节炎、肥大性关节炎、老年性关节炎，是中老年人常见、多发和比较难治的一种慢性进行性骨关节病，多发于 50 岁以上的中老年人。该病是以膝关节软骨退变和关节周围形成骨质增生症为特点的慢性进行性骨关节病。其临床表现主要为膝关节周围疼痛乏力，关节屈伸不利，活动受限，尤以上下楼梯时疼痛加剧。临床影像学资料统计表明，65 岁以上的中老年人有 75% 以上的人患有此病，近年来本病发病率呈明显升高趋势。李滋平教授通过多年的临床实践，在水针刀法与筋骨针法治疗膝骨关节炎和腹针分型论治膝骨关节炎等方面积累了丰富经验。

一、辨证

《素问·长刺节论》云："病在骨,骨重不举,骨髓酸痛,寒气至,名曰骨痹。"《素问·痹论》云："风寒湿三气杂至,合而为痹也。"本病多由中老年体弱或损伤日久,肝肾亏虚,气血不足,筋骨失养,风寒湿三邪乘虚侵入人体,留着关节,气血运行不畅,经络阻滞不通所致。中医学认为"不通则痛""不荣则痛"。本病以肝肾亏虚为本、经脉不利为标,病性属"本虚标实",故治疗多以补益肝肾、活血通络为基本治则。

根据病因及临床表现症状,本病主要分为肝肾亏虚、寒湿阻滞、瘀血阻滞3种证型。有学者对624例原发性膝骨关节炎中医证候流行病学进行调查,发现辨证要素按出现频次高低依次为肾阳虚、血瘀、寒湿、肝阴虚、脾虚、肾阴虚、痰、湿热、风,肾阳虚、血瘀、寒湿是膝骨关节出现频率最高的证型,即本病多具有"虚、寒、瘀、湿"的临床特点。临床上,李滋平教授补益肝肾治其本,活血通络、祛风散寒除湿治其标,取得了良好的临床疗效。

二、论治

1. 补益肝肾,活血通络　《张氏医通》云："膝者筋之府,屈伸不能,行则偻俯,筋将惫矣。故膝痛无有不因肝肾虚者,虚则风寒湿气袭之。"阐明了本病内因主要是肝肾亏虚,外因则是感受风、寒、湿之邪。风寒湿邪侵袭人体,痹阻于经络、肌肉、关节,气血运行不畅,不通则痛发为本病。

根据膝骨关节炎"虚、寒、瘀、湿"的临床特点,岭南针药相须流派以针药相须为基础,以飞针针刺与穴位注射贯穿治疗的全过程,辅以水针刀法、筋骨针法、腹针等特色疗法。

水针刀法结合筋骨针法:现代软组织损伤学认为,膝骨关节炎是由膝关节周围韧带损伤、动静态平衡失调,产生粘连、瘢痕、挛缩、堵塞等导致的。膝关节是人体的负重关节,运动量大,其周围软组织容易受到损伤,产生局部粘连、挛缩、瘢痕等,导致膝关节内应力平衡失调,进而发生骨刺现象。水针刀法与筋骨针法集水针注射、微创松解与药物注射、三氧消融于一体,可松解膝关节病变的软组织,解除膝部软组织粘连,改善和恢复肌腱、韧带的收缩性,增加髌骨活动度,减少关节内压力,恢复膝关节应力平衡,从而达到缓解疼痛、恢复关节功能的目的。骨肽注射液具有抗炎、镇痛、调节骨代谢及钙、磷代谢的作用,同时局部麻醉药除止痛外,还可促进其他药物的吸收;三氧消融可以减少炎症对局部神经末梢的不良刺激,减少疼痛;骨康宁松解液可以改善微循环,促进膝关节功能恢复,改善滑膜组织的炎症反应,保护关节软骨,缓解疼痛,增强关节活动度,使膝关节的动态平衡失调趋于平衡,从而达到止痛和恢复功能的作用。

2. 活血通络、祛风散寒除湿

(1) 腹针:根据薄氏腹针疗法理论,本病选用天地针(中脘、关元)、气旁、外陵、大横、下风湿点等穴。中脘为胃的募穴,胃与脾相表里,为后天之本,气血生化之源;关元别名丹田,有培肾固本、补气回阳之效,两穴合用可补脾肾、促进脏腑气血的产生;气旁有调理下焦、通调气血的作用;外陵是足阳明胃经上的穴位,在腹部全息图与膝关节有相应的应答关系,是脏腑气血通向下肢的必经之路;大横是足太阴脾的经穴,有调理脾脏、健脾祛湿、滑利关节之效;下风湿点与膝关节相对应,是治疗膝关节病变的要穴。血海穴为脾经要穴,血海穴的功能与脾脏的生理功能密切相关。脾为气血生化之源,足太阴脾经为多血之经,刺灸血海能行血。此外,"治风先治血,血行风自灭",血海穴有活血祛风之功。有研究提示针刺血海穴对血液的高凝聚状态和毛细血管的形态及血流状态都有不同程度的影响,可调节血管活性因子的释放,说明针刺血海穴确有活血化瘀的功效。上述穴位具有促使脏腑产生气血、经络运行气血、局部(膝关节)得到气血的功效,使膝部气血得以畅通,达到活血通络止痛、祛风散寒除湿的目的。

(2) 上下膝五针:李滋平教授认为膝骨关节炎病因为"内外合邪",在内为肝、肾、脾不调,在外以寒、瘀、湿为主。治疗上,取上下膝五针分治筋骨,可有效改善膝骨关节炎疼痛和功能受限。

从穴位所处位置分为上膝五针和下膝五针,治疗上偏重不同。上膝五针用于治疗痹在筋肉,肌肉酸痛乏力,下蹲起立困难,病肌或在股二头肌、股四头肌、半腱肌等肌肉的患者。主穴为:鹤顶、内外膝眼、梁丘、血海。下膝五针用于治疗痹在骨,骨节疼痛,行走痛甚,关节畸形,可闻及骨擦音,或伴有骨质疏松的患者。主穴为:鹤顶、内外膝眼、阴陵泉、阳陵泉。在此两组穴位中,鹤顶、膝眼为经外奇穴。鹤顶最早见于明代楼英《医学纲目》,位于膝部,髌骨上缘正中凹陷处,用以治疗"两足瘫痪,两腿无力",可疏通经络,通利关节。《备急千金要方》中记载内外膝眼"主膝中痛不仁,难跪"。二者位于髌韧带两侧的凹陷中,内侧为内膝眼,外侧为外膝眼,局部取穴能通利膝关节经气。研究证实强刺激膝眼穴能使局部肌肉按照一定节律收缩,明显改善血循环,并促进关节液循环,营养关节软骨。《备急千金要方》曰:"梁丘、曲泉、阳关主筋挛,膝不得屈伸,不可以行。"梁丘为足阳明胃经郄穴,郄穴是气血深聚之处,足阳明经多气多血,"阳明主束骨而利机关",刺激梁丘可更好激发阳明经气,利于关节。阳经郄穴兼有止痛之功。血海为足太阴脾经穴位,穴如其名,有养血活血化瘀、健脾益气之效。二经表里相应,阴阳调和,脾胃相济,运化得宜,筋肉得水谷而健,湿邪得脾阳而化。从现代解剖学来看,梁丘和血海均位于肌肉与肌腱移行处,能够调节肌肉收缩蛋白及关节液的正常分泌代谢和膝关节周围肌肉动力平衡,稳定结构,从而使病痛得以消除。故上膝五针对于肌痛为主的患者疗效较好。下膝五针中,阴陵泉为脾经合穴,为脾经脉气所入,有建中宫、调水液、利水湿之效,针之可祛顽痰积水,尤其适合骨痹后期痰瘀互结之证。阳陵泉为足少阳胆经合穴、下合穴,是胆经经气最盛之地,也是八会穴之筋会,为筋经聚集之处。《灵枢经·经脉》曰:"胆足少阳之脉……是主骨所生病者。"故阳陵泉能筋骨同治。二者配伍,阴阳相引,如《针灸大成》卷二引《玉龙赋》言:"阴陵、阳陵,除膝肿之难熬。"故下膝五针更适合于骨节疼痛变形的患者。

三、科研成果

1. 水针刀法和筋骨针法疗效的研究

目的:验证水针刀法和筋骨针法的临床效果。

方法:我院自 2006 年 3 月—2008 年 3 月分别纳入治疗组和对照组膝骨关节炎患者各 160 例。治疗组采用水针刀法与筋骨针法治疗。操作方法:①体位选择:患者取坐位或者仰卧位。②定位:按钟表定位法及筋骨三针定位法,在膝关节髌骨周围,内外侧副韧带附着点,3、6、9 点处,结合 X 线片,并作标记。③局部皮肤常规消毒后,铺洞巾,选取 1 号扁圆刃水针刀法或扁圆刃筋骨针具,沿病变部位快速开皮后缓慢斜行进针,刀口方向与局部血管神经、肌肉纤维方向一致,快速达骨膜层病灶区,待患者有酸、麻、胀、沉感,抽吸无回血,应用骨膜扇形分离法与筋膜环形撬剥法,然后行推铲刮平法;当针下有松动感时注射骨康宁松解液 2~3ml,然后出水针刀与筋骨针,术后创可贴外敷,患者休息 15~30min。每隔 3 天治疗 1 次,5 次为 1 个疗程。对照组采用单纯针刺治疗,参照《针灸治疗学》(新世纪全国高等中医药类规划教材,2005 年出版)治疗方法,以通经活络止痛为法,取患侧双膝眼、梁丘、阳陵泉、膝阳关,采用平补平泻法,每周治疗 5 次,连续治疗 2 周。观察两组的 VAS 疼痛评分,《中药新药临床研究指导原则》(2002 年)对应疗效评价、疗程结束后疗效、随访 3 个月疗效。

结果:疼痛改善方面,治疗组明显优于对照组,其差异有非常显著性意义($P<0.01$)。两组近期疗效比较,治疗组总有效率为 97.5%,对照组为 82.5%,其差异有显著性意义($P<0.05$)。两组随访 3 个月时疗效比较,治疗组总有效率为 90%,对照组为 75%,其差异有显著性意义($P<0.05$)。

结论:水针刀法与筋骨针法治疗膝骨性关节炎,在疼痛及症状等改善方面的临床方法简便、疗效显著、微创伤、痛苦小、安全可靠,值得临床推广应用。

2. 腹针

目的:验证腹针的临床疗效。

　　方法:我院在 2006 年 8 月—2008 年 10 月采用腹针治疗膝骨关节炎患者共 94 例,其中肝肾亏虚证组 30 例,瘀血阻滞证组 33 例,寒湿阻滞证组 31 例。三组一般资料经统计学处理,无显著性差异(P>0.05)。嘱患者取平卧位,其中天地针(中脘、关元)深刺,气旁、外陵、大横中刺,下风湿点浅刺,针刺完整即候气。候气完后,根据处方要求对每个穴的深度进行调整,使患者症状得以改善,谓行气。行气后 3~5 分钟,疗效不好时继续对处方的穴位进行调整,使患者症状得以改善,谓催气。留针 30 分钟。每日针刺 1 次,每周治疗 5 次,休息 2 天,共治疗 4 周。观察两组的 Lysholm 膝关节评分量表、临床疗效、远期疗效、不良反应。

　　结果:肝肾亏虚证组 30 例中,显效 10 例,有效 11 例,无效 1 例,总有效率 96.7%;瘀血阻滞证组 33 例中,显效 13 例,有效 10 例,无效 1 例,总有效率 97.0%;寒湿阻滞证组 31 例中,显效 11 例,有效 12 例,无效 1 例,总有效率 96.8%。

　　结论:治疗前后三组患者的 Lysholm 膝关节评分量表对比、临床疗效、远期疗效皆有统计学差异,肯定了腹针的临床疗效。

四、典型病例

熊某,男,52 岁。2021 年 1 月 5 日初诊。

主诉:双侧膝关节肿痛 2 年,加重 1 周。

病史:患者 2 年前开始出现双侧膝关节疼痛,行走及上下楼梯、夜间及阴雨天加重,难以下蹲,伴有轻度肿胀,各医院均诊断为膝骨关节炎,经封闭疗法、膏药贴敷等治疗后症状好转,但反复发作,1 周前上述症状加重,遂来就诊。现症见:双侧膝关节持续性肿痛,下蹲及活动范围受限,活动困难,遇寒明显加重,得温痛减。无恶寒发热,纳、眠可,小便调,大便溏。舌淡暗,苔白腻,脉涩。

既往史:体健。

查体:股四头肌无萎缩,膝关节稍有肿胀,膝关节周围压痛,活动受限,浮髌试验(+),髌骨研磨试验(+)。

辅助检查:膝关节 X 线提示关节面不规则,关节边缘骨赘形成,胫骨髁间棘变尖,关节间隙狭窄。

中医诊断:痹证(寒湿痹阻)。

西医诊断:膝骨关节炎。

治疗方法:

(1)针刺:下膝五针(鹤顶双侧、内外膝眼双侧、阴陵泉双侧、阳陵泉双侧)加血海双侧、曲池双侧。手法以平补平泻为主,进针后以红外线照射,留针 20min。

（2）刺络放血：取针后于膝部瘀络明显处刺络放血，待恶血出尽即止。

（3）穴位注射：维生素 B_{12} 注射液和维生素 D_2 果糖酸钙注射液注射双膝阿是穴 0.2ml，阳陵泉$_{双侧}$0.5ml。

（4）中药：独活寄生汤加减：薏苡仁 30g，独活 15g，威灵仙 15g，杜仲 15g，桑寄生 15g，鸡血藤 20g，川楝子 15g，延胡索 15g，桂枝 10g，甘草 5g，蜈蚣 3g，牡丹皮 10g。水煎服，每日 1 剂，共 7 剂。

针刺治疗每周 3 次，刺络放血每周 1 次，穴位注射每周 2 次，以针灸治疗 6 次为 1 个疗程。

按上述方法治疗 1 个疗程后，膝关节疼痛感明显减轻，下蹲可，活动范围增大。继续治疗 1 个疗程后，疼痛消失，膝关节活动度基本恢复，随访 3 个月无复发。

五、总结

膝骨关节炎对于老年患者生活质量影响显著，《素问·长刺节论》记载"病在筋，筋挛节痛，不可以行""病在骨，骨重不可举，骨髓酸痛"，此病以膝关节疼痛、肿胀、屈伸不利为主症。在筋肉者，以疼痛，肌肉乏力为主，痛处相对固定，可伴随下蹲困难；在骨者，关节拘挛变形。借助现代医学检查也可明确病灶，在筋者多表现为韧带受损，在骨者软骨磨损、骨赘形成、骨质疏松等。与膝骨关节炎相关的经络包括膝内侧的足三阴经与外侧足三阳经，除正经走行过双膝外，足少阳、足太阳、足阳明和足三阴经筋行于膝关节周围，并有相应的结聚点，如"结于膝外廉""结于膝""结于腘"等。而经筋之病，"寒则反折筋急，热则筋弛纵不收，阴痿不用。阳急则反折，阴急则俯不伸"（《灵枢·经筋》）。对于这些病理性的结聚点，水针刀、筋骨针法、腹针、上下膝五针等疗法能很好地发挥优势；其中腹针内调脏腑，水针刀、筋骨针法及上下膝五针通过对膝关节周围痛点进行不同程度的疏通、剥离等，能有效松解痉挛与粘连的软组织，改善局部血液瘀滞的状态。

（罗宇轩）

第四节　针药相须治疗耳鸣耳聋经验及临床研究

耳鸣耳聋是耳科的常见症状，明代张景岳曾将耳鸣耳聋按其病因分为"五闭"，认为耳聋"大都其证有五：曰火闭，曰气闭，曰邪闭，曰窍闭，曰虚闭"，系以外邪侵袭或脏腑实火上扰耳窍，或气滞血瘀、闭阻清窍，或痰浊蒙蔽，或脏腑虚损、清窍失养而致自觉耳内鸣响、听力障碍为主要表现的耳病。耳鸣指自觉耳内或颅内有鸣响,但外部并无相应声源存在,或细小如蝉鸣,或声大如潮声,或间断而发,或昼夜不息,静止时尤甚的一种常见脑部疾病,自觉鸣响来自头部者称为"颅鸣"或脑鸣。耳聋是听觉传导路径器质性或功能性病变导致不同程度听力损害的总称。

耳鸣分为耳源性耳鸣和非耳源性耳鸣。耳源性耳鸣由听觉系统的病变引起,大多为感音神经性耳鸣或主观性耳鸣,大多数耳鸣属耳源性,非耳源性耳鸣起源于听觉系统以外的部位,如血管源性、肌源性(以腭肌阵挛为最常见)、咽鼓管异常开放、颞颌关节病变等,多指体声,还与患者的情志、体质条件有关。耳聋与遗传因素、听觉器官的老化性退行性变、传染病、全身系统性疾病、药物中毒、创伤、自身免疫疾病有关。耳鸣耳聋作为临床常见症状,常见于多种疾病过程中,也可单独成病。西医的耳外伤、耳科病变(中耳炎、鼓膜炎)、多种急性传染病(猩红热、流行性感冒)、颅内病变(如脑肿瘤、听神经瘤)、药物中毒、高血压、梅尼埃病、贫血、神经衰弱等疾病,均可出现耳鸣耳聋。

一、辨证

针灸治疗耳鸣耳聋的优势在于可以直接作用于耳之局部,通过对耳周经络腧穴的刺激发挥作用。耳为宗脉之所聚,《灵枢·邪气脏腑病形》有云:"十二经脉,三百六十五络,其血气皆上于面而走空窍,其精阳气上走于目而为睛,其别气走于耳而为听。"十二经脉中,与耳窍关系最密切的当属手足少阳经和手太阳小肠经。手足少阳经均能循行至侧头部,"从耳后入耳中,出走耳前",手太阳小肠经"至目锐眦,却入耳中"。这三条经脉上分别有一穴位位于耳周附近,即耳门、听宫、听会,为"耳前三穴"。此三穴是临床治疗耳鸣耳聋的要穴,针之可聪耳启闭。从解剖学上来说,此三穴是与耳病关系最为密切的穴位,刺激此三穴可改善耳大神经功能,增加椎 - 基底动脉血供,进而改善耳部周围的血液供应。

耳鸣之病因病机,以风邪侵袭、痰湿困结、肝气郁结为实,脾胃虚弱、心血不足、肾元亏损为虚,或上犯清窍,或无以濡养温煦,清阳不升而致耳鸣。亦辨虚实,但以水衰为虚,火亢为实。水衰,是以肾水衰为主,火亢以心火亢盛、少阳火旺为主,亦可见于阳明火炽。因肾主耳,肾在窍为耳,诚如《医贯》所云:"惟肾开窍于耳,故治耳者,以肾为主。"肾中精水先虚,耳窍无以濡养,故见耳鸣。心火亢盛,上扰清阳,清阳不升,浊阴不降,清窍不畅,耳鸣乃生。人体在正常生理状态下应当上下交感,水火既济,水火得以交通有赖于《素问·刺禁论》所言的五脏气机("肝生于左,肺藏于右,心布于表,肾治于里,脾为之使,胃为之市"),通过以脾胃为转枢中心,肝左升与肺右降协同作用而达到水火相济,水火既济则水得以上润制火,火能暖下以气化蒸腾。因耳鸣责之水衰火亢,肾水衰则金水乏源,故右降常不足,火炎上则助木气左升太过。此外,若本有水衰火亢,若不慎遇风邪侵袭,清窍为之壅塞,则耳鸣更甚;若素体痰湿,痰湿蒙蔽清窍使耳鸣加剧。

二、论治

因材施治,证法相合　针对耳鸣耳聋的治疗,临床上有许多不同的疗法,根据患者证型、体质的不同,精确选用疗法当可使之事半功倍。例如,针刺在临床上以"治神守气"为原则,具有疏调经气、活血通络的功效,配合适宜手法,亦可有清热、温阳等消补之效,但缺少实质性的外界资源补充,消补之效有时难以达到预期。方药则通过内服外用,补充外物,可使消补疗效达到理想状态,但疏通之效则较之针灸稍逊一筹。针药相须流派巧妙地结合了两者,针药并进,根据个体的不同而对针灸、中药施行加减,从而为每个个体精确制订适宜疗法,相得益彰。

(1) 百会灸法配合针刺温阳通络:百会出自《针灸甲乙经》,别名"三阳五会",位于头顶正中线与两耳尖连线的交叉处,络属督脉,穴居颠顶,联系脑部,《黄帝明堂经》:主痓。瘖疟。顶上痛,风头重,目如脱,不可左右顾。癫疾。耳鸣。小儿惊痫。热病汗出而善呕。灸百会可通督醒神,温经开窍。临床上艾灸可用温和灸、雀啄灸、回旋灸。温和灸:施灸时将艾条的一端点燃,对准百会穴,距皮肤 2~3cm,进行熏烤,以患者局部有温热感而无灼痛为宜,施灸至皮肤出现红晕为度。雀啄灸:施灸时将艾条的一端点燃,将艾条点燃的一端与施灸部位的皮肤并不固定在一定距离,像鸟雀啄食一样,一上一下活动地施灸,施灸至皮肤出现红晕为度。回旋灸:施灸时将艾条的一端点燃,艾条点燃的一端与施灸部位的皮肤虽然保持一定的距离,但不固定,而是均匀地左右移动或者往复回旋熏烤施灸,施灸至皮肤出现红晕为度。百会灸配合常规针刺,可稳定患者的情绪,疏调心志,收到较好的疗效。

(2) 颈夹脊穴埋线疗法:颈夹脊穴,当 C_1~C_7,脊柱棘突间两侧,后正中线旁开 0.5 寸处取穴。该法应用传统局部针刺结合穴位埋线治疗耳鸣耳聋,针刺穴取耳门、听宫、听会、翳风、中渚、侠溪,埋线穴取患侧颈夹脊穴,留针 30 分钟,期间予以红外线灯照射辅助治疗。穴位埋线为针药结合的一种体现,药线经丹参制剂浸泡后,埋入局部,既可疏通经络,又可增强活血止痛之效,配合常规针刺疗法,醒神通窍,以提高临床疗效。

(3) 子午流注纳支针刺法:子午流注法是古代针灸疗配穴的一种方法,本法以十二经中的 60 个五输穴及 6 个原穴为基础,结合天干地支五行生克,并随日时的变易推论十二经气血运行中的盛衰、开阖情况,作为取穴的依据。子午流注纳支针刺法通过经络脏腑辨证,明确病变的脏腑经络,通过子午流注法确定相应的针刺治疗时间,可更好地激发相应经的经气,疏通经络,以增强疗效。如肝火上炎型当于丑时针刺,肾虚精亏型当于酉时针刺,太阳经病变当取未时针刺等,针刺的取穴也当随证型发生变化。例如,治疗肾虚精亏型耳鸣患者,于酉时进行针刺,取穴太溪、肾俞、听宫、翳风,太溪、肾俞用补法,听宫、翳风用平补平泻法,得气后留针 30 分钟。经临床研究发现,该型患者于酉时治疗的疗效,要优于其他时间行针刺疗法的疗效。

(4) 针刺百会、大椎为主治疗耳鸣耳聋:该法采用针刺百会、大椎为主治疗耳鸣耳聋,疗效较为理想。李教授在多年的临床实践中发现,督脉在治疗耳鸣耳聋中起到了重要作用,故选用督脉的百会、大椎为治疗本病的主穴。因为督脉并于脊里,上行于脑,所以百会、大椎既位于头颈部,又入络于脑。头为诸阳之会,百会穴又称三阳五会、颠上等,《针灸甲乙经》认为百会为督脉、手足太阳之会,具有平肝息风、升阳固脱、醒脑开窍之效。现代研究发现,百会穴浅表分布着丰富的神经血管,如枕大神经、额神经分支,深层为大脑皮质运动区和旁中央小叶,是治疗头面五官疾病的常用穴位。大椎,督脉代表穴之一,别号百劳,是手足三阳经与督脉相交会最集中的地方。《针灸甲乙经》言大椎为"三阳督脉之会"。故大椎内可通行督脉,外可流走于三阳,除能调节本经经气外,还可以调节六阳经经气,泻之可清泄诸阳经之邪热实盛,通督解痉;补之可壮全身阳气,固卫安营。长期临床实践发现,感音神经性耳聋,特别是老年性的神经性耳聋与椎动脉供血不足有关,百会可改善椎动脉供血状况,并有助于损坏神经元的恢复,而百会与大椎合用,其改善椎动脉供血的功效更佳。

(5) 穴位注射透穴注药:穴位注射是根据针灸经络理论与药物治疗原理结合发展而来的一种特色治疗方法,将针灸与药物治疗作用有机地结合起来,与针药相须的学术思想不谋而合。注射器针头的直径明显比一般的毫针要粗,进针时更易产生疼痛感,患者容易产生畏惧心理,医者在保证疗效的基础上,应当力求减轻患者的不适,需做到以下几点:快破皮,慢推药,取穴少而精。对于耳鸣耳聋,常使用透穴注药术,穴取听宫、听会、翳风、风池等,药取丹参注射液,手持注射器快速破皮,缓慢进针直至得气,回抽确认无回血后,一边缓慢推注药物,一边缓慢将针退至浅层,然后出针。针刺可疏通少阳经气,刺激耳旁经络气血,通督开窍。"久病必瘀",丹参作为活血化瘀常用药物,《神农本草经》载"丹参味苦微寒",主"破癥除瘕";丹参本身具有行气活血化瘀之效,配合针刺注药,更添活血通络之功,提高临床疗效。

(6) 中药内服:针药相须流派中,中药内服也是临床上扶正祛邪的重要保证。根据脏腑经络辨证,可将耳鸣耳聋分为 6 种证型,辨证给药。

1）外邪侵袭，上犯耳窍

证候：突起耳鸣，鸣声如风，听力下降，或伴有耳堵闷感。全身或可有鼻塞、流涕、咳嗽、头痛、咽痛、发热恶寒等。舌质红，苔薄黄，脉浮数。

局部检查：外耳道干净，鼓膜完整，或有轻微充血，或鼓膜内陷。

治法：清热疏风，宣肺通窍。

方药：银翘散。

基本处方：金银花、连翘、淡竹叶、荆芥穗、牛蒡子、薄荷、淡豆豉、生甘草、苦桔梗、芦根。

加减：耳堵塞感明显，加石菖蒲、路路通以疏风通窍；无咽痛、口渴者去牛蒡子、淡竹叶、芦根；伴鼻塞、流涕者，可加苍耳子、白芷；头痛者，可加蔓荆子；伴咳嗽者，可加前胡、陈皮。

2）肝火上炎，燔灼耳窍

证候：耳鸣、耳聋突然发生，多因郁怒而发或加重，耳鸣如雷、如风、如潮声；或兼耳闭塞感，头痛，眩晕，面红目赤，烦躁易怒，夜寐不宁，胸胁胀痛，头痛或眩晕。舌红苔黄，脉弦数。

局部检查：鼓膜完整，或内陷。纯音测听检查示听力图呈感音神经性耳聋。

治法：清泻肝胆，开郁通窍。

方药：龙胆泻肝汤。

基本处方：龙胆、栀子、黄芩、柴胡、生地黄、车前子、泽泻、川木通、甘草、当归。

加减：头痛目眩者，加生龙骨、生牡蛎、白芍以平肝潜阳；目红面赤者，加夏枯草、菊花、槐花以清肝泻火。

3）痰火郁结，壅塞耳窍

证候：耳鸣耳聋，耳鸣声音多宏而粗，如风呼啸或如机器轰鸣，持续不歇，耳中胀闷；兼有头重头昏，或见头晕目眩，胸脘满闷，咳嗽痰多，口苦或淡而无味，二便不畅。舌红，苔黄腻，脉滑数。

局部检查：外耳道通畅，鼓膜完整或内陷混浊；纯音测听检查示听力图呈感音神经性耳聋。

治法：清火化痰，开郁通窍。

方药：清气化痰汤。

基本处方：苦杏仁、瓜蒌子、茯苓、枳实、黄芩、胆南星、陈皮、半夏、生姜。

加减：大便不通者，加大黄、芒硝以泻下通便，引热下行；脉滑数有力者，乃痰火之重症，宜用礞石滚痰丸，降火涤痰，并加路路通、丝瓜络以通络开窍。

4）气滞血瘀,闭塞耳窍

证候:耳鸣耳聋,病程长短不一。新病耳鸣耳聋者,多突发,久病耳鸣耳聋者,聋鸣程度无明显波动。全身可无明显其他症状。舌质暗红或有瘀点,脉细涩。

局部检查:鼓膜混浊、内陷、增厚,或见鼓膜充血明显,或有破裂出血,也可无鼓膜异常。

治法:活血化瘀,开络通窍。

方药:通窍活血汤。

基本处方:赤芍、川芎、桃仁、大枣、红花、老葱、鲜姜、麝香。

加减:血瘀明显者可加丹参、地龙以助活血化瘀;耳鸣明显者加菖蒲以宣壅开窍;气虚者加黄芪、党参以益气;血虚加当归、何首乌以养血;兼肾虚者加熟地黄、山茱萸、杜仲、牛膝、菟丝子等以补肾。

5）肾脏亏虚,耳窍失养

证候:耳鸣绵绵,声如蝉鸣,夜间甚者,甚则虚烦失眠,听力减退,房劳后加重;兼可见头昏眼花,腰膝酸软,夜尿频多,发脱齿摇,或见五心烦热,多梦,夜寐不宁。舌红少苔,脉细数。

局部检查:鼓膜正常或轻度萎缩;纯音测听检查示听力图呈感音神经性耳聋。

治法:补益肾精,充养耳窍。

方药:肾阴虚者,耳聋左慈丸;肾阳虚者,右归丸。

基本处方:①耳聋左慈丸,组成有磁石、熟地黄、山药、山茱萸、牡丹皮、泽泻、竹叶、柴胡;②右归丸,组成有熟地黄、附子、肉桂、山药、山茱萸、菟丝子、当归、杜仲、鹿角胶、枸杞子。

加减:若耳鸣甚,失眠重,加用首乌藤、酸枣仁以宁心安神;亦可选用杞菊地黄丸或左归丸。

6）气血亏虚,耳窍失养

证候:耳鸣耳聋时轻时重,遇劳则甚,突然起立时加重;全身倦怠乏力,食欲不振,脘腹胀满,大便溏薄,面色无华,心悸失眠。舌质淡红,苔薄白,脉细弱。

局部检查:鼓膜完整,或有内陷混浊;纯音测听检查示听力图呈感音神经性耳聋。

治法:益气养血,通利耳窍。

方药:八珍汤。

基本处方:当归、川芎、熟地黄、白芍、人参、白术、茯苓、炙甘草。

加减:心悸夜寐不宁者,可加龙眼肉、远志以养心安神,亦可用归脾汤加石菖蒲、磁石以健脾养心,开窍聪耳;气虚甚者,亦可选用益气聪明汤加减。

三、科研成果

针刺主穴的疗效研究

目的:观察以针刺百会、大椎为主治疗感音神经性耳聋患者的临床疗效。

方法:严格筛选神经性耳聋患者 210 例,按随机对照方法分为两组。其中治疗组 110 例,采用针刺传统穴位加用百会、大椎;对照组 100 例,采用针刺传统穴位,1.5 个月后进行两组总体疗效对比及治疗组病程、病情等级对疗效的影响。

结果:总有效率治疗组为 80.91%,对照组为 62.00%,两组比较差异有非常显著性意义($P<0.01$);病程在 6 个月以内者与 6 个月以上者比较,差异有非常显著性意义($P<0.01$);病情等级在轻、中度者与重、极重度者比较,差异有显著性意义($P<0.05$)。

结论:采用以针刺百会、大椎为主治疗感音神经性耳聋的疗效肯定,病程在 6 个月以内病情等级为轻、中度者疗效较好。

四、典型病例

李某,男,57 岁。

主诉:双耳耳鸣 10 年余,近 2 天加重。

现病史:患者自诉 10 余年来耳鸣声绵绵不绝,呈鸟鸣声,夜间加重,近 2 天夜间难以入睡,心烦,听力稍降,平素头晕,双膝酸软无力,夜尿频多。舌红,苔少,脉细。

中医诊断:耳鸣(肾精亏虚)。

针灸治疗:以补益肾精,充养耳窍为法,于酉时行针刺手法,取穴太溪$_{双侧}$、肾俞$_{双侧}$、听宫$_{双侧}$、翳风$_{双侧}$、百会,其中太溪、肾俞用补法,百会、听宫、翳风用平补平泻法,得气后留针 30 分钟,期间配合红外线灯照射。

穴位注射:翳风$_{双侧}$、风池$_{双侧}$、听宫$_{双侧}$行穴位注射,每穴注射丹参注射液 0.1~0.2ml。

中药:熟地黄 30g,附子 10g,肉桂 10g,山药 20g,山茱萸 30g,菟丝子 20g,当归 15g,杜仲 20g,鹿角胶 15g,枸杞子 30g。水煎服,日 1 剂,共 7 剂。

针刺治疗每周 3 次,穴位注射每周 2 次,以针灸治疗 6 次为 1 个疗程。

如上疗法治疗 1 个疗程后,患者自觉耳鸣明显缓解。

五、总结

耳鸣是以外周和听觉中枢病变为主、多因素共同作用所引起的一种临床症状。

在中医学上属于"耳鸣""耳风聋""劳聋"等范畴,《灵枢》提出髓海不足是耳鸣的主要原因:"脑为髓之海,其输上在百会,下在风府。髓海不足,则脑转耳鸣。审守其输,调其虚实。"唐代王焘《外台秘要》认为"肾气通于耳,足少阴肾之经,宗脉之所聚,劳动经血,而血气不足,宗脉则虚,风邪乘阳明苦耳阳"。明代王纶《明医杂著》则认为痰火上攻,郁结于耳是重要病机:"耳或鸣甚如蝉,或左或右,或时闭塞,世人多作肾虚治不效,殊不知此是痰火上升,郁于耳中而为鸣,郁甚则壅闭矣。若遇此证,但审其平昔饮酒浓味,上焦素有痰火,只作清痰降火治之。"明代王肯堂《证治准绳》归纳了耳鸣的证治方药:"血虚有火,用四物加山栀、柴胡。若中气虚弱,用补中益气汤。若血气俱虚……或用生地黄截塞耳,数易之,以瘥为度。"

辨证论治应辨虚实与辨脏腑。辨证时要注意:①分新久。新者即暴鸣,表现为突然耳鸣;久者即久鸣,多由肾虚或脾虚所致。②辨虚实。一般暴鸣多属实证,久鸣多属虚证。治肝胆从实,治脾肾从虚。一般实证采用疏风清热、清肝泻火、化痰降火、通窍活血等治法;虚证采用补肾填精、益气健脾等治法;若属于虚实夹杂,则当虚实并治,标本兼治。

治疗上,须行精确辨证,根据个体的不同而选取对应的治疗方法,拟定相应的治疗方案。百会灸法可温阳通络,颈夹脊穴位埋线法可通督醒神;子午流注法可更好地激发对应经络的经气;以大椎、百会为主的针刺手法通督开窍之力更强;穴位注射针对性更强,疏通局部气血经络,促进局部炎症吸收,施术时注意须隔1日再行,避免给予患者过强的刺激;中药内服可调理脏腑功能。临床上当因材施治,针刺时可适当配合红外线灯照射及电针等辅助疗法以增强局部刺激,松解局部痉挛,提高疗效。平时患者也应当注意周围环境,使自己处于一个相对安静的环境。另外,平素当调畅情志,清淡饮食,禁食海鲜及辛辣刺激性食物。医者治疗上当注重患者感受,避免焦躁,仔细观察患者,避免行刺激性过强的疗法,以达到"治神守气"的效果,使患者在轻松舒适的状态下接受治疗。

（李南臻　徐　程　陈淑琪）

第五节　岭南针药相须治疗失眠经验及临床研究

失眠是指无法入睡或无法保持睡眠状态,为各种原因引起入睡困难、睡眠深度或频度过短、早醒及睡眠时间不足或质量差等,是一种常见病。临床以不易入睡、睡后易醒、醒后不能再寐、时寐时醒,或彻夜不寐为其证候特点,并常伴有日间精神不振、反应迟钝、体倦乏力，甚则心烦懊。《中国成人失眠诊断与治疗指南》（2017版）制订了中国成人失眠的诊断标准：①失眠表现入睡困难，入睡时间超过30分钟；②睡眠质量下降，睡眠维持障碍，整夜觉醒次数≥2次，早醒、睡眠质量下降；③总睡眠时间减少，通常少于6小时。同时伴有日间功能障碍。失眠的患病率为10%~20%，其中以女性及老年人常见。随着当代生活节奏的加快，此病有年轻化的趋势，其绵延难愈，容易导致抑郁等精神疾病的发生，严重影响患者的工作与生活。近年来，随着人们的生活和工作方式改变，生活工作压力增加，失眠的发病率迅速上升。

　　失眠属中医学"不寐""不得眠""不得卧""目不瞑"范畴，引起不寐的病因很多，如情志所伤、劳逸失调、久病体虚、饮食不节等，主要是由脏腑功能失调、心神不安所致。《灵枢·大惑论》云："卫气不得入于阴，常留于阳。留于阳则阳气满，阳气满则阳跷盛；不得入于阴则阴气虚，故目不瞑矣。"《灵枢·邪客》指出："今厥气客于五脏六腑，则卫气独卫其外，行于阳，不得入于阴。行于阳则阳气盛，阳气盛则阳跷陷，不得入于阴，阴虚，故不瞑。"可见，阴阳失和是失眠的关键所在。《景岳全书》将其总结为"……总属真阴精血不足，阴阳不交而神有不安其室耳"。故失眠基本病机在于阴阳失交。阳盛阴衰，阳不入阴，阴不含阳，神不守舍，发为失眠。

　　目前，失眠的治疗方法包括药物治疗、心理干预、中医药及针灸治疗等。临床观察显示，长时间使用安眠药可能导致各种副作用，针药相须整合疗法较单一疗法起效快，副作用少。

一、辨证

　　《难经》言："卧之安者，神藏于心，魂归于肝，意归于脾，魄归于肺，志归于肾，五脏涵养五神……神机不安亦可生本病。"指出了脏腑功能紊乱，五神不能安居其舍，可导致失眠。故脏腑辨证在失眠一病中尤为重要。心主血，为血之舍，心气推动血液在脉中正常运行，为血液循环不息的原动力。心血虚，气血失和，心神失养而致不寐。心主神志，为神之居，五脏六腑之大主，主宰一切人体精神思维活动，心气安定，五脏六腑得以安定。心主神志功能异常，就会出现睡眠障碍，心阴阳气血调和，人才会正常寤寐。脾胃为气血生化之源，脾主升清，统摄血液运行，化生气血，升降气机。若脾胃功能异常，消化吸收功能减退，气血生成不足，血液运行失常，水液代谢失衡，不能运化气血，则神无所依，心无所养而出现失眠。《素问·逆调论》言："胃不和则卧不安。"脾胃不和，中焦升降失司，浊气不降，上扰心神，导致失眠。肾为先天之本，藏五脏之元阴元阳，肾阴具有滋润、濡养、安静的作用，肾中阳气具有温煦、推动、气化的作用，二者相互制约，相互协调，维持着肾的生理功能。心居于上，为火脏，肾居于下，为水脏，心火下注于肾使肾水不寒，肾水上济于心使心火不旺，心肾相交，夜寐可安。肾精亏耗，髓海空虚，阴精不足不能滋养心阳，心阳亢盛，扰动心神，则失眠多梦。肝主疏泄，疏泄正常，气机调畅，机体阴阳平衡，病不得生，则为寐。若肝气失于疏泄，气机逆乱，肝不藏血，气血逆乱则不寐。与肝相表里的胆，主决断，若痰热内扰，则胆怯易惊致失眠多梦，治宜清胆化痰。故失眠一病，与心、脾、肝胆、肾密切相关。李教授将其分为痰火扰神、心脾两虚、肝郁气滞、肝火亢旺和心肾不交五类，其中以心脾两虚最为常见。脾为生痰之源，心主神。若脾胃虚弱，则痰液生，痰易蒙蔽心神，发为失眠；脾气不足，则肝气盛，其疏泄功能失调则易郁、易化火，从而扰乱心神；脾胃虚弱则气血生化乏源，心血不足，难以养神，且易与肾失交。故失眠的根本在于心脾两虚。

经络辨证与脏腑辨证关系密切，病变脏腑与病经基本一致。心作为失眠的主脏，以心为基本靶点，十二经脉中，除了手少阴心经与手厥阴心包经直接由心发出外，足太阴脾经注心中，足少阴肾经络心中，故此四经均可影响神志，神安则眠。督脉为阳气之海，能调节过盛阳气，调和阴阳，且其循行入脑，现代生理研究认为，睡眠是由脑干发出低频规则信号，使脑部神经活性降到最低，故督脉与睡眠关系密切。足厥阴肝经与督脉交汇于巅，且其经气于子时旺盛，若过旺则导致失眠。足太阳膀胱经从巅入络脑，与督脉同起于目内眦，共主脑之活动，其经穴位含五脏六腑腧穴，能调节脏腑功能，从阳引阴，平调阴阳，阴平阳秘，精神乃治。

二、论治

因材施治，证法相合　对于失眠的治疗，岭南针药相须流派注重以针药相须为基础，失眠的基本病机在于阴阳失交，故李滋平教授常以飞针调神与中药辨证治疗贯穿治疗的全过程，辅以穴位注射、皮内针、穴位埋线等。

（1）飞针调神：在选穴方面，李教授从心脾论治，以督脉、脾经、胃经穴位为主，辨证加减相关穴位。主穴：百会、神庭。配穴：心脾两虚加手三里、足三里、内关；痰扰心神加丰隆、足三里；心肾不交加太溪、大陵；肝火上扰加行间、太冲。百会、神庭为督脉经穴，《难经·二十八难》载"督脉者，起于下极之俞，并于脊里，上至风府，入属于脑"，故取诸阳之会百会、神庭，逆督脉循行方向而刺以制阳，收醒脑开窍、宁心安神之功。西医学认为，失眠是由于过于兴奋或激动，大脑皮质长期处于异常兴奋状态，睡眠中枢产生的冲动在皮质受到抑制，导致失眠发生。而额叶底部、眶部皮质、视交叉上核等相关中枢在体表的投影刚好集中于督脉循行路线附近。百会、神庭穴皆为督脉穴位，与脑密切相关，其深部又为大脑顶叶、额叶所在，通过刺激可使"气至病所"而起到改善额叶功能、抑制皮质的自发放电的作用，进一步使紊乱的脑功能趋于平衡协调，从而起到安眠作用。操作时需要注意调神,《灵枢·本神》云"凡刺之法,先必本于神",而"怵惕思虑者则伤神"。针灸治疗过程中,患者的主观感受可直接影响调神的效果,飞针模拟子弹瞬间穿透的力道,借助腕部瞬间强爆发力,旋转入针破皮快,可以明显减轻患者接受针刺治疗时的疼痛感,有助于患者保持良好的情绪,更有利于调神,从而起到更好的治疗效果。

(2)中药汤剂固本泻实:失眠一病,虚证为多,以补养安神为首要,再在安神药方基础上四诊合参,辨证论治。故李教授以归脾汤加龙骨、牡蛎为主方。肝气郁滞加柴胡、白芍、枳壳;心肝火旺者加栀子、龙胆、柴胡等以清泻心肝之火;痰火内扰者加半夏、竹茹、木香、陈皮等以健脾清热、燥湿化痰;心肾不交者加生地黄、熟地黄、阿胶、当归、山茱萸等以滋阴养血。现代药理研究发现,酸枣仁、远志能抑制交感神经细胞活性,生龙骨能降低大脑皮质异常活跃状态,当归强机体免疫功能。可见,归脾汤具有镇静安眠、减少神经焦虑、提高机体免疫力的功能。

(3)穴位注射:李教授选取丹参注射液,于双侧安眠穴进针,每穴注射0.2ml。操作时注意嘱患者低头,针尖方向朝鼻尖,注射药液时必须回抽察看是否扎入血管,若见回血则出针,另行定位。丹参注射液主要成分为丹参。丹参有活血化瘀、行气宽胸之功效,丹参又是活血药中的滋补之品,能助肾阴向上而济心火。本法操作简单,经济实惠,直达病所。

(4)皮内针:皮内针疗法是古代针刺留针方法的发展;能延长针刺作用时间,起到巩固疗效的作用。《素问·调经论》说:"血有余则怒,不足则恐。……血有余,则泻其盛经,出其血;不足,则视其虚经,内针其脉中,久留而视。"失眠多是一个慢性过程。《针灸大成》云"病滞则久留针",提示虚证及久病者应久留针。而留针也有调气的作用,能够使有余者泻之,不足者补之,使机体恢复阴平阳秘的状态。在皮内针的穴位选择上,李教授多选取背俞穴,背俞穴是脏腑之气输注的部位,常常是疾病的病理反应点。《素问·长刺节论》说"迫藏刺背,背俞也",而根据《难经·六十七难》"阴病行阳,阳病行阴"以及《素问·阴阳应象大论》"从阴引阳,从阳引阴",据证选取心俞、脾俞、肝俞、肾俞,通过其经络系统对脏腑气血进行调节,可起到安神的作用。以心脾两虚证型为例,具体操作是,在基本针刺治疗后,常规消毒后将皮内针(揿针型)埋入双侧心俞、脾俞等穴,使之有轻度酸胀感。在露出皮外部分的针身和针柄下的皮肤表面之间粘贴一小块方形胶布(1.0cm×1.2cm)固定,然后再用一条稍大的胶布(1.5cm×1.2cm)覆盖在针上。在针刺结束后进行,每次留针2~3天,若天气炎热,留针以1~2天为好,注意局部清洁,并嘱咐留针期间,每天按压埋针处4~5次,每次1~2分钟。

(5)穴位埋线:与皮内针类似,穴位埋线也是一种巩固针刺效果的辅助疗法,其较皮内针刺激量更大,更持久。穴位埋线是通过羊肠线埋入穴位诱导人体产生变态反应,利用机体分解、液化吸收羊肠线的过程,对施术穴位产生长期刺激的治疗效果,以弥补单纯针刺治疗上时间短、疗效难巩固、易复发的缺陷。李教授根据失眠病机属阳盛阴衰,阴阳失交,阳不入阴的特点,在治疗上取心俞、肝俞、脾俞、肾俞,四穴分别是心、肝、脾、肾的背俞穴。其具体操作为:患者取俯卧位,穴位皮肤常规消毒,以 1% 利多卡因在穴位处分别作浸润麻醉,造成局部约 1cm 直径的皮丘。将 2-0 号铬制羊肠线(0.8~1cm)装入经消毒的 9 号腰穿针(针芯尖端已磨平)前端内,在穴位从局部下方向上平刺,每个穴位进针 1.5~2mm,行提插捻转得气后,边推针芯边退针管,使羊肠线埋入穴位皮下,线头不得外露,消毒针孔,外敷无菌敷料,胶布固定 24 小时,每 2 周施术 1 次。

三、科研成果

1. 针刺疗效临床研究

目的:为针刺百会、神庭的有效性提供循证医学依据。

方法:采用随机对照法,将自 2003 年 7 月—2005 年 6 月就诊于我院针灸科门诊的 155 例失眠患者作为研究对象,按计算机随机数法分为 2 组,治疗组 110 例,采用针刺百会、神庭为主,配合辨证取穴治疗;对照组 45 例,采用艾司唑仑治疗。12 次为 1 个疗程,2 个疗程后观察疗效。

结果:治疗组总有效率为 91.81%,对照组为 57.78%,2 组比较差异有非常显著性意义($P<0.01$)。

结论:以百会、神庭穴为主的针刺治疗,是治疗失眠症较理想的方法。

2. 皮内针疗效临床研究

目的:验证皮内针疗法的临床疗效。

方法:以心脾两虚型失眠患者为研究对象,选取 2011 年 3 月—2011 年 11 月我院针灸科门诊患者共 64 例,根据随机数字表法按 1∶1 比例分为治疗组(普通针刺联合皮内针组)及对照组(普通针刺组)。对照组采用常规针刺治疗,治疗组采用常规针刺联合皮内针(心俞、脾俞)治疗,两组均每周治疗 3 次,以 12 次为 1 个疗程,采用失眠疗效评价标准及匹兹堡睡眠质量指数量表观察,分别在治疗前、疗程结束时以及疗程结束后 1 个月进行评测。失眠疗效评价参照中华人民共和国原卫生部制定的《中药新药治疗失眠的临床研究指导原则》(第 1 辑)失眠疗效评价标准。痊愈:睡眠时间恢复正常,或夜间睡眠时间在 6 小时以上,睡眠深沉,醒后精力充沛;显效:睡眠时间较前增加 3 小时以上;有效:睡眠时间较前增加不足 3 小时;无效:睡眠时间较前无改善。

结果:治疗组的愈显率、PSQI 评分在疗程结束时及疗程结束后 1 个月均优于对照组($P<0.05$),且疗效可维持至疗程结束后1个月($P>0.05$);治疗组在疗程结束时及结束后1个月在改善患者的日间功能障碍上优于对照组($P<0.05$),而治疗组疗程结束后1个月在改善患者的日间功能障碍上优于疗程结束时($P<0.05$)。

结论:皮内针对心脾两虚型失眠症有增效作用,并且可以较长时间地改善患者的日间功能障碍情况。

3. 穴位埋线临床研究

目的:观察针刺结合穴位埋线治疗失眠的疗效及安全性,并探讨影响临床疗效的有关因素。

方法:以2016年5月—2016年6月广州某医院针灸门诊的失眠患者为研究对象,采用随机方式将122例患者随机分为2组,各61例。治疗组接受针刺结合穴位埋线治疗,对照组仅接受常规针刺治疗,2组留针时间均为30分钟,期间予以红外线辅助治疗,每周治疗5次,2周为1个疗程,共观察4个疗程。以匹兹堡睡眠质量指数量表结合患者生活质量进行疗效评价。

结果:治疗后有效率治疗组为95.0%,对照组为55.0%,2组比较有非常显著性意义($P<0.01$)。影响疗效相关因素的Logistic回归分析提示,患者接受的干预方法(单纯针刺及单纯针刺结合穴位埋线)($OR=24.289$,$P<0.01$)、平素是否疲倦($OR=0.279$,$P<0.05$)均对疗效具有影响。

结论:针刺配合穴位埋线治疗失眠安全且具有良好的疗效,其疗效优于单纯针刺治疗,患者具有疲倦症状可能是影响疗效的因素之一。

四、典型病例

患者,女,45岁。2019年2月5日初诊。

主诉:难以入眠1个月余。

现病史:1个月前因工作压力大出现夜间难以入睡,入睡后易醒,自觉夜间常处于清醒状态,自述每夜睡眠2~4小时,日间锻炼后可缓解,期间多次至外院就诊,予艾司唑仑及酒石酸唑吡坦等安眠药物治疗,症状反复发作。症见:色萎黄,夜间入睡困难,日间神疲乏力,偶有心悸,纳差,小便清长,大便溏,舌质淡红、苔白腻,脉细弱。

中医诊断:不寐(心脾两虚证)。

西医诊断:睡眠障碍。

针刺治疗:先施飞针调神法,选取百会、印堂、神庭、手三里_{双侧}、足三里_{双侧}、内关_{双侧}、三阴交_{双侧}行平补平泻手法,太冲_{双侧}行泻法。留针25分钟。

穴位注射:丹参注射液。取穴:安眠穴_{双侧}。每穴透穴注药0.2~0.3ml。

中药:白术15g,茯神15g,黄芪30g,龙眼肉15g,酸枣仁15g,党参15g,炙甘草 5g,当归 15g,远志 15g,木香 10g,牡蛎 10g,龙骨 10g。

皮内针:穴取心俞_{双侧}、脾俞_{双侧}。并嘱患者调畅情志,多做有氧运动。

针刺治疗每周 3 次,穴位注射每周 2 次,中药每日 1 剂,皮内针每周 1 次。

治疗 3 周后,患者入睡困难症状明显缓解,嘱注意日常调护以防复发,不适随诊。

五、总结

西医学认为,失眠是由于过于兴奋或激动,大脑皮质长期处于异常兴奋状态,睡眠中枢产生的冲动在皮质受到抑制,导致失眠发生。在中医学范畴中,失眠被称为"不寐"。其病因十分复杂,诸如情志内伤、思虑太过、饮食不节、惊恐伤肾而使阳不入阴、阴不含阳、神不守舍。其病理变化总属阳盛阴衰,阴阳失交。脏腑辨证方面,失眠与心、肝、脾、肾关系密切,尤与心脾相关。经络辨证方面,除了主相关脏腑的经脉外,督脉同样占据重要地位,督脉为阳气之海,能调节过盛阳气,调和阴阳,且其循行入脑。现代生理研究认为,睡眠是由脑干发出低频规则信号,使脑部神经活性降到最低,故督脉与睡眠关系密切。气血津液辨证方面,多与气滞、血虚、痰浊相关。综合来看,不寐一病多以虚证为主,心脾两虚为其根本。

治疗上,在辨证基础上,根据不同疗法的特点而选择更有针对性的治疗方案。飞针调神,主取督脉、心经、心包经、脾经穴位。操作时逆督脉循行方向而刺以制阳,起到醒脑开窍、宁心安神之功。中药方剂调理阴阳,补养脏腑,以归脾汤为主方,加龙骨、牡蛎等安神药,辨证加减,常获佳效。穴位注射既可刺激经络穴位,又可使药物趋于病灶,将针药相须特点发挥得淋漓尽致。皮内针与穴位埋线均能持久刺激穴位,对针刺起到巩固效果,并能弥补单纯针刺治疗上时间短、疗效难巩固、易复发的缺陷。另外,在治疗期间,嘱患者调畅情志,规律作息,加强锻炼也十分重要。

(段颖钰)

第六节　岭南针药相须治疗腰椎间盘突出症经验及临床研究

腰椎间盘突出症(LDH)又称腰椎间盘纤维环破裂症,是指腰椎间盘发生退行性变或外力作用引起纤维环破裂,导致椎间盘的髓核突出压迫神经根或/和马尾神经根,而引起的相应临床症状。临床上常以一侧腰腿部疼痛、麻木,咳嗽及用力大便时可使疼痛加重,并伴有下肢放射性疼痛为主要表现。大部

分患者主要以 L_4 和 L_5、S_1 间的椎间盘最易发生病变。本病易发于 20~50 岁，尤以体力劳动的中年人居多，男性多于女性。随着现代生活节奏加快，生活方式改变，腰椎间盘突出症发病率逐年上升，并有年轻化趋势，其病程长、时轻时重、反复发作，严重影响了患者的正常工作及生活质量。

一、辨证

病变在筋骨者，李教授首辨经络。"经脉所过，主治所及"，从经络循行路线上看，分布于腰椎间盘附近的腧穴主要包括督脉腧穴、华佗夹脊穴及足太阳膀胱经腧穴。《难经·二十八难》云："督脉者，起于下极之俞，并于脊里。"《素问·骨空论》曰："督脉为病，脊强反折。"《灵枢·经脉》载："膀胱足太阳之脉……夹脊，抵腰中，入循膂……是动则病冲头痛，目似脱，项如拔，脊痛，腰似折，髀不可以曲，腘如结。"从穴位分布、经络循行及经络病等方面而言，腰椎间盘突出症与华佗夹脊穴、督脉及足太阳膀胱经都存在着密切联系。

《素问·脉要精微论》云："腰者肾之府，转摇不能，肾将惫矣。"腰为肾之府，有诸内必形诸外，肾中精气不足，腰府失养，不荣则痛。又肝在体合筋，《素问·经脉别论》曰："食气入胃，散精于肝，淫气于筋。"若肝中气血不足，则筋失濡养，肝经"是动则病腰痛不可以俯仰"。腰椎间盘突出症属中医学"腰痛"范畴，从脏腑方面辨证，则其与肝肾相关，肝肾亏虚乃此病本之所在。进一步从病因分析，《诸病源候论·腰背诸病·腰痛候》曰："肾主腰脚，肾精虚损，风冷乘之，故腰痛也。"《景岳全书·腰痛》载："腰痛证……遇阴雨或久坐，痛而重者，湿也；遇诸寒而痛，或喜暖而恶寒者，寒也；遇诸热而痛，及喜寒而恶热者，热也。"肝肾不足，筋脉、腰府失养，风、寒、湿、热之邪乘虚而入，亦为其发病因素，归属腰椎间盘突出症之标。肝主疏泄，具有疏通全身气机、调畅气血和输布津液的生理作用，肾主水，对脏腑津液代谢起促进作用。肝肾不足，其生理功能失职，而致气滞血瘀、水液停聚，则产生瘀血、湿浊等病理产物，闭阻腰部之经脉。瘀血、湿浊亦归属腰椎间盘突出症之标。

结合西医学中 CT、MR 等影像学检查，可以直接了解腰椎间盘及其附近组织的情况，从而客观反映出病变节段的位置。辨清病位所在，有利于更加精准地取穴施针，更易达到气至病所的目的。

二、论治

因材施治，证法相合　对于腰椎间盘突出症的治疗，岭南针药相须流派注重以针药相须为基础，该病的病机为筋脉失养，故李滋平教授常以盘龙针法结合飞针通络调神结合中药汤剂，辅以穴位注射、火罐、针刀疗法等方法治疗该病。

（1）盘龙针法结合飞针通络调神：盘龙针法，即选取华佗夹脊穴，从上而下，左右交错进针，进针时针尖指向督脉方向，针身和患者体表呈约75°。《素问·缪刺论》曰："邪客于足太阳之络，令人拘挛、背急、引胁而痛，刺之从项始，数脊椎夹脊，疾按之应手如痛，刺之傍三痏，立已。"盘龙针法可同调督脉与足太阳经之经气。针刺得气即出针，乃《灵枢·九针十二原》所谓"刺之而气至，乃去之"之意。现代研究显示，针刺夹脊穴可以起解除神经根的压迫、消除神经根炎症反应、纠正腰椎小关节紊乱、增加脊柱稳定性之效。《灵枢·本神》云："凡刺之法，先必本于神""怵惕思虑者则伤神"。针灸治疗过程中，患者的主观感受可直接影响调神的效果。飞针凭借医者手指的旋转捻力和手腕的瞬时爆发力，使得毫针迅速破皮刺入腧穴，可以明显减轻患者接受针刺治疗时的疼痛感，有助于患者保持良好的情绪，更有利于调神，从而达到更好的治疗效果。盘龙针法完毕后，可选择数个穴位留针以加强刺激，稳固疗效，穴位常用华佗夹脊穴（患处及其上下各一个节段，左右侧交替取穴）、委中（双侧，以表"腰背委中求"之意），若伴下肢放射痛则取患侧秩边、环跳，施以平补平泻手法，留针30分钟。

（2）中药汤剂祛邪固本兼施：腰椎间盘突出症常为慢性病程，多表现为本虚与邪实并存，故治以祛邪固本兼施之法。欲施汤药，须以补益肝肾为本，以祛外邪、除病理产物为标。《备急千金要方》云："夫腰背痛者，皆由肾气虚弱、卧冷湿地当风得之，不时速治，喜流入脚膝为偏枯冷痹缓弱疼重，或腰痛挛脚重痹，宜急服此方［独活寄生汤］。"故选用独活寄生汤治疗腰椎间盘突出症。方中桑寄生、杜仲、牛膝可补肝肾、强筋骨，治疾病之本；独活、细辛、肉桂、防风、秦艽可祛除风、寒、湿之外邪及湿浊之病理产物；地黄、当归、川芎、芍药调血补血，可调治瘀血，达"治风先治血，血行风自灭"之效；人参、茯苓、甘草益气健脾、扶正补虚。现代研究提示，独活寄生汤可以降低白细胞介素-6（IL-6）、肿瘤坏死因子-α（TNF-α）等炎症因子的水平，从而缓解腰部的疼痛。针对不同的证型，需进行相应加减：寒湿者，加苍术、干姜；血瘀者，加丹参、牡丹皮。对于湿热者，独活寄生汤看似不甚适合，其实亦可用之，但须去方中杜仲、细辛、肉桂，以防过热之弊，而加入车前草、黄柏、薏苡仁等，以增清热祛湿之力，亦常获佳效。

（3）穴位注射透穴注药：对于腰椎间盘突出症，常使用透穴注药术，即选取病变节段同一平面及上下邻近的膀胱经第一侧线腧穴，手持注射器快速破皮，针尖朝向同一平面的夹脊穴，缓慢进针直至得气，回抽确认无回血后，一边缓慢推注药物，一边缓慢将针退至浅层，然后出针。针刺的刺激可以沟通膀胱经与华佗夹脊穴，达到增强疏通局部经气的目的。在药物的选择上，一般有两种方案，一为选用维生素 B_{12} 注射液与维生素 D_2 果糖酸钙注射液按 1∶1 比例混合,另一种则是丹参注射液。腰椎间盘突出症的疼痛症状主要由神经根营养障碍及炎症反应引起,维生素 B_{12} 能够渗入神经细胞,促进蛋白、磷脂等物质的合成,修复受损的髓鞘,从而促进受损的神经修复,而维生素 D_2 果糖酸钙可以促进维生素 B_{12} 的吸收,还可以拮抗组胺和胆碱酯酶。古云"久病必瘀",丹参作为活血化瘀常用药物,《神农本草经》载"丹参味苦微寒",主"破癥除瘕";《新修本草》则云其可去"腰脊强脚痹"。现代药理研究表明,丹参注射液具有清除自由基、抗脂质过氧化及改善微循环等作用,还有确切的抗炎及保护神经作用。故对于病程日久且瘀血明显的患者,选用丹参注射液进行治疗。

(4)平衡火罐配合运动疗法调筋防复发:平衡火罐疗法包含闪罐、揉罐、走罐、抖罐、留罐等手法,可以疏通经络、激发经气,五脏兼治,起到疏肝理气、温阳健脾及助运化湿等作用。从西医角度分析,则可起到促进血液循环、加快新陈代谢等作用。此法常用于调腰背部之筋,操作方法如下:先在腰背部膀胱经左右侧各置一火罐,一罐从上而下闪罐,另一罐则从下而上,左右交替,在左右侧共 4 条膀胱经线上均闪罐 3 个来回;闪罐完毕,此时罐已变得温热,将罐底揉于膀胱经上,沿着经络走向在左右侧共 4 条膀胱经线上各揉 3 个来回,此为揉罐;然后在腰背部均匀涂抹润滑油适量,左右侧各拔一火罐,吸力大小因人而异,体质壮实者吸力可稍大,体弱者则稍小,沿着经络走向在左右侧共 4 条膀胱经线上各走罐 3 个来回;接着将罐取下,置于膀胱经上由上而下快速抖动,左右交替,于左右侧共 4 条膀胱经线上各抖 3 个来回,此乃抖罐;最后,擦去腰背上的润滑油,在腰椎病变节段附近留罐 6 个,5 分钟后取下。现代研究表明,平衡火罐调治腰肌有确切的疗效。《素问·九针论》载:"形苦志乐,病生于筋,治之以熨引。""熨"者,盖属热敷之法,而平衡火罐有与之异曲同工之效,甚至更胜一筹。"引"者,盖属导引之术,今时之人已鲜有习练,李教授认为可以运动疗法代之,故常指导患者在身体条件允许的情况下,进行游泳、打太极、练瑜伽等活动,以加强对腰部的锻炼。近年也有研究指出,运动疗法可以促进腰椎的稳定性并改善其功能,不仅可以预防腰痛的发生,还可以防止腰痛的复发。

(5)针刀调筋柔骨:针刀疗法是源于中国古代"九针"的一种创新性中医疗法,近年来发展迅速,应用于治疗慢性损伤性疾病,临床效果显著,并逐渐形成了"针刀医学"。针刀医学认为,人体动静态的平衡,是依靠骨骼框架平衡稳定系统的肌腱、韧带及筋膜等软组织,构成人体许多立体三角区而达到的。腰椎处于脊柱的中下段,上乘胸廓,下联骨盆。从脊柱生物力学方面来说,腰椎处于胸廓的动静交点与骨盆的杠杆力支撑点,活动度较大,活动频繁,再加上承载负重力较大,因而腰椎的软组织病变及脊柱相关疾病较多。采用水针刀疗法可松解腰椎关节病变的软组织,解除腰部软组织粘连,改善和恢复肌腱、韧带的收缩性,恢复腰椎关节应力平衡,从而达到缓解疼痛、恢复关节功能的作用。1 号松解液(含利多卡因注射液 4ml、曲安奈德 5mg、亚甲蓝 0.02ml、当归注射液 2ml、维生素 B_{12} 1 000μg、维生素 B_1 100mg),具有止痛、营养神经、促使局部病灶区水肿及炎症吸收的作用。水针刀与药物共同配合,使腰椎关节的动态平衡失调趋于平衡,从而达到止痛和恢复功能的目的。

三、科研成果

1. 穴位注射疗效探究

目的:观察针刺配合穴位注射对腰椎间盘突出症的临床疗效。

方法:收集 48 例气滞血瘀型腰椎间盘突出患者。患者取俯卧位,根据 CT 或 MRI 结果在突出的椎间盘间隙及其患侧旁找出压痛最明显的两个压痛点(即阿是穴),常规消毒,选 5ml 一次性无菌注射器,吸取当归 Ⅱ 号(本院制剂)2ml 及地塞米松 1ml(内含 2mg),刺入穴位得气后,回抽无血,每穴注入 1.5ml 药液,注射后拔出针头,消毒棉球按压片刻,以防出血,隔日 1 次。取双侧 L_2~L_5 的夹脊穴,有下肢放射痛者取患侧环跳、承扶、阳陵泉、昆仑等穴,除环跳穴及承扶穴采用长 75mm 毫针外,其余各穴均采用长 40~50mm 毫针。以上穴位常规消毒后,将针刺入穴位浅层,缓缓深入达到一定深度,以中等刺激强度进行提插捻转,要求局部有酸麻胀痛感(其中夹脊穴直刺并微斜向椎体,深 1.5~2 寸,使腰部产生酸胀痛感;环跳穴直刺,针尖向外生殖器方向,深 2~3 寸,针感要放射到后踝或足底部)。然后用电极分别连接腰部夹脊穴 2 组,下肢穴 1 组,接 G6805—Ⅱ型电针仪作电刺激,选用连续波,频率为 1.5~3Hz,输出强度以患者能耐受为度,同时加用红外线灯照射腰骶部,温度以患者感受舒适为宜,留针刺激 30 分钟,每日 1 次,10 次为 1 个疗程,疗程间休息 2 天,治疗 2 个疗程后统计疗效。

疗效评定标准:根据国家中医药管理局《中医病证诊断疗效标准》腰椎间盘突出症中的疗效评定。治愈:腰腿痛消失,直腿抬高 70° 以上,能恢复原工作;好转:腰腿痛减轻,腰部活动功能改善;未愈:症状、体征无改善。

治疗结果:48 例患者中,治愈 21 例,好转 25 例,未愈 2 例。总有效率为 96%。

结论:针刺配合穴位注射对腰椎间盘突出症有良好疗效。

2. 水针刀临床疗效研究

目的:验证水针刀对腰椎间盘突出症患者的临床疗效。

方法:以 2016 年 5 月—2016 年 6 月腰椎间盘突出症 86 例患者为对象,随机分到治疗组及对照组,每组 43 例。治疗组:采用水针刀疗法治疗,采用扁圆刀水针刀针具,配制 1 号松解液(含利多卡因注射液 4ml、曲安奈德 5mg、亚甲蓝 0.02ml、当归注射液 2ml、维生素 B_{12} 1 000μg、维生素 B_1 100mg)备用。根据"三针法定位"选取进针。a 针点:患节棘突间侧方筋结点。b 针点:关节囊处压痛点。c 针点:横突间隙压痛点。按"一明二严三选择"的操作原则,结合 X 线片或 CT 所示,患者取俯卧位,局部皮肤常规消毒后,戴无菌手套,铺无菌洞巾,快速无痛进针,逐层松解分离,按筋膜扇形分离法松解横突间肌及横突间韧带,然后按筋膜旋转撬拨法松解 3~6 针,注射 1 号松解液 2ml,术毕出针,贴创可贴。7 天治疗 1 次,2 周为 1 个疗程。对照组:针刺肾俞、大肠俞、阿是穴。足太阳经型下肢取穴:秩边、环跳、委中、昆仑;足少阳经型下肢取穴:环跳、阳陵泉、阳辅、足临泣。采用平补平泻法,每周治疗 3 次,连续治疗 2 周。基础治疗:①全身制动,卧床休息 3~5 周;② 3 个月内禁止弯腰负重、骑单车;③局部制动,腰围固定 5~7 周;④无论休息或运动要求肩臀水平位和腰臀水平位;⑤脊椎平衡运动,倒走每次 30 分钟,每天 2 次。

结果:治疗后两组患者的 VAS 疼痛评分、临床疗效、远期疗效皆有统计学差异。

结论:水针刀治疗腰椎间盘突出症疗效显著,远期疗效好,值得推广。

四、典型病例

案一:程某,男,38 岁,工人。1997 年 4 月 15 日初诊。

主诉:因腰痛向左下肢放射 10 天。

既往史:患者既往有腰痛史,10 天前无明显诱因出现腰痛,并向左下肢后外侧放射,不能坐立及行走。在当地医院就诊,CT 检查诊为 L_4、L_5 腰椎盘突出症。该院建议行髓核摘除术治疗,但患者拒绝,经局部封闭后未见好转,遂前来针灸治疗。现症见:表情痛苦,腰痛并向左下肢后外侧放射,夜间较甚,转侧不便,不能坐立及行走,舌质暗红,苔薄白,脉弦。

查体:脊柱向左侧弯,腰椎生理前凸减少,L_4~L_5 左棘旁压痛明显并呈放射痛,左直腿抬高试验阳性。

中医诊断:腰痛(气滞血瘀证)。

西医诊断:腰椎间盘突出症。

治疗方法:

(1)针刺:先施盘龙针法,然后针刺华佗夹脊 L_3~L_5(左右交替)、秩边、环跳、委中,予以平补平泻手法,留针 30 分钟。

(2)穴位注射:丹参注射液。取穴:气海俞双侧、大肠俞双侧、关元俞双侧,每穴透穴注药 0.2~0.3ml。

(3)中药:独活 15g,桑寄生 10g,杜仲 10g,牛膝 10g,细辛 3g,秦艽 10g,茯

苓 10g,肉桂(焗服)5g,防风 10g,川芎 10g,党参 15g,炙甘草 6g,当归 10g,生地黄 10g,赤芍 10g,牡丹皮 10g。水煎服,每日 1 剂,共 7 剂。

针刺治疗每周 3 次,穴位注射每周 2 次,中药每日 1 剂。

治疗 4 次后,腰腿痛减轻,可以坐立及慢行,夜间无明显疼痛,继续治疗 6 次后腰腿痛消失,疾病痊愈,随访 1 年无复发。

案二:患者,女,74 岁。2018 年 2 月 5 日初诊。

主诉:反复腰痛伴双下肢放射痛加重 1 个月余。

现病史:10 余年前无明显诱因出现腰骶部疼痛,痛处固定,以刺痛感为主,伴双下肢放射痛,行走痛甚,卧床可缓解。多次至外院就诊,予膏药外敷及口服止痛消炎药治疗,症状反复发作。1 个月前症状再度发作,较前加重。纳、眠尚可,小便清长,大便调,舌质暗红、苔白腻,脉弦涩。

查体:腰椎生理曲度变直,双侧直腿抬高试验(+)。

辅助检查:外院腰椎 CT 提示 L_1~L_5 椎体骨质增生,$L_{3/4}$、$L_{4/5}$ 椎间盘突出(中央型)。

中医诊断:腰痛(气滞血瘀证)。

西医诊断:腰椎间盘突出症。

治疗方法:

(1)针刺:先施盘龙针法,然后针刺华佗夹脊 L_3~L_5(左右交替)、秩边、环跳、委中,予以平补平泻手法,留针 30 分钟。

(2)穴位注射:丹参注射液。取穴:气海俞_双侧、大肠俞_双侧、关元俞_双侧,每穴透穴注药 0.2~0.3ml。

(3)中药:独活 15g,桑寄生 10g,杜仲 10g,牛膝 10g,细辛 3g,秦艽 10g,茯苓 10g,肉桂(焗服)5g,防风 10g,川芎 10g,党参 15g,炙甘草 6g,当归 10g,生地黄 10g,赤芍 10g,牡丹皮 10g。水煎服,每日 1 剂,共 7 剂。

针刺治疗每周 3 次,穴位注射每周 2 次,中药每日 1 剂,平衡火罐疗法每周 1 次。

治疗 3 周后,患者腰部疼痛、双下肢放射痛症状明显缓解,嘱注意日常调护以防复发,不适随诊。

五、总结

中医学认为,椎间盘突出症属"腰痛""痹证"范畴。因气滞血瘀,经脉受阻而发痛。《素问·痹论》云:"风寒湿三气杂至,合而为痹也。"本病多为中老年体弱或损伤日久,肝肾亏虚,气血不足,筋骨失养,风寒湿三邪乘虚侵入人体,留着关节,气血运行不畅,经络阻滞不通所致。中医学认为"不通则痛""不荣则痛"。本病是以肝肾亏虚为本,经脉不利为标,病性属"本虚标实",故治疗多以补益肝肾、活血通络为法。从经络辨证上来看,腰背部属于足太阳膀胱经走行之处,同时与华佗夹脊穴、督脉及足太阳膀胱经相连,夹脊穴连线位于督脉及足太阳膀胱经第一侧线之间,根据穴位局部解剖可知,每穴都在相应椎骨下方发出的脊神经分支及伴行动脉、静脉分布,而脊神经后根属感觉根,含有感觉纤维。本病在脏腑辨证上与肝肾相系,同时又与风、寒、湿、热之邪及瘀血、湿浊等病理产物相关,需要从多个体系进行辨证,并与西医诊断相结合,方能对此病有全面的认识。

治疗上,在综合辨证的基础上,应根据不同疗法的特点而选择更有针对性的治疗方案。盘龙针法结合飞针调理经络;中药汤剂祛邪固本;穴位注射既可刺激经络穴位,又可使药物趋于病灶,将针药相须特点发挥得淋漓尽致;平衡火罐配合运动疗法调筋则综合了中西医疗法的优点,可有效促进疾病的康复,还具有预防疾病复发的作用。在夹脊穴附近的压痛点(阿是穴)上注射当归Ⅱ号及小剂量地塞米松,能直接作用于病变部位的神经周围。它们各起着活血通络止痛和消除局部水肿、炎症的作用,使气血、经脉得以畅通而达到"通则不痛"之目的。电针刺激及红外线灯照射,能直接刺激脊神经后根,调整神经功能,解除局部痉挛,加快药物的渗透和吸收,同时使局部毛细血管扩张,新陈代谢加快,促进炎症物质的吸收,帮助缓解腰部肌肉痉挛,促进突出物的回纳,减少神经根压迫症状。电针刺激及穴位注射相结合,能迅速缓解症状,缩短疗程,提高疗效。另外,在治疗期间应要求患者卧硬板床休息,禁止做提物动作,注意腰部保暖,有利于恢复。

针药相须,源远流长,其不仅是代表针灸疗法与药物治疗之间相须为用的一种方法,更象征着一种博采众方、与时俱进的思想。国医大师邓铁涛亦认为,中医应当师古而不泥古,需重视西医学,并将其化为己用。在医学技术快速发展的今天,新兴学术流派相继涌现,西医诊疗技术日新月异,中医作为一门包容性极强的学科,更应秉承着这种理念博采众长,切不可囿于一家之言。

(王孟雨)

第七节　实效比较研究与数据挖掘技术在临床诊疗中的应用

一、实效比较研究概述

实效比较研究(comparative effectiveness research,CER),是指对预防、诊断、治疗、监测不同健康状况的不同干预方法和策略进行系统性综合性研究的一种方法。其研究目的是告知患者、医疗服务提供者关于在特定的条件下哪一种干预措施对于哪一类疾病是最有效的,以作为对他们所表达的健康服务需要的回应。

(一)实效比较研究与传统研究方法的对比

在中医和中西医结合领域,随着循证医学(EBM)理念和方法的引入,随机对照试验(RCT)作为证据级别最高的临床疗效验证模式被广泛采用。既往的高质量临床研究主要以 RCT 为主,通常对试验环境和受试者的筛选标准进行严格控制,因此不可避免地排除了受试患者的个体特征,仅对主体疗效进行对比,很可能忽略了试验对象的个体特殊性。尤其在针灸领域,随着临床试验报告统一标准(CONSORT)及其针灸拓展标准——针刺临床试验措施报告标准(STRICTA)的公布与普及,临床科研方法学逐步规范,报道结果也逐步被国际医学界所接受。但是,中医和中西医结合临床研究在实施中存在普遍的设计和研究方法学问题,即绝大部分的临床研究因样本量过小,导致结论缺乏足够的可信度。

CER 作为以患者为中心的结局研究,重视临床疗效,主张在真实环境(real world)中对各种预防、诊断、治疗、健康监测等现有疗法进行比较与综合,分析其优势和不足,回答在特定条件下何种干预对哪种患者是最有效的,以及迅速、有效形成高质量的循证医学证据,并应用到实际临床决策之中。在研究设计上不拘泥于严谨的 RCT,认为采集和汇总真实反映临床实际的大样本观察性研究、实用型(pragmatic)临床试验等数据,并通过恰当的数据分析方法,能够获得比小样本 RCT 更接近真实总体情况的临床结论。

(二)实效比较研究在中医临床研究中的应用

中医将健康视为机体内外环境和谐的动态平衡状态,重视个体化诊疗和辨证论治,如何体现临床诊疗信息的个体化和多元化,建立适合中医和中西医结合医学临床特点的诊疗数据和共性技术疗效平台,成为近年来的热点问题和迫切需要解决的技术问题,也是发展中医药循证医学的关键问题之一。CER 研究设计上主张采集和汇总大样本的第一手临床数据,通过大样本进行总体参数的估算,即真实世界研究(real world study,RWS)的方法,通过建立电子临床注册系统和恰当的数据分析方法,将能够获得比小样本 RCT 更接近真实总体情况的临床结论。

(三)大数据与数据挖掘

自 20 世纪以来,各学科与行业(经济、文化、医疗、教育等)的信息化建设迅速地发展,储存了海量的数据,如何对这些海量数据进行储存、管理、查询和分析,以发现数据背后隐藏的规律,产生最大的价值,是目前人类面临的新课题。麦肯锡认为,大数据是指大小超出常规的数据库工具获取、储存、管理和分析能力的数据集。大数据具有 4V 特征,即 Volume(数据体量大)、Variety(数据类型繁多)、Velocity(数据产生的速度快)、Value(数据价值密度低)。基于上述特征,只有对大数据进行合理、准确的分析,才能带来高价值回报。

随着生命科学的飞速发展,相关的数据资源在数量和质量上均急剧膨胀,必须借助信息学和计算机技术方可实现有效的储存、加工和分析利用。生物信息学(bioinformatics)作为融合生命科学和数理科学的交叉边缘学科应运而生。狭义的生物信息学是以现有的核酸、蛋白质等生物大分子数据库为研究对象,以数学、信息学、计算机科学为主要研究手段,以计算机软、硬件和网络为工具,对海量生物原始数据(如基因、蛋白序列)进行数据挖掘以寻找其内在规律。广义的生物信息学除包含上述内容外,亦包括应用数学、计算机科学等的方法技术挖掘研究临床数据的研究内容和方法。如 2009 年由美国卫生和人类服务部(HHS)制订的 CER 研究战略中,将 CER 数据和基础研究(CER data & research infrastructure)作为优先发展战略之一,而机器学习技术是实现该战略的重要手段之一。数据挖掘技术(data mining)是一种广泛应用于生物信息学领域的数据分析方法,它通过设计特定的算法模型,使用计算机作为分析工具,对现有的经验数据(empirical data)特征进行分析学习,使自身的数据特征不断进化,以达到预测总体行为特征的目的。机器学习技术应用于临床数据分析,可通过设计特定的算法,对已有的小样本临床数据的特征进行归纳推理,以总结出潜在的规则(latent rules)和对缺失的属性和未来的数据特征进行预测分析。

(四)实效比较研究与数据挖掘在中医针灸临床诊疗中的应用

2009 年,美国将 CER 的基础数据信息建设和分析技术作为 CER 研究的四大发展战略之一。2011 年,*JAMA* 发表的专题评论文章认为,数据挖掘将成为支撑 CER 大型临床注册系统(registry)和数据仓库(data warehouses)的核心技术,以适应未来大型 CER 数据分析方法从传统的"假说 - 验证"法向数据挖掘法的转变。

通过构建数据挖掘算法能够识别中医针灸临床数据的复杂特征,如中医证候特征,患者对治疗的态度意向、主观感受等属性,以区分各自不同的模式典范,并对中医证候特征、中西医疗程层次性差异等方面进行智能预测。在中医领域,应用数据挖掘技术进行中医诊疗信息和辨治规律研究,可对中医药临床个体诊疗规律进行探索分析。通过计算机、网络、数据库、数据仓库、数据挖掘等技术,建立临床数据平台和统一的临床数据标准,实现临床数据的时空采集和积累,建立中医循证数据体系,形成相关共性技术规范,实现中医学诊疗数据与现代循证医学数据库的对接,为构建中医和中西结合医学 CER 研究体系提供可靠范例。

二、研究成果

1. 基于 CER 模式的中医真实世界数据挖掘关键技术研究（国家自然科学基金面上项目,项目编号 81373883）

目的:遵循 CER 设计策略,探索真实临床条件下的中医临床数据挖掘共性关键技术。针对中医临床研究数据的不一致性和样本含量不足等问题,研究如何利用小样本数据集建立疾病疗效评估模型。选择研究基础较好的针灸治疗颈椎病临床诊疗数据为载体,以临床诊疗数据的完备性和基于现有病例数据的知识发现为主要研究方向,运用机器学习技术和研究方法,重点应用主成分分析的核优化方法和基于相似度的本地学习算法建立理论模型,开展以中医辨证论治为基础的中医临床诊疗数据关联度分析、基于显著病例样本相似性学习的临床诊疗模型、基于近邻病例的 K 近邻评估模型等三个方向的研究,实现临床证治疗效指标的统一化表示、建立疾病疗效评估的小样本学习模型的目标,达到利用小样本临床数据准确估计整体疗效参数的目的。通过上述工作,探讨 CER 循证医学数据库关键技术,探索基于机器学习理论的中医和中西结合医学真实世界临床数据分析共性技术规范。

方法:应用人工神经网络模型和决策树模型对从随机对照试验获取的数据进行挖掘分析,构建总体疗效参数指标作为疗效评价的主要参数,应用多目标排序算法（multicriteria scheduling,MS）对 NPQ 评分、McGill 疼痛评分和生活质量量表（SF-36）得出的 8 个维度评分的多次测量值进行二次挖掘分析。

结果:数据挖掘结果提示,应用局部近邻学习（local learning）算法后,数据挖掘模型对数据的判断能力较未使用近邻学习模型得到提高,且判断正确率受学习样本量大小的影响不大。在运用了 NDS 对数据的代表性进行排序和筛选后,再引入核决策树（KDT）模型进行数据判断,其正确率不会随学习数据集样本量的增加而增加,而是与学习数据集的质量有关。在应用相似性学习（similarity learning）后,KDT 模型的判断准确率有所提高,但当集成学习器达到一定的数量时,数据挖掘模型的判断正确率则不会再增长。

研究结果表明,影响数据挖掘模型对疗效判断正确率的主要因素不是样本量,而是病例数据的整体质量（如数据完整性、评价准确性等）,通过建立数据挖掘模型,以高质量的临床数据作为数据训练集,可较准确估算和评价总体疗效数据的特征规律,从而估计针灸治疗颈椎病的总体综合疗效。

在经大样本疗效数据集训练后,数据挖掘模型对疗效的判别能力得到提高,能够在根据临床实际情况设定的疗效评价标准下,较准确地判断小样本临床试验病例的疗效。本研究实现了临床证治疗效指标的统一化标识,建立疾病疗效评估的小样本学习模型,达到利用小样本临床数据准确估计整体疗效参数的目标。完成了循证医学数据库的数据检索与信息提取关键技术。

结论:本研究引入 CER 研究策略和 RWS 研究模式,构建了中医和中西医结合的临床电子化注册平台,为今后 RWS 研究提供了数据挖掘方法学技术支撑。本研究还应用多种数据挖掘方法对平台上的数据进行分析并建模,克服了样本量不足可能造成的结果偏倚,建立了有效的期中分析方法。

2. 基于 CER 模式不同针灸疗法对神经根型颈椎病疗效临床研究

目的:本研究的目的旨在客观评价常用的三种针灸疗法(穴位注射、刺络放血和常规针刺)治疗神经根型颈椎病的短期和中期疗效。本研究不设空白对照或安慰剂对照组,采用广泛应用于临床且疗效确切的常规针刺法作为标准对照组,最大程度贴近临床实际,在评价指标方面注重以患者为中心,采用患者报告结局(PRO)模式,从多个维度评价穴位注射、刺络放血和常规针刺疗法的疗效差异,探讨 3 种疗法治疗神经根型颈椎病的短期、中期疗效,以探索不同针灸疗法在临床实践中的应用价值和推广前景。

方法:本研究对象为我院针灸门诊的神经根型颈椎病患者。基于 CER 策略,采用前瞻性临床研究方法,收集 2014 年 1 月—2014 年 12 月在广东省中医院针灸门诊招募的患者 150 例,为患者填写病例观察表,分 4 个时间点(开始治疗前、治疗结束时、治疗结束 1 个月后、治疗结束 3 个月后)填写 NPQ 和 SF-36,以 NPQ 评分为主要疗效指标,SF-36 评分为补充疗效指标。观察结束后进行相关的统计分析,比较何种方案治疗神经根型颈椎病患者疗效最优。

结果:收集到 143 例患者,分别为标准对照组(常规针刺组)48 例、穴位注射组 48 例和刺络放血组 47 例。其中男性 37 例,女性 106 例。有 136 例长期低头,病程最短 18 个月,最长 6 年。三组基线水平:性别、年龄、是否长期低头、病程、中医辨证分型差异无统计学意义,具有可比性。

统计结果显示,治疗前三组 NPQ、SF-36 8 个维度评分,差异无统计学意义($P>0.05$),具有可比性。三组治疗后、治疗后 1 个月、治疗后 3 个月 NPQ 评分组内比较差异有统计学意义($P<0.05$),提示三组针灸疗法在缓解颈痛方面均有确切疗效;进一步两两比较表明,常规针刺组和穴位注射组与刺络放血组的差异有统计学意义($P<0.05$),而穴位注射组与常规针刺组差异无统计学意义($P>0.05$),提示穴位注射组与常规针刺组疗效接近,而刺络放血组的疗效则不及前两组。SF-36 评分方面,三组治疗前后以及随访期间组内比较差异有统计学意义($P<0.05$),提示三组疗法均能改善患者 8 个维度的生存质量;组间比较显示,穴位注射组在生理功能、精力方面与其他两组差异有统计学意义($P<0.05$),提示穴位注射组在生理功能、精力这两个维度临床疗效优于另外两组。

　　结论:穴位注射组缓解颈痛的疗效与标准对照组(常规针刺组)接近,改善患者生存质量方面稍优于标准对照组;刺络放血组缓解颈痛的疗效稍逊于标准对照组,改善患者生存质量方面与标准对照组接近。

(尹力为)

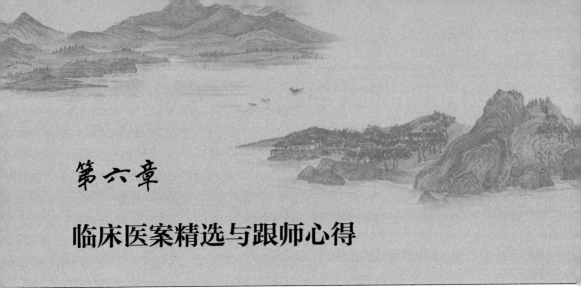

第六章

临床医案精选与跟师心得

一、不寐

病例

蒋某,女,36 岁。初诊日期:2019 年 6 月 13 日。

主诉:反复失眠 2 年余。

病史:患者 2 年余前从事人事管理相关工作后开始反复失眠,夜晚难入睡,入睡后易醒,每晚能睡 3~4 小时,伴心悸,时有胸闷,至医院诊治,完善相关检查未见其他病变,予以中药,服用后症状稍缓解,但仍反复。现症见:神清,精神疲倦,夜晚难入睡,入睡后易醒,每晚睡 3~4 小时,伴心悸,偶有胸闷,面色萎黄,健忘,全身乏力感,无双手震颤。未服用地西泮等药物。纳欠佳,小便调,大便烂,每天 2 次。舌淡红,苔薄白,脉弦细。

查体:心肺未见异常。

中医诊断:不寐。

证型:心脾两虚证。

西医诊断:睡眠障碍。

治疗原则:补益心脾,调和阴阳。

治疗方法

(1)针刺:穴取百会、神庭、印堂、膻中、安眠_{双侧}、太阳_{双侧}、内关_{双侧}、四关_{双侧}、足三里_{双侧}、三阴交_{双侧}。操作方法:患者仰卧位,毫针刺上述穴位,手法施以平补平泻。

(2)穴位注射:给予丹参注射液 1ml。穴取安眠_{双侧}、足三里_{双侧},每穴 0.1~0.2ml,隔天 1 次。操作方法:用碘伏于穴位局部常规消毒后,面部穴位采取快速平刺法,翳风穴直刺 0.5 寸,回抽确认无血后,推入药物,每个穴位注射

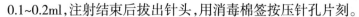

0.1~0.2ml,注射结束后拔出针头,用消毒棉签按压针孔片刻。

（3）皮内针:穴取心俞_{双侧}、脾俞_{双侧}。操作方法:常规消毒后,将皮内针埋入穴位,使之有轻度酸胀感,在露出皮外部分针身和针柄下的皮肤之间粘贴小方形胶布固定,然后以一条较前稍大的胶布覆盖在针上,留针 1 天,注意局部清洁,并嘱患者按压埋针 4~5 次,每次 1~2 分钟。

（4）中药:白术 15g,党参 20g,当归 10g,酸枣仁 15g,白芍 15g,黄芪 15g,远志 15g,炙甘草 10g,龙眼肉 15g,煅龙骨 30g(先煎),煅牡蛎 30g(先煎),砂仁10g(后下)。水煎服,每日 1 剂,共 7 剂。

（5）调护:不寐属心神病变,重视精神调摄和讲究睡眠卫生具有实际的预防意义。积极进行心理情志调整,克服过度的紧张、兴奋、焦虑、抑郁、惊恐、愤怒等不良情绪,做到喜怒有节,保持精神舒畅,尽量以放松自然的心态对待睡眠,能有助于患者较好地入睡。

睡眠卫生方面:首先,帮助患者建立有规律的作息制度,进行适当的体力活动或体育锻炼,增强体质,持之以恒,促进身心健康。其次,养成良好的睡眠习惯。晚餐要清淡,不宜过饱,更忌浓茶和咖啡及吸烟。睡前避免从事紧张兴奋的活动,养成定时就寝的习惯。最后,要注意睡眠环境的安宁,床铺要舒适,卧室光线要柔和,并减少噪音,去除各种可能影响睡眠的外在因素。

四诊:患者神清,精神较前稍改善,夜晚能入睡,但入睡后仍易醒,每晚能睡 4 小时以上,暂无胸闷心悸,少许全身乏力感,面色萎黄,健忘,无双手震颤。未服用地西泮等药物。纳较前改善,小便调,大便质稀,每天 2 次。舌淡红,苔薄白,脉弦细。辨证及治法同前,针刺及穴位注射维持原治疗方案。加用艾箱灸,穴取神阙、气海、关元、天枢_{双侧}、百会,共 20 分钟,以患者局部感受温热为度。

十二诊:患者神清,精神尚可,夜晚能入睡,入睡后在噪音刺激下易醒,每晚能睡 5~6 小时,无胸闷心悸,面色较前红润,健忘较前改善,全身乏力感明显好转,无双手震颤。纳尚可,二便调。舌淡红,苔薄白,脉弦偏细。辨证及治法同前,维持目前治疗方案。二十三诊后随访患者,诉每日睡眠 6~7 小时,于工作劳累后有少许疲倦乏力感,无其他不适。

按语:现代社会生活节奏紧凑,失眠已不仅仅是中老年人的常见病,青壮年由于学习、工作繁忙,长期的压力积累,不少人养成熬夜、吃夜宵等习惯,亦有不少人失眠。本病发病率有逐年上升趋势,发病年龄更趋年轻化。长时间使用安眠药可能导致各种副作用,并容易产生药物依赖,心理治疗则需要消耗大量金钱和时间。中医治疗本病具有一定的优势。《景岳全书》云:"……总属其阴精血之不足,阴阳不交,而神有不安其室耳。"心藏神,足太阴脾经注于心中,足少阴肾经络心中,肝藏魂,主疏泄,与精神活动有密切关系,所以不寐与心、脾、肝、肾均有密切联系。《类证治裁·不寐》载:"思虑伤脾,脾血亏损,经年不寐。"此患者因劳倦思虑,耗伤脾气,脾虚则后天气血生化乏源,气血亏虚无以蓄养心神,心神不守导致心阳上越,阳不入阴,阴阳失交,故发为本病。心为脾之母,母病及子;脾为心之子,子病及母。心与脾一藏神,一藏意。心脾受损,二者相互影响,神意不宁进一步加重,本病也随之加重。本病病性属虚,而临床上不寐之病性属虚者多见,属实者少。

　　《素问·移精变气论》载:"病形已成,乃欲微针治其外,汤液治其内。"岭南针药相须流派在治疗不寐时,注重以针灸为主,中药为辅,以协调阴阳,扶正祛邪。《灵枢·根结》曰:"用针之要,在于知调阴与阳……精气乃光,合形与气,使神内藏。"头部为诸阳之会,经气汇聚之处,督脉的百会穴位于颠顶,取之可起醒脑、安神之作用,同时配合印堂、神庭、膻中穴,达到调节阴阳的目的。其中,膻中为气会,具有利气的作用。安眠穴为经外奇穴,位于脑部翳风穴与风池穴连线的中点,有协调阴阳、镇静安神的功效。西医学认为,刺激头部穴位可使脑血管痉挛得到解除,局部微循环得到改善,同时可刺激大脑皮质,使大脑异常放电得到抑制,人体达到真正放松状态而睡眠。太阳穴位于前额侧部,为局部穴位,取之可疏通局部经络,使气血上行濡养头部。手厥阴心包经起于胸中,出属心包络,阴维脉自足部上行至小腹,经胸胁部,两经均主治心胸疾病。内关是心包经之络穴、八脉交会穴,通于阴维脉,刺之可调补心经,达宁心、安神、理气之功;选取四关穴以疏通体内气机;足三里穴作为足阳明胃经的合穴、胃的下合穴,《玉龙赋》提及"心悸虚烦,刺三里",取之可使胃腑气通畅,"胃和"则"卧可安";足太阴、足少阴、足厥阴经交会于三阴交穴,取之可调理阴经气血,益脾肝肾之阴,阴经气血条达,心肾互济,不寐则愈。诸穴合用,可调和脏腑阴阳,补益心脾,宁心安神。本流派在治疗不寐时注重调神,"用针之要,毋忘其神""凡刺之真,必先治神""针以治神为首务",留针期间嘱患者用鼻深呼吸,闭目养神,消除患者紧张等精神因素引起的大脑功能失调。同时需要医者意守神气,专心一志,此可意到气到,针到病除,配合针刺百会、印堂、内关等穴位,旨在治神。

　　特色技术方面,丹参入心、脾二经,而足三里属足阳明胃经,在足三里注射丹参注射液可显著加强穴注药物的效应,同时循胃、脾、心三经,疏通经脉,调理气血。安眠穴,为经外奇穴,位于头部。丹参有活血化瘀、清心通经、安神定志之效。充分发挥穴位和药物的共同治疗作用,是岭南针药相须流派治疗不寐时提倡的疗法。皮内针能延长针刺的作用时间,以巩固疗效,通过埋针入皮内,轻微而持续的刺激由皮下神经末梢感受器传至中枢后,经内脏的反射作用以调节中枢系统功能,并抑制病理兴奋性。《素问·长刺节论》云:"迫藏刺背,背俞也。"背俞穴是脏腑之气输注的部位,同时也是疾病的病理反应点,选取心俞、脾俞通过经络系统对心脾气血进行调节,可起到养心健脾安神的作用。后加用艾灸,以药、穴、热结合,因其直接作用于体表腧穴,既有温热作用又有艾叶本身的作用,起效较快,作用持久,简便增效。药物借助火力温煦体表穴位,从卫气营血角度而言,药力从卫分开始逐渐传到血分,由外而内发挥作用。选取任脉及胃经的穴位,以达调整阴阳、补脾益胃的目的。中药方面,《医学心悟》提及"有心血空虚卧不安者,皆由思虑太过,神不藏也,归脾汤主之",拟归脾汤调补心脾气血,加煅龙骨、煅牡蛎以重镇安神,加砂仁配合木香醒脾运脾,以防补益之品妨碍脾胃运化。岭南针药相须流派通过使用针灸配合中药治疗不寐,以叠加两种治疗方法的作用效应,从而增强疗效,同时可以减少用药剂量并降低针灸治疗的刺激量,以提高依从性。

二、面瘫

病例 1

李某,女,24 岁。初诊日期:2019 年 9 月 6 日。

主诉:左口眼㖞斜 4 天。

现病史:患者 4 天前工作劳累加之受寒后出现左口眼㖞斜,伴左耳后疼痛,遂来就诊。现症见:神清,精神疲倦,左口眼㖞斜,左眼闭合不全,咀嚼食物滞于内颊,漱口漏水,左眼流泪,伴左耳后疼痛,味觉减退,无四肢无力,无头晕头痛,眠差,纳可,二便调。舌淡红,苔白,脉弦滑。

既往史:否认糖尿病、高血压、胃炎等内科疾病。

查体:左眼闭合不全,露白约 3mm,左侧不能皱眉,左额纹消失,左侧鼻唇沟变浅,口角向右歪。左侧耳后压痛(+)。H-B 分级:4 级。四肢肌力 5 级。

辅助检查:头颅 CT 未见明显异常。

中医诊断:面瘫。

证型:风寒阻络证。

西医诊断:周围性面瘫。

治疗原则:祛风散寒通络。

治疗方法:

1. 急性期 予以西医常规激素消肿、抗病毒、营养神经治疗。

(1)针刺:穴取太阳、地仓、迎香、四白_{双侧}、印堂、合谷_{双侧}、风池_{双侧}。操作方法:患者取坐位或仰卧位,毫针浅刺上述穴位;留针 20 分钟。配合红外线灯照射患侧面部,以患者感受温热感为度。

(2)穴位注射:选取维生素 B_{12} 注射液 0.5ml+ 维生素 D_2 果糖酸钙注射液 0.5ml;穴取太阳、翳风、迎香、地仓。操作方法:用碘伏于穴位局部常规消毒后,面部穴位采取快速平刺法,翳风穴直刺 0.5 寸,回抽确认无血后,推入药物,每个穴位注射 0.1~0.2ml,注射结束后拔出针头,用消毒棉签按压针孔片刻。隔天 1 次。

(3) 中药:僵蚕 15g,全蝎 10g,蜈蚣 2g,防风 10g,桂枝 10g,羌活 15g,蒺藜 15g,天麻 10g,牛膝 15g,丹参 15g,赤芍 15g,甘草 5g,细辛 3g,延胡索 10g,黄芥子 10g,葛根 15g,熟附子(先煎)10g。水煎服,每日 1 剂。

2. 恢复期　针刺 11 次后(发病第 15 天),患者诉左侧耳后疼痛及感缓解闭目尚微露睛,仍觉右侧不可皱眉,左侧鼻唇沟变浅,口角向右㖞斜,左侧面部疼痛。舌脉同前。调整治疗方案如下。

(1) 针刺:穴取迎香患侧、地仓患侧、承浆患侧、鱼腰患侧、印堂、百会、水沟、太阳患侧、听会患侧、下关患侧、四关双侧、翳风双侧。操作方法:嘱患者取平卧位,以毫针针刺,手法施以平补平泻;留针 20 分钟。

(2) 穴位注射:选取维生素 B_{12} 注射液 0.5ml+ 维生素 D_2 果糖酸钙注射液 0.5ml。穴取太阳、迎香、地仓、翳风。操作方法:用碘伏于穴位局部常规消毒后,面部穴位采取快速平刺法,翳风穴直刺 0.5 寸,回抽确认无血后,推入药物,每个穴位注射 0.1~0.2ml,注射结束后拔出针头,用消毒棉签按压针孔片刻。隔天 1 次。

(3) 拔罐

1) 闪罐:将罐吸拔于患侧面颊,随即取下,再吸拔,再取下,反复吸拔至局部皮肤潮红,或以罐体底部发热为度。动作要迅速而准确。必要时也可在闪罐后留罐。常选取患侧巨髎、地仓、颊车穴进行。

2) 刺络拔罐:选取大椎穴,用碘伏消毒后,以 5 号注射器针头在穴位局部点刺 2~3 下,之后吸拔 2 号罐于大椎穴,5~8 分钟后,医者戴橡胶手套取下火罐,小心清理罐中血液,局部皮肤消毒,火罐冲洗后放于巴氏消毒液中。

(4) 中药:僵蚕 15g,全蝎 10g,蜈蚣 2g,防风 10g,桂枝 10g,羌活 15g,蒺藜 15g,天麻 10g,牛膝 15g,丹参 15g,赤芍 15g,甘草 5g。水煎服,每日 1 剂。

针刺 20 次(发病第 24 天)后,患者左口眼㖞斜症状明显改善,左眼可闭合全,额纹对称,可随意蹙额皱眉,可行吹哨鼓腮动作,右鼻唇沟稍变浅,患侧口角略有不适,舌淡红,苔薄白,脉缓。嘱患者加强面部热敷等护理及面肌功能锻炼,经过 1 个月的治疗,上述诸症皆愈,后定期随访,未见复发。

按语:恢复期阶段,寒邪已去,瘀血内阻,络脉不通,导致面部经络不通而痛,治以"行气活血,通络止痛"为法。取穴方面,加任脉之承浆穴配合督脉之水沟、印堂、百会穴调整阴阳,以达"阴平阳秘,精神乃治"之要。其中水沟又称人中,是督脉、手阳明大肠经、足阳明胃经的交会穴,取之有疏通督脉及阳明经气血的作用。配合下关穴,此穴位于面神经颧眶支及耳颞神经分支处,配合经外奇穴之鱼腰穴、听会穴(均为局部取穴),可促进局部经络气血运行。《奇效良方》不仅指出了鱼腰穴的主治疾病,还交代了针刺方法,其云:"鱼腰二穴,在眉中间是穴,治眼生垂帘翳膜,针入一分,沿皮向两旁是也。"合谷穴配太冲穴为"开四关",可起活血化瘀、通窍止痛的作用;翳风穴在西医解剖学中为面神经出口处,面神经起自脑桥的面神经核,在脑桥与延髓间沟的外侧部出脑,进入内耳门,穿过内耳道底,入颞骨之内,由茎乳孔出颅,向前进入腮腺分支交织成丛,翳风穴位于乳突前下方,深层为面神经干从茎乳突穿出处,《针灸大成》指出翳风穴主治"……口眼㖞斜,脱颔颊肿,口噤不开,不能言",是治疗面瘫之要穴。恢复期可以使用刺络拔罐疗法,此法属于泻法。《素问·调经论》有云:"视其血络,刺出其血,无令恶血得入于经,以成其疾。"病邪久聚成毒滞于经络,导致新血难生。刺络放血疗法,是用针刺破人体的体表某部位,放出少量血液,达到治疗目的的一种古老的中医针灸疗法。《灵枢·小针解》提出"宛陈则除之者,去血脉也"的治疗原则,《灵枢·九针论》则指出九针之一的锋针用于"泻热出血",《灵枢·官针》又有"络刺""赞刺""豹文刺"等记载。大椎穴位于人体颈部,属督脉穴位,督脉为阳脉之海,大椎穴作为手足三阳经与督脉的交会穴,正如《针灸甲乙经》所云,其为"三阳督脉之会"。面瘫为阳经经筋功能失调,于大椎点刺,并放出菀陈的血液,可以宣通诸阳经的经气、通阳解表、疏风散寒。放出血络中瘀积的"废血",使血络之间互相贯通,以达阴阳平衡,可以有效地缓解患者面部肌肉紧张的症状。《素问·皮部论》云:"是故百病之始生也,必先于皮毛……皮者脉之部也。邪客于皮则腠理开,开则邪入客于络脉,络脉满则注于经脉,经脉满则入舍于腑脏也。故皮者有分部,不与而生大病也。"周围性面瘫乃由外邪尤其是风寒之邪侵袭面部经脉,使面部经筋失调,在面部闪罐,直接作用于人体的皮毛,通过"以动代静"的作用,达到疏风通络、运行气血之目的。从西医学角度而言,面部闪罐如同走罐一样,可加速面神经炎症局部淋巴和血液的循环,促进新陈代谢,改善组织缺血缺氧状态,调整生理功能,营养局部神经,加强神经再生,刺激肌纤维主动收缩,保持肌细胞固有的收缩能力。需要指出的是,面瘫急性期切勿使用闪罐法,以免加速面神经的损伤,在操作的过程中,注意闪罐的罐口不宜太烫,以免烫伤面部皮肤。

本病若未及时诊治,病程迁延,水肿的面神经在神经管内受压变性,最终导致面神经受损,后期会出现患侧面部肌肉挛缩,口角反向患侧㖞斜,严重者可能出现面肌痉挛,形成"倒错"现象,故面瘫重在早期诊治。部分患者对本病认识不足,容易产生巨大的心理负担,作为医者,发病之初就应该进行针灸治疗,且越早越好。若在面瘫接近静止期或恢复期才开始针灸治疗,可能会错过最佳治疗时机,使面瘫难以恢复而遗留后遗症。同时我们应和患者及其家属耐心解释病情的发展变化、预后转归及调护方法。

针药相须流派在长期的临床过程中发现对面神经麻痹干预越早,恢复越好。本流派认为,针灸配合中药可加强通络止痉、活血化瘀的功效,方拟牵正散加减,针药相须,共奏行气活血、通络止痛之效。舒畅情志,避免诱发因素,可以缩短病程,减少面神经麻痹的后遗症。

病例2

王某,女,56岁,退休工人。

主诉:左口角㖞斜4天。

现病史:患者4天前外出吹风后出现左面部不适、左耳后疼痛,后出现左侧口角㖞斜。现神清,精神疲,左眼闭合不全,左额纹消失,左侧鼻唇沟变浅,左侧口角下垂,鼓腮漏气,喝水漏水,进食夹腮,左耳后时有疼痛,无恶寒发热,无头晕头痛,无四肢乏力麻木,纳尚可,眠差,二便调。舌暗淡,苔白,脉弦紧。

辅助检查:头颅CT未见异常。

中医诊断:面瘫。

证型:风寒外袭证。

西医诊断:面神经麻痹。

治疗原则:祛风散寒,活血通络。

治疗方法

(1)针刺:穴取阳白$_{患侧}$、四白$_{患侧}$、地仓$_{患侧}$、颊车$_{患侧}$、翳风$_{患侧}$、合谷$_{健侧}$。操作方法:浅刺,施以平补平泻法,留针25分钟,同时用TDP照射颊车、翳风附近区域。每周治疗2~3次。

(2)穴位注射:穴位取四白、地仓、翳风(均取患侧)。操作方法:维生素B_{12}注射液0.5ml+维生素D_2果糖酸钙注射液1ml混合,每穴0.1ml。隔日1次。

(3)西药处方:醋酸泼尼松片30mg,口服,每日1次,连续7日;奥美拉唑钠肠溶片20mg,口服,每日1次,连续7日;甲钴胺分散片0.5mg,口服,每日1次,连续7日。

(4)调护:向患者说明病情可能出现的变化情况及恢复过程,缓解患者紧张情绪,叮嘱注意休息,注意保暖,保护面部不受风不受凉,每晚睡前可用温热毛巾敷患侧15~20分钟。急性期不要按摩面部,急性期后可开始面部功能锻炼。

治疗7次后,患者口角㖞斜明显好转,左眼闭合全,左额纹稍浅,左侧鼻唇沟稍浅,喝水不漏水,进食不夹腮,耳后无明显疼痛,纳、眠可,二便调。舌暗淡,苔薄白,脉弦。

按语:面神经麻痹属中医学"面瘫""口眼㖞斜"等范畴,《黄帝内经》有言:"邪之所凑,其气必虚。"人体正气不固,脉络空虚,风邪乘虚侵袭面部脉络,致使经气阻滞,气血痹阻,筋脉失养,筋肉纵缓不收,而出现口眼㖞斜。针刺穴位在原方案基础上增加攒竹$_{患侧}$、迎香$_{患侧}$、足三里$_{患侧}$。治疗中,采取中西医结合、针药并行的方式,针灸尽早介入治疗,运用针刺祛风通络、疏导经气,配合穴位注射延长作用时间,巩固效果。同时在急性期口服醋酸泼尼松片以减轻炎症反应,奥美拉唑钠肠溶片护胃,甲钴胺分散片营养神经。

　　患者受风寒后出现口角喎斜,结合舌脉等,辨证为风寒证,以祛风散寒、活血通络为法。首次就诊,尚在急性期,此时风邪在表,针刺取穴少商,针刺手法轻,浅刺,不加电。取阳白、四白、地仓、颊车等面部穴位,局部疏导经气。翳风属手少阳三焦经,祛风散寒。阳明经多气多血,四白、地仓、颊车皆属足阳明经,合谷为手阳明经原穴,"面口合谷收",为面瘫经典配穴,祛风解表通络。维生素 B_{12} 注射液 0.5ml+ 维生素 D_2 果糖酸钙注射液参与神经递质的合成与释放,维护神经纤维的功能。急性期,穴位注射取穴要少而精,延长穴位刺激时间,巩固针刺效果。

　　7 次治疗后,患者口角喎斜改善,当在额纹、鼻唇沟等细节方面强化治疗,加针攒竹、迎香等,因感邪日久,身体亏虚,足三里为足阳明经穴、胃下合穴,补益气血、扶正固本。同时,面瘫的调护十分重要,除了积极治疗外,要保证休息、保暖、情志调畅,急性期过后开始面部功能锻炼。

三、中风

病例

林某,男,69 岁。初诊日期:2018 年 12 月 26 日。

主诉:右侧肢体乏力伴言语不利 4 个月余。

现病史:患者于 2018 年 8 月在安静状态下突然出现右侧肢体乏力,不能言语,头晕,当时神清,坐立不能,无饮水呛咳、肢体抽搐、二便失禁等症状,遂呼 120 送至外院急诊。完善头颅 CT 提示双侧基底节区腔隙性脑梗死,诊断为"急性脑梗死",予以对症治疗后病情稳定、症状好转出院。现患者生活不能自理,神清,精神疲倦,言语欠清,右侧肢体乏力,不能行走,无头晕头痛,无恶心呕吐,无饮水呛咳等其他不适,纳一般,眠差,大便干结难解,2~3 日一行,夜尿 2~3 次。

既往史:高血压病史 10 余年,自诉平时收缩压控制在 130~140mmHg。

神经系统查体:理解力、定向力、计算力、记忆力下降;双侧额纹存在,右侧鼻唇沟稍变浅,口角向左喎斜;不完全混合型失语,构音欠清,悬雍垂偏右,双侧软腭提升力度尚可,咽反射稍减弱,洼田饮水试验 1 级;右上肢肌力 3 级,右下肢肌力 3 级,右侧肢体肌张力增高,左侧肢体肌张力正常。左侧腱反射(++),右侧腱反射(+++),右侧霍夫曼征(+),巴宾斯基征(+);脑膜刺激征(−)。舌淡暗,舌底络脉迂曲,苔白腻,脉弦滑。

辅助检查:2018 年 8 月外院头颅 CT 示基底节区腔隙性脑梗死,左侧顶叶软化灶,脑萎缩。头颅 MR:①双侧顶叶多发性脑梗死,左侧基底节区腔隙性脑梗死;②脑白质疏松,轻度脑萎缩。

中医诊断:中风 - 中经络。

证型:气虚痰瘀阻络证。

西医诊断:脑梗死。

治疗原则:益气化痰,活血通络。

治疗方法

（1）针刺:头皮针选取运动左区,言语一、二区。操作方法:进针后,快速将针推至帽状腱膜下层。手法上只捻转不提插,每分钟要求捻转 200 次左右。每次持续捻转 1~2 分钟后留针。

体针穴取水沟、百会、内关、极泉$_{患侧}$、尺泽$_{患侧}$、委中$_{患侧}$、三阴交$_{患侧}$、足三里$_{患侧}$。配合右侧肢体电针刺激。

舌针取穴金津、玉液。行快速进针手法,斜刺 1 寸左右,采用捻转与提插相结合的手法后留针。亦可根据病情施以捻转补泻法进行针刺补泻。每周治疗 2~3 次。

操作方法:嘱患者取侧卧位,手法为平补平泻,留针 30 分钟。

（2）穴位注射:丹参注射液 5ml,穴取大肠俞$_{双侧}$、手三里$_{患侧}$、血海$_{患侧}$、足三里$_{患侧}$。操作方法:用碘伏于穴位局部常规消毒后,采取快速直刺法,回抽确认无血后,推入药物,每个穴位注射 1~2ml,注射结束后拔出针头,用消毒棉签按压针孔片刻。

（3）中药:拟补阳还五汤加减。水煎服,每日 1 剂。

六诊:患者神清,精神较前改善,言语欠清,右侧肢体乏力较前稍缓解,但仍不能行走,纳一般,眠较前改善,小便调,大便软,2 日一行。舌淡暗,舌底络脉迂曲,苔白微腻,脉弦滑。辨病辨证同前,可加强局部电针以加强通络之力。并嘱患者配合康复锻炼。

十二诊:患者神清,精神尚可,言语欠清较前改善,右侧肢体乏力好转,右上肢可抬至与肩齐平,在扶持下可缓慢行走,右下肢拖步,纳、眠尚可,二便调。舌淡暗,少许舌底络脉迂曲,苔白微腻,脉弦滑。按原处方之针药结合,辨证交替选穴,并于背部膀胱经行拔罐或走罐治疗,3 天治疗 1 次。嘱患者可于家中自行艾灸关元、气海,每次灸 20 分钟。十二诊后,患者诉右侧肢体乏力明显改善,可缓慢行走,右上肢可上抬过肩,言语尚清,纳、眠可,患者生活可自理。

按语:中风是由于阴阳失调,气血逆乱,使风、火、痰、瘀痹阻脑脉或血溢脑脉之外而成。患者为中风后遗症期,《灵枢·刺节真邪》曰:"虚邪偏容于身半,其入深,内居荣卫,荣卫稍衰,则真气去,邪气独留,发为偏枯。"窦材认为中风病机为"真气虚，为风邪所乘，客于五脏之俞"，可见后遗症期之病性属于本虚标实，气虚则气化失常，导致痰浊难化，久病则与瘀血互阻留滞于脑络及肢体经络，导致气血运行失调，血脉不畅，遗留言语不利、偏侧肢体乏力等后遗症，恢复较慢。仲景曾云"脉络空虚，贼邪不泻"，治疗中风后遗症应以扶正祛邪为原则，标本兼顾，治法为"益气化痰，活血通络"。本病病位在脑，督脉与脑密切相关，《素问·骨空论》载："督脉者，起于少腹以下骨中央……与太阳起于目内眦，上额交巅，上入络脑，还出别下项，循肩髆内，夹脊抵腰中，入循膂络肾。"脑为神明之府，十二经脉之三百六十五络，其气血皆上于面而走空窍。"头为诸阳之会"，头部有多条阳经紧密相连，头皮针通过针刺头部经络，以疏通头部气街，直接治疗脑功能失调。现代研究指出，督脉位于人体中轴线，可以双向调节神经系统，促进脑功能的代偿和重组作用，故取督脉的水沟穴以及百会穴，有醒脑调神的作用；心主血脉、心藏神，内关为心包经之原穴，配合足三里穴以调和气血；足三阴经交会于三阴交穴，取之以达滋补肝肾之功；取极泉穴、委中穴、尺泽穴，旨在疏通局部肢体之经气。《灵枢·经脉》载："唇舌者，肌肉之本也。"手少阴心经别系舌本，舌为心之苗；足太阴脾经连舌本、散舌下，舌又为脾之外候；足少阴肾经夹舌本。可见脏腑气血上营于舌，舌与脏腑的联系是通过经脉实现的，舌针取经外奇穴之金津、玉液，两穴位于舌尖部，分别正对左、右舌下腺管开口处，此处布有舌神经、舌下神经的分支，为舌强不语经验用穴，刺之以舒筋通络、调和气血，而且有利于濡养舌体，增强舌的功能，同时可改善大脑皮质语言中枢原来的抑制状态，使局部产生刺激沟通回路，形成条件反射，以促使周围未受损的大脑皮质功能进行弥补和代偿，从而改善语言功能。配合电针刺激局部肢体，通过调节人体神经体液系统功能，促进白细胞释放，促进毛细血管对出血渗出的吸收和组织修复，以改善血液循环，达到提高免疫力的目的。研究表明，适量的电刺激通过体表神经感受器，对大脑皮质起保护性的抑制作用，可发挥镇静安神的治疗作用。

　　脏腑背俞穴为背部膀胱经之腧穴，取膀胱经穴位予以拔罐或走罐刺激，以调和脏腑功能。现代研究表明，拔罐通过牵拉神经、肌肉、血管以及皮下的腺体，产生负压的温热感，调节血管舒、缩功能和血管的通透性，同时促进白细胞的吞噬作用，从而改善局部血液循环及增强机体的免疫力。关元穴为一身元气之所在，属任脉，居脐下胞中，又称"丹田"，为生化之源，一源三歧，任、督、冲三脉发源于此，又为足三阴经与任脉之交会穴，能培肾固本、补益精血、调气回阳。艾灸关元、气海，以扶助肾气本源。针药并用，配合头皮针以及康复运动，加强生活调护，可以促进肢体功能的恢复。《针灸大成》曰："疾在肠胃，非药饵不能以济；在血脉，非针刺不能以及；在腠理，非熨焫不能以达。是针灸药者，医家之不可缺一者也"。本流派拟补阳还五汤加减内服，以鼓舞正气，提高针灸疗效。针药配合,相辅相成,中药辨证施治调整脏腑,以针灸行气活血疏通经络,针药相须,"杂合以治,各得其所宜",各取所长,互相配合以得良效,则疾病向愈。

四、眩晕

病例

梁某,女,58 岁。初诊日期:2019 年 1 月 13 日。

主诉:反复头晕 2 个月余。

现病史:患者 2 个月余前在做家务过程中突然出现头晕,天旋地转感,伴呕吐胃内容物 1 次,非喷射状,无耳鸣,无头痛,数分钟后头晕可自行缓解,当时无重视,未诊治。后患者反复头晕,呈昏沉感,遂来就诊。平素嗜酒,饮食偏油腻。

现症见:头晕,昏沉感,下午较甚,无头痛,伴身重疲倦,时恶心,无呕吐,无言语不清,无视物模糊,无四肢抽搐。纳差,多寐,二便调。

查体:患者形体偏胖。转颈试验(+),眼震(−),臂丛牵拉试验(−),叩顶试验(−),神经系统未见异常。舌淡红,苔白厚腻,脉弦滑。

辅助检查:头颅 TCD 示基底、左椎动脉血流减慢。颈椎 X 线片未见异常。

中医诊断:眩晕。

证型:痰浊蒙窍证。

西医诊断:头晕与眩晕。

治疗原则:化痰通络,醒脑止眩。

治疗方法

(1)针刺:体针取风池_{双侧}、太阳_{双侧}、中脘、足三里_{双侧}、丰隆_{双侧}。操作方法:嘱患者取仰卧位,毫针针刺,行平补平泻法。留针 20 分钟。

头针取顶中线、枕下旁线,中等刺激量。沿头皮由前向后捻转刺入达1~1.5 寸,以感觉热胀为度,同时每分钟捻针刺激 200 次。持续捻转 2~3 分钟后,留针 10~15 分钟,每周治疗 2~3 次。

(2)穴位注射:丹参注射液 3ml。穴取风池_{双侧}、足三里_{双侧}。操作方法:用碘伏于穴位局部常规消毒后,朝鼻尖方向直刺风池、足三里穴,至有针感后,回抽确认无血后,推入药物,每个穴位注射 0.5~1ml,注射结束后拔出针头,用消毒棉签按压针孔片刻,隔日 1 次。

(3)中药:拟半夏白术天麻汤加减。水煎服,每日 1 剂。

(4)调护:饮食方面,应以食用富有营养和新鲜清淡食物为原则。慎食肥甘辛辣之物。在眩晕急性发作期间,应适当控制水和盐的摄入量。精神调护方面,应胸怀宽广,精神乐观,心情舒畅,情绪稳定。生活起居方面,无论眩晕发作时或发作后都应注意休息,在急性发作时应卧床休息,防止起立跌倒受伤,减少头部转动,充足的睡眠和休息可减少发作的频率和减轻发作时的症状。

四诊:患者神清,精神较前好转,劳累后眩晕发作,伴身重疲倦,程度较前减轻,少许胸闷,无恶心呕吐,纳一般,眠尚可,二便调。舌淡,苔白腻,脉弦滑。辨证及治法同前,予以加强化痰祛湿力度。中药在原方基础上加砂仁、干姜、厚朴,加用隔姜艾炷灸,穴取上脘、中脘、梁门(双侧)、关元,每穴灸 1~2 壮。操作方法:将新鲜生姜切成直径 3cm 左右,厚约 0.3cm 的薄片,用针在其上刺数孔,把姜片置于相应腧穴后将艾炷放置其上点燃施灸,若艾炷燃尽,易炷再灸,以皮肤红润或患者能耐受为度。针刺及穴位注射维持原治疗方案。

十一诊:患者神清,精神逐渐改善,无眩晕发作,偶身重,无胸闷,无恶心,纳明显改善,眠可,二便调。舌淡红,苔白,脉弦。按原处方针药相结合,辨证交替选穴,随访患者眩晕未再发作。

按语:患者嗜酒肥甘,脾胃受伤,健运失司,以致水谷不化精微,聚湿生痰,痰湿中阻,上蒙于头窍,清阳不升,引起眩晕。本病病性属本虚标实,治以"化痰通络,醒脑止眩"为法。眩晕病位在脑,脑为髓之海,病机为痰浊蒙窍,髓海不宁。取穴方面,首选百会穴,百会穴位于颠顶,入络于脑,作为诸阳之会,刺之具有清利头目、止眩晕的作用;风池穴、太阳穴均位于头部,属于近部取穴,以疏调头部气机、通利官窍;玉龙歌诀提到"痰多宜向丰隆寻",丰隆穴为化痰之要穴,中脘穴为八会穴之腑会,二穴合用可健脾化痰;足三里穴为足阳明胃经的下合穴,合治内腑,可调理中焦,以健脾化湿,祛痰化浊。头针方面,顶中线位于头顶部正中,属督脉,分布有滑车上神经、眶上神经和枕大神经等,枕下旁线位于枕外粗隆下方,旁开枕外粗隆 1 寸,自玉枕穴至天柱穴,属足太阳膀胱经,其下布有枕大神经和第三枕神经,两者配合主治眩晕。

痰湿中阻,脾胃运化失职,无以运化水液,加重脾胃阳虚之况,而内生痰湿使体内气血不畅,导致卫气不足,则易受外邪侵袭,百病由生。痰湿为阴邪,故应振奋阳气以治阴邪。"脏寒生满病,其治宜灸焫""病痰饮者,当以温药和之",均指出温通为治寒痰之要。艾灸具有温中理气、化痰除湿的作用,配合隔姜灸有温化痰饮的功效,通畅经络之余,又能鼓舞阳气、温煦机体。"虚者居其八九,而兼火兼痰者,不过十中一二耳""肥人眩运(晕),气虚有痰",可见眩晕以本虚为主,选取任脉、脾经穴位行灸法以补益脾胃,脾胃健运则痰无源而生。此患者病程已久,加之形体偏胖,可见痰浊内盛日久,单用中药则经络气血难通,单用针灸则脏腑之虚难补,本流派提倡针药并用:中药以调整患者体质,以利针灸发挥疗效,相得益彰。古人云:"头旋眼花,非天麻、半夏不除是也,半夏白术天麻汤主之。"汤剂拟半夏白术天麻汤,以燥湿祛痰,健脾和胃,后加砂仁醒脾和胃,干姜温中散寒以温化寒痰,厚朴行气以和胃。

《神应经·序》中认为:"良药虽众,至于劫病,莫若一针之捷。药以气味而达之,故其宣利经络也迟;针以剌劂而取之,故其疏通血脉也速。"杨继洲注释《通玄指要赋》时说:"夫治病之法,有针灸,有药饵,然药饵或出于幽远之方,有时缺少,而又有新陈之不等,真伪之不同,其何以奏肤功,起沉疴也?唯精于针,可以随身带用,以备缓急。"针灸方便快捷,可缩短疗程;药物通过归经以调节脏腑,配合特色技术,加强生活调护,则症状消失。在辨治这类虚实夹杂的疾病时,强调辨证论治,圆机活法,结合用药调其中,施针艾治其外,双管齐下,各得其宜。

五、头痛

病例

彭某,男,39岁。初诊日期:2019年5月21日。

主诉:头痛1个月余。

现病史:患者1个月余前因工作不顺心发怒后开始头部胀痛,以右侧为主,休息后可稍缓解,当时未重视,未诊治。每于情志不畅时加重,伴有双眼涩痛,口干口苦,大便干结难解,遂来就诊。患者平素容易心烦易怒。现症见:神清,精神疲倦,头部胀痛,以右侧为主,伴双眼涩痛,面色偏红,双侧胁肋部隐痛不适,口干口苦,无四肢乏力,无言语不利,无恶心呕吐,无大小便失禁等,纳一般,眠差,难入睡,小便调,大便干结难解。

查体:神经系统检查未见异常。舌红,苔薄黄,脉弦数。

中医诊断:头痛。

证型:肝阳上亢证。

西医诊断:偏头痛。

治疗原则:平肝潜阳,益脑止痛。

治疗方法

(1)针刺:体针选取百会、印堂、太阳_{双侧}、风池_{双侧}、太冲_{双侧}、合谷_{双侧}。操作方法:患者取仰卧位,毫针刺百会、印堂、太阳,手法施以平补平泻;毫针刺风池、合谷、太冲,施以泻法;留针20分钟,每周治疗2~3次。

(2)穴位注射:选取丹参注射液。穴取太阳_{双侧}、风池_{双侧}。操作方法:常规用碘伏于局部穴位消毒后,直刺太阳穴、朝鼻尖方向直刺风池穴,至有针感后,回抽确认无血后,推入药物,每个穴位注射0.2~0.5ml,注射结束后拔出针头,用消毒棉签按压针孔片刻。

(3)耳穴压豆:选取耳穴颞、额、皮质下、肝、神门。操作方法:以王不留行籽贴压,贴压后每穴按揉1~2分钟,以患者能承受的疼痛为度,每日按压3~5

次,每3天更换1次。

(4)中药:天麻钩藤饮加菊花、蔓荆子、生龙骨、生牡蛎。水煎服,每日1剂。

(5)调护:嘱患者避免受凉,勿情志过激,慎劳倦,避免过食肥甘及炸烤辛辣等食物,以免加剧头痛。应注意休息,同时限制烟酒。若患者精神紧张,情绪波动,可疏导劝慰以稳定情绪,适当保持环境安静,光线不宜过强,还可选择合适的头部保健按摩,有助于缓解头痛。

二诊:患者精神转佳,头部胀痛发作次数较前减少,暂无双侧胁肋部隐痛,仍面色偏红、双眼涩痛、口干口苦,胃口较前稍改善,眠一般,多梦,二便调,舌红,苔薄黄,脉弦。辨病及辨证同前,针灸取穴在原方基础上加率谷、翳风、肝俞(双侧)、肾俞(双侧),患者取侧卧位,以毫针针刺,施补法;留针20分钟。穴位注射、耳穴压豆、中药等治疗同前。

六诊:患者神清,精神可,头胀痛基本未再发作,无双侧胁肋部隐痛,双眼涩痛、口苦较前改善,面色正常,纳、眠尚可,二便调。舌红,苔薄黄,脉略弦。治疗方案上,按照二诊处方针药相须,辨证交替选穴,再连续治疗3次后,随访患者头痛及伴随症状消失。嘱咐患者注意饮食起居,勿使疲劳,戒食辛辣之品,调畅情志,多运动,增强体质,避免受寒。

按语:患者病程已久,头痛的性质为胀痛,属里实证,每于情志不畅后加重,休息可稍缓解,伴症可见胁肋部隐痛、眼睛涩痛、口干口苦,结合舌脉,辨证为"肝阳上亢证"。头为神明之府,"诸阳之会""脑为髓海",五脏精华之、六腑清阳之气皆上注于头,患者平素性情恼怒太过,气郁化火,日久肝阴被耗,肝阳失敛而上亢,清阳受扰,髓海不充,脑失所养,故发为头痛。病性属里属实,"凡诊头痛者,当先审久暂,次辨表里……有里邪者,此三阳之火炽于内也,治宜清降,最忌升散,此治邪之法也",故治以"平肝潜阳,通络止痛"为法。秉持针药相须的原则,选择针刺结合中药内服,配合穴位注射、耳穴压豆的中医特色疗法,共奏平肝潜阳之效。

针刺取穴上,取百会、印堂,百会为诸阳之会,入络脑,两穴合用可疏通头部经气而具有止痛的效果;太阳穴为经外奇穴,是治疗头痛的要穴;风池为足少阳胆经穴,胆经行于侧头部,针刺以潜降肝阳而止痛;针刺太冲穴、合谷穴为"开四关",以平肝阳,调气血。患者以右侧头痛为主,病在少阳,二诊加用足少阳胆经之率谷穴,其位于头侧部,刺之可疏通头的局部经气以止痛,肝胆互为表里,以通调肝胆之气;翳风穴为手少阳三焦经穴,可起到通经活络、祛风止痛的作用;肝俞、肾俞分别为肝、肾的背俞穴,配合使用以调补肝肾。选取丹参注射液,取其清心安神的作用,以助睡眠。"耳为宗脉之所聚",表明了耳与全身经脉、脏腑均有密切的联系。耳穴压豆是根据疾病的需要,确定穴位后,在选用穴区内寻找反应点,用胶布将药豆准确地粘贴于耳穴处,给予适度的揉、按、捏、压,使其产生麻、胀、痛等刺激感应,以达到治疗目的的一种外治疗法。研究表明,耳郭上分布着丰富的神经、血管、淋巴,压以王不留行籽,以刺激耳穴,可以调节内脏和各种感觉系统功能,对疾病有一定的调治作用。

中药拟天麻钩藤饮加味,方中用天麻、钩藤、石决明平肝潜阳;黄芩、栀子清肝火;川牛膝、杜仲、桑寄生补肝肾;首乌藤、茯神养心安神,加生龙骨、生牡蛎以增强重镇潜阳之力;菊花、蔓荆子入肝经,达到清利头目以治标的目的,标本兼治。以针灸疏通局部经络气血,可取得较好的即时效应,再配合中药调理全身,维持疗效。局部治疗与整体治疗结合,"汤药虽可内攻,而内攻未必至,虽至而药病方有胜负。针艾可以外泄,随其轻重,必有泄而出者"。针配合药,互补不足,以取各独到之效,使针灸和中药各自发挥其所长。李教授利用针药特性,用药调整患者体质,以利针灸发挥疗效。针药相须,配合特色技术,调饮食,畅情志,则可提高疗效。

六、面痛

病例

蔡某,女,61 岁。初诊日期:2013 年 4 月 3 日。

主诉:反复右侧面颊部疼痛 1 年余。

现病史:患者 1 年余前开始右侧面颊部疼痛,部位具体在右耳屏前至鼻唇旁,呈刀割样疼痛,痛位不移,无发热恶寒,无恶心呕吐,无头痛头晕等其他不适,前往当地医院就诊,完善头颅 MR 检查未见占位性病变,考虑原发性三叉神经痛,给予卡马西平止痛治疗后,症状缓解不明显,遂来我院就诊。现症见:神清,精神疲倦,右侧面颊部刀割样疼痛,拒按,洗脸、刷牙、进食时加重,每于劳累、受寒后诱发,每次持续 2~3 分钟,疼痛剧烈时伴局部面部抽搐,间歇期正常,无发热恶寒,无头痛头晕,无恶心呕吐,无口眼㖞斜,无肢体乏力,无视物模糊,无耳鸣及听力下降,纳、眠欠佳,二便调。

查体:面部疼痛部位在三叉神经第 2、3 支区域,神经系统查体未见异常。舌暗红,苔薄白,脉弦涩。

辅助检查:头颅 MR 检查未见明显异常。

中医诊断:面痛。

证型:瘀血内阻证。

西医诊断:原发性三叉神经痛。

治疗原则:活血通络,行气止痛。

治疗方法

(1)针刺:体针选取四白_{双侧}、下关_{患侧}、地仓_{患侧}、风池_{双侧}、合谷_{双侧}、太冲_{双侧}、

血海_{双侧}。操作方法:嘱患者取平卧位,毫针刺合谷、风池、太冲,用泻法;其余穴位以毫针针刺,手法施以平补平泻;留针 20 分钟。

头皮针取颞前线、顶颞后斜线下段。操作方法:常规消毒后,针沿头皮并与其呈 15° 快速进针后,平刺 0.3~0.5 寸,以感觉热胀为度,施以强刺激手法,快速捻转,同时每分钟捻转 100~120 次,持续捻转 2~3 分钟后,留针 20 分钟。

(2)穴位注射:选取维生素 B_{12} 注射液 0.5ml+ 维生素 D_2 果糖酸钙注射液 0.5ml。穴取颊车_{患侧}、迎香_{患侧}、地仓_{患侧}。操作方法:用碘伏于穴位局部常规消毒后,面部穴位采取快速平刺,回抽确认无血后,推入药物,每个穴位注射0.1~0.2ml,注射结束后拔出针头,用消毒棉签按压片刻。隔天 1 次。

(3)耳穴压豆:选取耳穴神门、面颊、颌、肝、胃。操作方法:以王不留行籽贴压,贴压后每穴按揉 1~2 分钟,以患者能承受的疼痛为度,每日按压 3~5 次,每 3 天更换 1 次。

(4)中药:方拟通窍活血汤加延胡索。

(5)调护:生活起居方面,避免受凉,出门可戴口罩、围巾,夜间休息时避免靠窗及正对空调、风扇,以防外邪侵袭,注意休息,适当开展体育锻炼;情志方面,保持心情舒畅,避免情绪波动过大;饮食方面,忌食辛辣、发物,禁烟酒。与患者及其家属充分沟通病情,本病的预后较好,大多数患者经中西医保守治疗后,疼痛可以缓解,以减低患者焦虑感。

三诊:患者精神较前改善,右侧面颊部疼痛发作次数明显减少,于受寒时发作,疼痛程度较前减轻,二便调,舌暗淡,苔薄白,脉沉细。辨病辨证同前,针刺治疗同前,中药在初诊方基础上加姜黄;特色技术方面,加刺络拔罐,选穴下关穴(患侧)、阿是穴,以三棱针点刺、拔罐。调护方面,嘱患者加强生活调护,尽量避免诱发因素,用温水洗脸,每日以热水袋或热毛巾热敷患侧面部,10 次 /min,以热敷至局部皮肤潮红为度。

十诊:患者神清,精神可,右侧面颊部仅在极其劳累时发作,1 分钟左右可缓解,疼痛程度明显减轻,舌偏暗,苔薄白,脉弦细。按三诊治疗方案,辨证交替选穴,继续治疗 8 次后随访患者,诉右侧面颊部疼痛基本消失。

按语:患者面部疼痛,属中医学"面痛"范畴,疼痛性质为刀割样,疼痛拒按,痛点固定,感受外邪为诱发因素,结合舌脉,辨证为"瘀血内阻证"。患者发病与情志不调加之外感邪气有关,引起局部血行不畅则为瘀,面部经络气血不通则痛。本病应与具有和面痛类似症状的疾病相鉴别,如继发性三叉神经痛、周围性面瘫、下颌关节痛等。其中,继发性三叉神经痛一般为持续性,且有角膜反射减退、咀嚼肌萎缩等三叉神经感觉和运动障碍的体征,同时可伴有听力减退、眼外展困难等邻近脑神经受损的表现。而部分周围性面瘫的患者可能会出现面部疼痛,但其以口眼㖞斜为主要表现。下颌关节痛则主要表现为颞颌关节在开口和咀嚼运动时出现关节区以及关节周围肌群的疼痛,常见于颌骨关节炎及局部关节的损伤。

治疗上应以活血通络、行气止痛为法。针刺选穴方面,取四白、下关、地仓,为局部取穴,起疏通面部经络气血的作用。合谷穴为手阳明大肠经之原穴,与风池穴配合以祛风通络止痛。而合谷配太冲为四关穴,开四关可活血化瘀、通窍止痛。取血海穴以活血化瘀,虽古籍中多记述血海治妇人血证,但愈来愈多医案及研究证明,血海穴可主治男女的血分诸证。头针取颞前线、顶颞后斜线下段,缘前者自颔厌穴至悬厘穴,属足少阳胆经、手少阳三焦经,后者贯穿督脉、足太阳膀胱经、足少阳胆经、足阳明胃经、手少阳三焦经,取其下段,两者与大脑相应区域相对应,在其上施以强刺激并留针,则使刺激不断地通过中枢神经的调节,以达到止痛的效果,同时疏通头部气街。体针与头针结合使用,激发经气运行,行气以活血,血畅则瘀难留,以达"通则不痛"之效。

古人有云:"久病必瘀。"丹参为活血化瘀的常用药物,《神农本草经》载"丹参味苦微寒",主"破癥除瘕"。现代药理研究表明,丹参注射液具有清除自由基、抗脂质过氧化及改善微循环等作用。对于病程日久且瘀血表现明显的患者,本流派选用丹参注射液穴位注射治疗。穴位注射将传统中医理论与西医学研究有机结合起来,是针药相须流派与时俱进的一种体现。《灵枢·邪气脏腑病形》载"十二经脉,三百六十五络,其血气皆上于面而走空窍……其别气走于耳而为听",表明经脉与穴位之血气均上行渗灌于头部的五官、七窍及脑髓,其中别行的血气并灌注于耳部,说明耳部与面部气血相通相连,以王不留行籽刺激耳部穴位,可起通调面部气血运行之效。后加刺络拔罐,刺络可将局部菀积的陈旧性血液排出,促进新血再生;而血能载气,菀陈之血中瘀积的浊气影响着人体气机的升降出入,泻血的同时排浊气,能够促进人体气机运行,而帮助经络畅通。配合中药通窍活血汤加延胡索,以求行气活血、通络止痛之功,后加姜黄入血分,以加强活血止痛之效。

"治法因乎人,不因乎数,变通随乎症,不随乎法。"本流派不拘于法,针对病情的趋势,因势利导,针药相须,相辅相成,配合特色技术,加强日常调护,畅情志,避免诱发因素,则疾病痊愈。

七、面肌痉挛

病例

钟某,女,63岁。初诊日期:2018年10月21日。

主诉:左侧面颊部抽动4个月余。

现病史:患者4个月余前出游时突然出现左侧面颊部抽动,伴麻木感,出游归来后症状稍缓解,遂未重视。其间每因劳累或受寒后症状加重并反复,伴头重如裹,胸闷,遂来就诊。现症见:神清,精神疲倦,左侧面颊部抽动,伴局部麻木感,左眼流泪,头重如裹,胸膈满闷,时恶心,无呕吐,无口眼㖞斜,无肢体乏力偏瘫,无腹痛腹泻,纳差,疲倦嗜睡,二便调。

查体:神经系统检查未见明显异常。舌淡红,舌体胖大,苔白腻,脉弦滑。

中医诊断:痉证。

证型:风痰阻络证。

西医诊断:面肌痉挛。

治疗原则:祛风化痰,通络止痉,舒调经筋。

治疗方法

(1)针刺:体针选取四白、太阳、颊车、地仓、百会、翳风、风池、合谷、阳陵泉、丰隆、足三里。操作方法:嘱患者取坐位,手法以平补平泻,留针20分钟。

(2)穴位注射:选用丹参注射液。穴取风池患侧、太阳患侧、迎香患侧、四白患侧。操作方法:用碘伏于穴位局部常规消毒后,面部穴位采取快速平刺法,风池穴向鼻尖方向直刺0.5寸,回抽确认无血后,推入药物,每个穴位注射0.1~0.2ml,注射结束后拔出针头,用消毒棉签按压片刻。隔天1次。

(3)耳穴压豆:穴取脾、心、肝、神门、交感、面、眼,交替选取3~5穴,以王不留行籽按压,施以中、强度刺激,每3天更换1次,双耳交替。

(4)中药:拟导痰汤加党参、白术、天麻、石菖蒲。

(5)调护:规律生活,饮食营养且清淡,忌食油腻、辛辣等刺激性食物,戒烟酒以减少外界引起的刺激。注意头面部保暖,避风寒,多热敷患侧以助恢复。避免纵欲过劳,避免熬夜,劳逸结合,保证充足的休息和睡眠,保持心情舒畅,让自己处于放松的状态,避免紧张、愤怒、激动、惊恐等情绪波动。保持室内环境安静,减少噪声刺激,适当进行户外运动,增强体质,以提高机体抗病能力。

五诊:患者神清,精神较前好转,抽动发作次数减少,局部仍有少许麻木感,劳累后少许头重如裹、胸闷,无恶心呕吐等,纳一般,眠可。辨证及治法同前。

八诊:患者神清,精神佳,抽动发作较前明显减少,局部麻木感消失,无头痛头晕,无胸闷心悸,无恶心呕吐等,纳、眠可。辨证及治法同前,继续治疗6次后随访患者,诉诸症皆除,面肌痉挛未再发作。

按语:面肌痉挛又称面肌抽搐,为一种半侧面部不自主抽搐的病证。抽搐呈阵发性且不规则,程度不等,可因疲倦、精神紧张及自主运动等而加重。在疾病初期时,多表现为一侧的眼轮匝肌阵发性不自主抽搐,病情进展者,可能表现为强直性,可引起口角向同侧㖞斜、无法说话、同侧眼不能睁开。面肌痉挛属于中医学范畴"痉证""筋惕肉瞤"。患者因劳累后正气不足,导致风邪入中,引动体内痰湿,阻于经络,经脉及肌肉失于濡养、虚风内动而致痉,故发为本病。本病病位在筋脉,属肝所主,与心、脾、肾、胃密切相关。本病多在中年以后发病,多见于女性。

取穴上,四白、太阳、颊车、地仓为面部穴位,属局部取穴,以疏通面部经络气血、舒调经筋;取翳风、风池,以达祛风通络之效。手足阳明经循行于头面,取手阳明大肠经之原穴合谷穴可疏通阳明经经气,"面口合谷收",合谷主治面部疾病;百会穴位于颠顶,属督脉,督脉入于脑,刺百会穴有醒脑开窍之用。取化痰要穴丰隆,配合足三里以健脾和胃、化痰理气。阳陵泉为"筋会",亦为足少阳胆经之合穴,取之以求活络舒筋之效。因面肌痉挛多由外邪侵袭,阻滞面部经络而起,"风为百病之长",邪气以风邪为主,常夹邪阻络,导致面部经络不通。若邪气深入,病久入络,使面部经脉痹阻不畅,久之而又成瘀,瘀血不去,则新血难安。丹参性味苦,微寒,归心、脾经,具有活血化瘀、通脉养心的功效。采用丹参注射液局部"多穴少剂量"注射,使药物直接刺激穴位,通过面部穴位吸收,经络之气带动药物传输于全身,作用直接,起效迅速,起到活血化瘀、疏经通络的作用,常常于针刺治疗后使用,可巩固针刺疗效,并使药物在穴位慢慢吸收,延长了穴位的刺激时间。现代药理研究表明,丹参注射液中的丹酚酸 B 具有保护神经的作用,丹参素具有显著的改善血液流变性、扩张微动脉作用。耳穴压豆治疗面肌痉挛有一定疗效,止痉之余,有安神的功效。中药拟导痰汤,方中半夏、胆南星、陈皮燥湿化痰理气,枳实下气以行痰,茯苓渗湿,甘草和中并调和诸药。加党参、白术以健脾开胃;加天麻、石菖蒲以醒脑通窍。全方共奏燥湿化痰、理气开郁之效,气顺则痰自降,痞满自除。

本病需与面瘫相鉴别。面瘫主要表现为一侧面部表情肌瘫痪,额纹消失,皱眉不能,眼裂不能闭合或闭合不全,患侧鼻唇沟变浅,口角下垂,鼓腮、吹口哨时漏气等,而无一侧面部阵发性抽搐。面瘫恢复期可能出现面肌痉挛。可通过面部神经检查鉴别,用电刺激患侧眶上神经时,若同侧眼轮匝肌及其他面神经支配的肌肉出现同步收缩,可能提示面肌痉挛。若症状反复不愈,需排除乳突及颅骨病变,查明病因,及早诊断,采取综合措施,标本兼治。

临床上,面肌痉挛一般病性属虚实错杂,如只用一方一法治疗,往往主次不分,疗效不佳。针刺用于泻实,有立竿见影之效,中药兼顾补脾胃之虚,循序渐进,疗效稳固。对于同一患者、同一疾病状态,可以考虑从表里关系来针药结合,也可以从内外关系、局部与整体功效论治,利用针药作用特点来互补增效。郭雍《仲景伤寒补亡论·两感证五条》中效法秦越人先针后汤治两感伤寒证,认为"汤药虽可内攻,而内攻未必至,虽至而药病方有胜负。针艾可以外泄,随其轻重,必有泄而出者"。针配合药,补其不足,有其独到之效。针药相须,面部的血液循环得以改善,使面部肌肉有所濡养,则痉挛可止。

八、蛇串疮

病例

谭某,女,57岁。初诊日期:2019年4月12日。

主诉:右侧颈项部疼痛4天。

现病史:患者4天前晨起后开始右侧颈项部疼痛,当时以为落枕,自行热敷及贴膏药后疼痛稍缓解,故未重视。后疼痛加重,呈烧灼样疼痛,以右侧为主,疼痛部位未超过前后正中线,夜间痛甚,昨夜右颈部出现少许散在小水疱,遂来就诊。患者诉近期生活压力较大,有情绪波动。现症见:神清,精神疲倦,右颈项部见红斑、丘疹、水疱连成片,水疱较大未破溃,伴灼热疼痛剧烈,或伴有脓疱脓痂,口干口苦,纳、眠差,小便黄,大便偏干。

查体:舌红,苔黄腻,脉弦滑。

中医诊断:蛇串疮。

证型:湿毒火盛证。

西医诊断:带状疱疹。

治疗原则:清火燥湿,解毒止痛。

治疗方法

(1)针刺:选取C_4~C_7华佗夹脊穴、阿是穴、合谷$_{患侧}$、曲池$_{患侧}$、太冲$_{患侧}$、支沟$_{患侧}$、血海$_{患侧}$、三阴交$_{患侧}$。所有穴位均采用平补平泻手法,每周治疗2~3次。

(2)中药熏洗:以紫草、野菊花、地榆、苦参、鸡血藤、赤芍、乳香、没药煎水,外洗局部,每天1剂。

(3)火针:取穴C_4~C_7华佗夹脊穴$_{患侧}$、阿是穴$_{患侧}$。操作方法:术前应与患者沟通,消除其恐惧心理,取得患者配合。选定穴位后进行严密消毒,宜先用碘酒消毒,后用酒精棉球脱碘,以防感染。用火烧红毫针,迅速点刺水疱,并迅速出针。针刺深度为1~1.5cm。嘱患者针后如局部呈现红晕或红肿未能完全消失,则应避免沾湿局部,以防感染。

(4)中药:黄芪15g,白花蛇舌草5g,板蓝根10g,酒黄芩10g,野菊花10g,金银花20g,生地黄10g,玄参10g,赤芍10g,枸杞10g,黄精10g。水煎服,每日1剂。

(5)调护:饮食方面,发病期间忌吃辛辣煎炸的食物,忌食油腻及海鲜等发物,戒烟酒。注意休息和保持局部皮肤清洁,避免过度烫洗、肥皂及各种有害因子刺激。起居方面,注意规律生活节律,保证充足的睡眠与休息,保持精神和情绪的稳定,避免过度劳累造成免疫力降低,影响愈合。加强锻炼,提高身体抗病能力。调治过程要坚持,不急不躁。切忌自行滥用药物,治疗后勿用手搔抓局部,以防感染。

二诊：患者右颈项部水疱已破溃，部分已结痂，灼热感较前减轻，局部仍疼痛剧烈，或伴有脓疱、脓痂，口干，无口苦，尿黄，大便稍干，舌红，苔黄微腻，脉弦滑。辨证及治法同前，局部常规消毒后，继续以火针点刺刺破水疱。针刺、特色技术及方药不变。

三诊：右颈项部水疱基本已破溃、结痂，灼热感及疼痛均较前缓解，红斑较前变暗，无口干口苦，夜间睡眠明显改善，二便调。舌红，苔薄黄，脉弦略滑。辨证及治法同前，特色技术加用耳穴压豆，取穴心、胆、肝、肺及皮疹穴，以王不留行籽贴压，施以中、强度刺激，以巩固治疗；并更换药液外洗，药液以大黄、枯矾、苦参、红条紫草、地榆、五倍子煎水，微温外洗患处。继续治疗 10 次后，患者诉疼痛基本消失，偶尔于劳累及休息欠佳时局部出现少许不适，随访半年未见复发。

按语：带状疱疹是以身体一侧出现成群水疱、疼痛为特征的一种皮肤病。西医学认为，带状疱疹是由水痘 - 带状疱疹病毒（VZV）引起的病毒性皮肤病，该病毒有亲神经和皮肤的特性，对本病无或低免疫力的人群初次感染本病毒后，在临床上表现为水痘或呈隐性感染，此后病毒进入到脊髓后神经节或三叉神经节长久潜伏，当宿主细胞免疫功能减退，病毒被激活并沿外周神经移行至皮肤，使之产生水疱和疼痛。《带状疱疹后神经痛诊疗中国专家共识》指出：带状疱疹的年发病率为 3‰~5‰，9%~34% 的带状疱疹患者会发生带状疱疹后遗神经痛。带状疱疹和后遗神经痛的发病率及患病率均有随年龄增加而逐渐升高的趋势，60 岁及以上的带状疱疹患者发生后遗神经痛的比例高达65%。本病发疹前多伴局部灼热、瘙痒、神经痛等前驱症状，亦可能有发热、乏力等全身不适。体表症状初期多为红斑丘疹，继而发展为成簇水疱，约黄豆大小，疱壁紧张发亮，内容物清澈透明。多发生在身体的一侧，沿外周神经呈条带状分布，一般不超越身体前后正中线。除了上述典型的临床表现外，无论是前驱症状或后遗症期间，亦有仅表现为瘙痒，无疼痛的带状疱疹患者，"痒为痛之渐，痛为痒之甚"，对于此类患者，应详细询问病史及体查，避免漏诊误诊。

带状疱疹属中医学"蛇串疮"之范畴，又有"缠腰火丹""蜘蛛疮"之称。该患者由于情志内伤，肝气郁结，久而化火生毒，肝经火毒循经外发；加之饮食不节，脾失健运，内生湿热，外溢肌肤，感受外邪，搏结化毒而发。湿热蕴蒸，壅阻肌肤，经络失疏，致使湿热毒蕴，气滞血瘀，故常遗留疼痛不休。"邪之所凑，其气必虚"，正气不足，抵御外邪的能力下降是本病发病的内在因素，劳累、压力大、情绪不稳定均有可能造成正虚。故以急则治其标为原则，治宜清火燥湿，解毒止痛。取相应夹脊穴以通病所之经气。阿是穴，又名天应穴，以痛为腧，取阿是穴疏导局部之经络气血不通。《备急千金要方》中提到曲池有治"举体痛痒如虫噬"的作用，取此穴以疏风清热，调和营卫；与合谷穴合用以疏导阳明经气,清解邪毒。太冲作为足厥阴肝经之输穴及原穴,疏肝理气,配合可"泻三焦炽火"之支沟以清肝泻火;"诸痛痒疮,皆属于心""心主血脉",患者痛甚为邪入血分,取血海调血行血;配合三阴交以利湿。

　　古称"焠刺""烧针"之火针,是指将针在火上烧红后,快速点刺体表的一种疗法。《灵枢·寿夭刚柔》云:"刺布衣者,以火焠之。"《灵枢·官针》云:"焠刺者,刺燔针则取痹也。"火针因其以火烧针而后针刺,故具有温经散寒、通经活络的作用;其温散寒邪的作用远远大于单纯针刺。一般面部不用火针,《针灸大成·火针》提及:"人身诸处,皆可行火针,惟面上忌之。"火针选穴与毫针选穴的基本规律相同,根据病症不同而辨证取穴。选定穴位后要采取适当体位以防止患者改变姿势而影响取穴的准确性。烧针是使用火针的关键步骤。明代杨继洲《针灸大成》记述最详:"频以麻油蘸其针,灯上烧令通红,用方有功。若不红,不能去病,反损于人。"因此,在使用前必须把针烧红,才有其作用。临床上有因针体烧热程度不够而增加患者疼痛,造成组织缠束针体,影响疗效。烧红针具后,迅速刺入选定的穴位内,即迅速出针。关于针刺深度,《针灸大成·火针》有云:"切忌太深,恐伤经络,太浅不能去病,惟消息取中耳。"火针针刺的深度要根据病情、体质、年龄和针刺部位的肌肉厚薄、血管深浅而定。一般四肢、腰腹针刺稍深,可刺 2~5mm,胸背部穴位针刺宜浅,可刺1~2mm,夹脊穴可刺 3~5mm。若针刺 1~3mm,可不做特殊处理;若针刺 4~5mm深,针刺后用消毒纱布贴敷,可用胶布固定 1~2 天,以防感染。取穴数量一般宜少,实证和青壮年患者取穴可略多。进针宜速、准,深度适中,出针宜快。因火针点刺后,局部有可能遗留有小瘢痕,不适宜在面部施针,但火针适用于治疗面部小块白癜风、痣和扁平疣。以下情况应避免使用火针:血管和主要神经走行分布区不宜用;发热患者忌用。外洗法是用药物煎水,使药物直接作用于人体皮肤,通过毛孔及经络腧穴,将药力传导至病所的一种特色外治法,选取清热燥湿之品,既能祛除局部积聚的热毒湿邪,又能防止大量的苦寒药物伤及脾胃,以疏通皮肤肌腠,调畅经络,从而起到治疗的效果。

　　中药方中以黄芪益气扶正,正气充足才可托邪外出;金银花、野菊花清热解毒,取其质地清轻之意,借其上浮之势以清聚集在颈部的热毒;白花蛇舌草、板蓝根、酒黄芩清泻湿热火毒;赤芍、生地黄凉血,赤芍兼起止痛之用,生地黄兼生津以防清热及燥湿之品伤阴;加入滋阴养血之黄精、枸杞子配合黄芪扶正,同时防止燥湿清泻太过而津亏。带状疱疹的患者既有热毒、湿邪等内在致病因素,又有体表明确的表现。《素问·汤液醪醴论》曰:"当今之世,必齐毒药攻其中,镵石针艾治其外也。"以中药内服外用,配合火针、耳穴压豆等特色技术,内外合治、针药相须在治疗带状疱疹中具有明显的疗效和优势。

九、哮病

病例

朱某,女,36岁。初诊日期:2019年4月24日。

主诉:反复发作性咳嗽咳痰、喘息1年余。

现病史:患者1年余前因受凉后出现咳嗽、咳痰,当时无明显气促,无发热恶寒,患者未予重视,间断服用中药治疗,后因症状加重并反复,于我院完善肺功能检查,提示重度混合性肺通气功能障碍(以阻塞性为主),最大自主分钟通气量重度下降,支气管舒张试验阳性。诊断为"支气管哮喘",规律吸入沙美特罗替卡松抗炎解痉平喘以及中医药治疗。但仍时有咳嗽,咳少量痰,活动后少许喘息,夜间明显,闻及刺激性气味时诱发。近期因天气变化,喘息反复,遂来就诊。现症见:神清,精神疲倦,咳嗽,咳少量清稀痰,气促,活动后加重,畏风,时有自汗,食少纳呆,眠差,小便调,大便稀,每日2次。

查体:胸廓对称无畸形,双侧呼吸动度一致,双肺呼吸音减弱,双肺可闻及散在哮鸣音,呼气相延长。舌淡,舌胖有齿印,苔白,脉濡弱。

辅助检查:肺功能检查示重度混合性肺通气功能障碍(以阻塞性为主),最大自主分钟通气量重度下降,支气管舒张试验阳性。

中医诊断:哮病。

证型:肺脾气虚证。

西医诊断:支气管哮喘。

治疗原则:标本兼顾,补益肺脾,止咳平喘化痰。

治疗方法

(1)针刺:体针选取肺俞$_{双侧}$、脾俞$_{双侧}$、中府$_{双侧}$、天突、孔最$_{双侧}$、定喘$_{双侧}$、风门$_{双侧}$、足三里$_{双侧}$。操作方法:嘱患者取仰卧位,毫针点刺天突;毫针刺孔最$_{双侧}$,用泻法;毫针刺肺俞$_{双侧}$、风门$_{双侧}$、定喘$_{双侧}$、脾俞$_{双侧}$、足三里$_{双侧}$,用补法,中府$_{双侧}$不行手法;留针20分钟。

(2)穴位贴敷:选用芥子、细辛、麻黄、延胡索、醋甘遂等药末制成的天灸散,用生姜榨汁去渣后,与天灸散混合调成糊状,敷贴于定喘$_{双侧}$、风门$_{双侧}$、肺俞$_{双侧}$、脾俞$_{双侧}$、膏肓$_{双侧}$、肾俞$_{双侧}$、气海、关元,交替选穴,每次选取7个穴位。每次贴敷30分钟~1小时,以患者局部有温热感为度,10日贴敷1次。

(3)穴位注射:选取丹参注射液。穴取肺俞$_{双侧}$、脾俞$_{双侧}$、足三里$_{双侧}$。操作方法:用碘伏于穴位局部常规消毒后,背部穴位采取快速斜刺法,足三里穴快速直刺,回抽确认无血后,推入药物,每个穴位注射0.5~1ml,注射结束后拔出针头,用消毒棉签按压片刻。

(4)中药:六君子汤合玉屏风散加减。人参15g,白术15g,茯苓10g,炙甘草 10g,砂仁 10g,陈皮 10g,大枣 3 枚,防风 15g,黄芪 15g,法半夏 10g,桂枝 10g,水煎服,每日 1 剂,共 7 剂。

(5)调护:在生活起居方面,患者应畅情志,远离过敏原,避免与具有刺激性气味的物体接触,避免被动吸烟、漆味、过劳、淋雨,居室宜空气流通,保证适宜湿度,阳光充足,冬季应保暖,夏季应凉爽通风;运动方面,避免剧烈运动,鼓励患者进行太极拳、八段锦、散步、慢跑等有氧运动,以增强体质,预防外感;饮食方面,宜清淡,多食富有营养的食物,忌食生冷、油腻、辛辣及鱼虾等海鲜食物。

五诊:患者神清,精神好转,少许咳嗽,无咳痰,无气促及喘息,畏风,暂无自汗,纳改善,眠尚可,小便调,大便时溏。舌淡,有齿印,苔白,脉弱。辨病辨证同前,针刺方面,加复溜,施以补法,加合谷,施以泻法,余维持目前治疗方案,进一步缓解伴随症状。

九诊:患者神清,精神可,近日未发作咳嗽咳痰,无喘息,无气促,无自汗,畏风明显改善,纳、眠可,二便调。舌淡红,苔薄白,脉缓。按原治疗方案针药相结合,辨证交替选穴,并行耳穴压豆。穴取脾、肺、神门、肾、气管。继续治疗5 次后,随访患者,诉症状消失,并嘱咐其继续注意日常调护。

按语:患者以反复发作性咳嗽、咳痰、喘息为主要特征,当属中医学"哮喘"范畴。"哮病之因,痰饮留伏,结成窠臼,潜伏于内,偶有七情之犯,饮食之伤,或外有时令之风寒束其肌表,则哮喘之症作矣。"中医认为哮喘的病因是由于先天禀赋不足,宿痰内伏,感邪诱触,痰随气升,气与痰相互搏结而壅塞气道,导致气机不利,肺气宣降失常,则发为本病。基本病理变化为"伏痰"遇感引触。哮病反复发作,久则伤及脏腑之气,肺虚无以主气,气不能化津则痰浊内蕴,导致肺之肃降无权,肺气虚则卫外不固,从而更加容易受到外邪的侵袭而诱发哮病;脾气亏虚则不能运化,后天之精无法上输至肺,反而生痰贮痰,影响肺之宣降。脾气亏虚,无力升清,则见精神疲倦;肺脾气虚,无以主气,气血生化无源,则见活动后气促加重;纳差、大便溏薄为脾气不足,无法运化之象;舌脉均为肺脾气虚之象,故辨证为"肺脾气虚证"。本病病在肺,与脾、肾相关。《景岳全书》载:"未发时以扶正气为主,既发时以攻邪气为主,扶正气者,须辨阴阳,阴虚者补其阴,阳虚者补其阳。攻邪气者,须分微甚,或散其风,或温其寒,或清其痰火。然发久者,气无不虚……若攻之太过,未有不致日甚而危者。"故治以标本兼顾,补益肺脾,止咳平喘化痰为法。

取穴方面,肺俞为肺之背俞穴,《针灸资生经》载"哮喘,按其肺俞穴,痛如锥刺",其为主治肺脏疾病的要穴,取之以求宣肺平喘之功,俞募配穴,取中府穴与之合用以调理肺脏气机、宣降肺气;《针灸甲乙经》曰"咳上气,喘,暴喑不能言""喉痹,咽中干急不得息,喉中鸣",取天突穴为局部取穴,以起降逆平喘、利肺理气之效;《针灸大成》中提及风门穴"主上气喘气",此穴为风邪易侵之处,且善治风邪为病,取之加强降气定喘的作用;定喘穴为经外奇穴,位于大椎旁开 0.5 寸,为治疗哮喘的经验效穴,刺之以求止咳平喘、宣降理肺的作用;孔最穴为手太阴肺经之郄穴,对哮喘有较强作用;脾俞穴为脾之背俞穴,足三里穴为胃之下合穴,两者配合使用有补益脾气之功。《玉龙歌》有云:"无汗伤寒泻复溜,汗多宜将合谷收。"后于复溜穴施补法、合谷穴施泻法以止汗。

　　清代徐大椿《医学源流论·敷贴论》对经皮给药治病机制概述为:"用膏贴之,闭塞其气,使药性从毛孔而入腠理,通经贯络,或提而出之,或攻而散之,较之服药尤有力,此至妙之法也。"吴尚先在《理瀹骈文·续增略言》中说:"凡病所结聚之处,拔之则病自出,无深入内陷之患……无妄行传变之虞。"穴位贴敷是将药物和经络腧穴整体调节相结合的一种疗法。张元素《珍珠囊》一书将药物作用和经络联系起来,认为药物和针灸的治疗机制是一致的,都在于调理经络里的气血使之正常运行。10 日进行一次贴敷为庚日灸,时间医学有"庚日属金,与肺相配"之说,于此时间使用组合了多种辛温走窜药物的天灸散,具有温经散寒、逐痰平喘的作用,混合姜汁以加强散寒之效,贴敷肺俞、定喘、风门等穴位,以治疗肺系疾病,使内伏之寒邪得以祛除,同时又可温煦人体阳气,天灸善治哮喘等肺系疾病,肺气宣通,正气充足,进而防治哮喘发作。贴敷后,局部皮肤出现红晕属正常现象,可嘱患者外涂皮肤软膏以减缓不适;如贴药时间过长引起水疱,嘱其保护创面,防止抓破以避免感染,必要时常规换药处理或涂烫伤软膏。并嘱患者注意饮食控制,不宜食用禽类、牛肉、海鲜等"发物"。若出现皮肤过敏者,可涂抗过敏药膏并及时至医院处理。需要注意的是,因天灸药膏中含有刺激性较强的药物,故孕妇不宜进行贴敷。由于天灸药物药性偏温,易动血,月经期妇女慎用,体温超过 38℃患者不可进行贴敷。另外,由于婴幼儿皮肤较细嫩,容易灼伤皮肤,建议 2 岁以下婴儿慎用此疗法。若个别婴幼儿因病情需要者,建议贴药时间不宜超过 10 分钟。中药汤剂拟六君子汤合玉屏风散加减,方中以人参大补元气,肺气足则卫气得以固表,臣以白术健脾、燥湿,配合茯苓淡渗,脾健运则湿易除,加陈皮理气化痰、法半夏燥湿祛痰降逆,炙甘草和中并调和诸药。玉屏风散中甘温之黄芪,补益肺脾之气,同时固表止汗,黄芪得白术相助,益气固表之力则增强,防风散表之风邪,配合黄芪、白术益气之效以祛表邪。且黄芪与防风同用,可兼顾固表与祛邪,不至于留邪或伤正,有"补中寓疏,散中寓补"之意。合用玉屏风散,一方面,增强补益肺脾之力,另一方面固表止汗,固护卫气,减少感冒等可诱发哮喘的因素。

　　治疗哮病,平时应重视治本,当分清肺、脾、肾之亏虚的主次,并适当兼顾。肾为先天之本、五脏之根,肾精充足则根本得固;肺气足则卫外有度,可防止外邪入侵;补脾则生痰无源。"起居失慎则旧病复发,此哮病之症也",预防发作,首要的便是祛除宿痰、预防感冒。治疗哮病重在制订适用于患者个体的防治原则,选择相应的治疗、预防方法,从而实施"因人制宜"的干预措施。对本案患者,以中药汤剂培补元气,补肺健脾,在此基础上再对疾病给予针对性的针灸及特色技术治疗,则更易收到事半功倍之效。

我们应充分利用"举汤液以翼针道,明刺法以济汤药"的宝贵经验及认识,进一步针药互鉴。一方面利用针灸经络理论,结合现代药物剂型加强对穴位注射、穴位贴敷、经皮给药的研究;另一方面,将作用机制效应明确的药物作为标尺、工具,研究针灸的效应特征。通过现代研究的思路与手段,找到针药结合治疗中各种影响因素之间最佳的组合方式,优化针药结合临床方案,发挥针药互补优势,以提高临床疗效、减轻药物副作用。

十、哮喘

病例 1

李某,女,43 岁,矿工家属。初诊日期:2021 年 7 月 14 日。

主诉:反复咳嗽气喘 5 年余。

现病史:患者 5 年前因感冒而致咳喘 1 个月,后出现哮喘,以后每年农历 4 月底开始发病至 8 月初即止,服药后缓解。为求进一步预防诊治,遂来我院。现症见:患者无哮喘急性发作,轻微咳嗽,咳声较轻,偶尔咳出少量白色黏痰,二便调,饮食可,睡眠一般,舌淡红,苔白微腻,脉濡。

既往史:哮喘病史 5 年余。

中医诊断:哮病。

证型:肺脾气虚证。

西医诊断:支气管哮喘。

治疗原则:补肺健脾益气。

治疗方法:穴位贴敷。取穴:定喘双侧、肺俞双侧、肾俞双侧、脾俞双侧、足三里双侧、天突、膻中、膏肓双侧、丰隆双侧。操作方法:以上穴位交替使用。在所选取的穴位处标记,取天灸贴撕开后,取适量天灸药膏置于中心点,将涂好天灸药物的穴贴中心对准穴位,边缘平整贴于皮肤。每次贴敷 60min,10 天贴 1 次,持续半年后随访诉症状明显改善。

按语:《难经》云:"五脏募皆在阴,俞皆在阳者,何谓也? 然:阴病行阳,阳病行阴,故令募在阴,俞在阳。"哮喘 5 年,患者肺气必虚,肺脏属阴,取其背俞穴(即肺俞穴)可激发肺经经气,从而治疗肺脏疾病,定喘穴为经外奇穴,对于咳喘有特效,其命名即根据特殊治疗作用而来。使用穴位贴敷可以避免患者口服中药的苦味口感,对于经穴的调整治疗作用又可最大限度地发挥,尤其对于此类病久肺气虚弱患者尤为适宜。哮喘是一种常见的反复发作的肺系疾病，是由宿痰内伏于肺，复加外感、饮食、情志、劳倦等因素致气滞痰阻，气道挛急而发病。痰的产生责之肺不布散津液，脾不能运输精微，肾不能蒸化水液，以致津液凝聚成痰，伏藏于肺，成为发病的"夙根"。背俞穴与脏腑有直接的联系，刺激背俞穴能直接调整脏腑功能的盛衰，解剖形态学上背俞穴位于所属脏腑的神经节段分布范围内或邻近节段，它们之间的这种联系是背俞穴治疗脏腑及其相关组织疾病的基础。哮喘的发生与肺、脾、肾三脏功能失调关系最为密切，取肺俞、肾俞、脾俞，调理各内脏生理功能，切合哮喘发病关键，使肺之宣降、脾之运化、肾之气化功能能得以正常发挥，以治其本，奏平喘之功。肾俞、脾俞、足三里既可补先天之本，又可补后天之本，扶正祛邪，增强机体抗病能力。天突、膻中位于任脉之上，通肺气，为治疗肺部疾病的要穴。定喘、膏肓为宣肺平喘的经验穴，丰隆穴为化痰湿的特效穴。穴位贴敷依托于中医的经络学说。经络内属脏腑，外络肢节，沟通表里，推动气血不停循行，是脏腑调和的基础。通过使用辛温发散中药进行穴位贴敷，药物由皮肤进入穴位，通过经络气血的运行到达相关的脏腑，损有余而补不足，振奋激发阳气，祛除寒邪，扶助正气。在贴敷期间往往会出现不同程度的皮肤反应，表现为贴敷部位皮肤发红、发痒、水疱，皮肤表层屏障受到破坏，既加快了药物的渗透，又延长了对穴位的刺激时间。穴位贴敷治疗"哮证"源于《张氏医通》白芥子涂方，其方由白芥子、延胡索、甘遂、细辛、姜汁等组成。贴敷期间少数患者可能出现不同程度的皮肤刺激反应，部分患者难以接受甚至中断治疗。因此如何在保证疗效的前提下把握皮肤反应的程度是亟待解决的问题。有研究探讨不同灸量悬起灸"定喘"穴对哮喘大鼠细胞免疫学机制的影响发现，一定范围内对穴位的刺激强度越大，疗效越显著，但到达刺激饱和量时，疗效不再有显著增加。不论皮肤反应强弱，穴位贴敷防治支气管哮喘均有明显效果，但有皮肤反应的疗效优于无皮肤反应，且随着皮肤反应的增强，疗效也有明显提高，但当皮肤反应达到一定程度，疗效不再随皮肤反应增强而增加，中度皮肤反应即可达到最佳治疗效果。因此，选择适宜的时机，合理选择贴敷药物及穴位，适度把握皮肤刺激程度，既可以保证疗效，又可以减轻患者的痛苦。

病例 2

徐某，男，20 岁，学生。初诊时间：2010 年 3 月 15 日。

主诉：反复发作性咳嗽、喘息 2 年。

现病史：患者 2 年前因受凉后出现咳嗽喘息症状反复，每于春天花粉季节时发作及加重，初时鼻痒，喷嚏，流鼻涕，继而出现咳嗽喘息，避开花粉后可稍缓解。现症见：现神清，精神疲倦，咳嗽气短，畏风自汗，痰液清稀，面色苍白，食少纳呆，眠可，大便溏，小便调。

过敏史：花粉过敏。

查体：胸廓对称无畸形，双肺可闻及散在哮鸣音，呼气相延长。舌淡有齿印，苔白，脉濡弱。

辅助检查：胸部 X 线示肺过度充气，透明度增高；支气管激发试验阳性。

中医诊断：哮病。

证型：肺脾气虚。

西医诊断：哮喘。

治疗原则：补益肺脾，祛痰止咳。

治疗方法：穴位贴敷。用白芥子、细辛等药末制成天灸散，用生姜汁调糊，敷贴于定喘_{双侧}、风门_{双侧}、肺俞_{双侧}、脾俞_{双侧}、膏肓_{双侧}、肾俞_{双侧}、气海、关元（每次选取 6 个穴位）。1 每周 1 次。

二至六诊：患者神清，精神好转，鼻痒、喷嚏、流鼻涕减少，暂无咳嗽、喘息，畏风自汗，痰液减少，纳改善，眠可，大便溏，小便调。舌淡有齿印，苔白，脉弱。嘱继续穴位贴敷至症状明显减轻。1 年后随访，患者诉贴敷大半年后诸症明显缓解。

按语：岭南传统天灸 1 号方（以下简称 1 号方）由白芥子、细辛、醋延胡索、醋甘遂等药物配伍而成。白芥子味辛，性温，入手太阴肺经，有温肺除饮、消痰散结、通经活络之效。杨璿在《伤寒瘟疫条辨》中记载："白芥子……调五脏消痰癖，除胀满，平喘急，宽中利膈，开结散滞，辟除冷气。"细辛味辛，性温，归肺、肾、心经，《东医宝鉴》曰："除喉痹齆鼻，添胆气，去头风。"延胡索性味"辛苦而温"，"入手足太阴肺、脾、厥阴心包、肝经。能行血中气滞，气中血滞，通小便，除风痹。治气凝血结，上下内外诸痛"（汪昂《本草备要》）。甘遂味苦，性寒，"能泻肾经及隧道水湿，直达水气所结之处，以攻决为用，为下水之圣药。主十二种水。"（汪昂《本草备要》）。该方具辛香走窜之性，且祛寒力强，利于温经散寒、疏通经气、通利血脉，用于鼻鼽的虚证和寒证效果尤佳。对于肺热所致之鼻鼽，天灸亦可散湿热、行气血，朱震亨认为："热证灸之，引郁热之气外发。火就发之义也。"吴亦鼎在《神灸经纶》中提出"灸者，温暖经络，宣通气血，使逆者得顺，滞者得行"。以天灸之热力，行气血，通经络，开腠理，则湿热得散。胡海宇等人对大鼠造模成功后，先在模型组与激素组分别予生理盐水、丙酸氟替卡松滴鼻；生白芥子组（组成为生白芥子、细辛、延胡索及甘遂）与炒白芥子组（组成为炒白芥子、细辛、延胡索及甘遂）分别予穴位贴敷，检测治疗后四组大鼠血清 IL-4、IgE、IFN-γ 的含量。结果显示治疗后生白芥子组及炒白芥子组的 IL-4、IgE 的血清含量和行为学评分与模型组相较均明显降低（$P<0.05$），而 IFN-γ 血清含量明显升高（$P<0.05$），且与激素组无显著差异。据此可知，1 号方药物可明显改善过敏性鼻炎大鼠行为学，其作用机制可

能与通过下调 IL-4、上调 IFN-γ 水平来调节 Th1/Th2 的平衡,以及进一步下调 IgE 有关。除了药物作用外,天灸的效应还依赖于穴位经络作用及时间因素。穴位一般选用相应病脏在膀胱经上的背俞穴或督脉穴位激发脏腑气机,由于"督脉为阳脉之海",而足太阳膀胱经"与肺金合而主皮毛""以水中化气,上行外达,为卫外之阳",《难经本义》谓:"阴阳经络,气相交贯,脏腑腹背,气相通应"。通过由阳行阴,实现阴阳互通,继而祛除内脏或阴经病邪。

十一、扁桃体炎

病例

王某,男,35 岁,配件厂工人。

主诉:咽部疼痛 3 日。

现病史:患者 3 日前食辛辣刺激食物后出现咽部疼痛,伴轻微咳嗽,饮水或吞咽食物时疼痛加重,无咳嗽咳痰,无恶寒发热。自行含服西瓜霜含片后,症状未见明显改善,遂来诊治。现症见:口燥、咽干痛较剧,渴欲饮水,大便秘结。

既往史:慢性扁桃体炎史。

查体:咽红,两侧扁桃体 Ⅱ 度肿大,表面有脓性分泌物,悬雍垂亦充血水肿,颌下淋巴结可触及,稍肿大,轻微压痛,活动度好。舌红,苔黄,脉数。

中医诊断:乳蛾。

证型:胃火炽盛证。

西医诊断:急性化脓性扁桃体炎。

治疗原则:清胃泻火。

治疗方法:点刺放血。选取耳尖、大椎、少商_{双侧}。操作方法:先将耳部搓红,以患者能耐受为度,然后用 75% 酒精棉棒擦拭耳尖及周围,用三棱针点刺出血,左手挤压耳部挤出血数滴后,右手持棉棒按压针孔数秒。用 75% 乙醇擦拭大椎及周围,用三棱针在大椎周围散刺出血后加拔火罐,待罐内血结块或静待 8 分钟左右后起罐,然后用酒精棉球擦拭大椎周围。沿拇指近心端向少商穴推按数次,使穴位局部充血;用 75% 乙醇或碘伏常规消毒;用三棱针快速点刺,出针后挤压出血,约 5~6 滴,操作后用棉签按压片刻止血。

按语:急性化脓性扁桃体炎中医称之为"乳蛾",是一种常见病。西医学认为,本病是咽部淋巴组织的急性感染,治疗以抗感染为主,但临床上抗生素的滥用已导致耐药的普遍发生。为减少抗生素运用,并起到良好的疗效,研究中医药治疗本病具有重要意义。

急性化脓性扁桃体炎属中医学"乳蛾""烂乳蛾"范畴,其发病机制为肺胃积热循经上炎,热毒壅结于喉核,加之风热之邪入侵咽喉导致喉核红肿、疼痛、痈脓，治疗原则应以利咽消肿、清热解毒为主。放血疗法具有开窍泻热、活血消肿的作用，能够加快机体排出体内毒性物质、提高机体免疫力。张从正《儒门事亲》记载："大抵治喉痹，用针出血最为上策。"《灵枢·官针》言"凡刺有九"，其中络刺"刺小络之血脉也，可泻余血邪气，固守经隧，以防大乱"。大椎是诸阳经汇聚所在，是治热病的要穴，耳尖穴有退热止痛之效，为治疗偏正头痛、目赤肿痛、咽喉肿痛等头面部热证常用穴。西医学研究证实，耳尖周围存在丰富的血管和神经，耳尖放血直接刺激血管神经，疏通经络、祛瘀生新、镇静退热，可起到调节机体各项器官、系统的作用。手太阴肺经络出于拇指，故刺拇指处的少商穴可加强宣泄热毒之力，有良好的抗炎退热作用，能促进咽部急性炎症迅速消退。《灵枢·顺气一日分为四时》云："病在脏者取之井。"少商属手太阴肺经之井穴，五行属木，其疏通、条达、开泄作用强，并且能够清肺泻火，驱邪外出。《类经图翼》认为少商穴能"泄诸脏之热"。肺受邪热，壅闭咽窍，遵《黄帝内经》"火郁发之"之旨，宜刺少商以宣泄肺热，此为"出血者，乃发汗之一端也"，因此少商穴也是临床治疗咽喉疾病的常用穴位。

急性咽喉肿痛多属实热证，上述各穴放血可清泻实热之邪，使邪有出路，经气通畅，通则不痛。总之，放血治疗急性扁桃体炎临床疗效显著，安全性高，值得临床推广。在临证时可不必拘泥，凡是可以保证洁净、能够刺破皮络者均可作为针具使用，反应点、特定穴位、瘀阻脉络等均可作为针刺点，在遇到以此类实热证为主的患者均可在保证安全的前提下使用刺络放血疗法进行泻热，以达到减轻症状、缓解不适、治疗疾病的目的。

十二、胃痛

病例

刘某，男，52 岁。初诊日期：2018 年 11 月 22 日。

主诉：反复上腹部隐痛 7 个月余。

现病史：患者于 7 个月余前初来广州工作，因应酬多加之工作压力较大，后出现上腹部隐痛，常于饥饿或饱食后明显，喜温喜按，热敷或饮热饮后疼痛可稍缓解，劳累、饮食生冷或受凉后发作或疼痛加重，伴嗳气反酸，于外院行胃镜检查提示慢性浅表性非萎缩性胃炎，给予抑酸护胃药物及中药治疗后，症状缓解，但仍于饱食及劳累后反复，遂来就诊。现症见：神清，神疲乏力，上腹部隐痛不适，喜温喜按，劳累、饮食生冷或受凉后发作或疼痛加重，伴嗳气反酸，手足欠温，纳一般，眠尚可，小便调，大便溏，每日 2~3 次，无黑便、便血。

查体：腹平软，上腹部轻压痛，无反跳痛，余腹部无压痛、反跳痛，墨菲征、麦氏征阴性，肠鸣音正常。舌淡红，苔白，脉沉弱。

辅助检查：1 个月余前于外院行胃镜提示慢性浅表性非萎缩性胃炎。

中医诊断：胃痛。

证型：脾胃虚寒证。

西医诊断：慢性胃炎。

治疗原则：温中健脾,和胃止痛。

治疗方法

（1）针刺：选取中脘、胃俞_{双侧}、足三里_{双侧}、内关_{双侧}、梁丘_{双侧}、天枢_{双侧}。操作方法：患者取侧卧位,毫针针刺,施以补法;配合红外线灯照射腹部,留针20分钟。

（2）穴位注射：选取丹参注射液。穴取足三里_{双侧}、梁丘_{双侧},每穴注射0.5~1ml。

（3）穴位贴敷：选取岭南传统天灸散1号方（由芥子、细辛、麻黄、延胡索、醋甘遂等药末制成）,与姜汁混合调成糊状后,敷贴于脾俞_{双侧}、胃俞_{双侧}、关元、足三里_{双侧}。每次贴敷30分钟~1小时,以患者局部有温热感为度,10日贴敷1次。

（4）中药：黄芪建中汤加减。饴糖30g,桂枝10g,芍药15g,生姜10g,大枣6枚,黄芪10g,炙甘草10g,白术10g,茯苓10g。水煎服,每日1剂。

（5）调护：对胃痛患者,要重视生活调护,尤其是饮食与精神方面。饮食方面,要养成良好的饮食习惯,以少食多餐、营养丰富、清淡易消化为原则,细嚼慢咽,切忌粗硬饮食、暴饮暴食、饥饱无常,不宜饮酒及进食生冷、油腻、辛辣、过甜过酸的食物。情志方面,应保持心情愉快,避免忧思恼怒及情绪紧张。生活方面注意劳逸结合,避免劳累,病情较重时,需适当休息,这样可减轻胃痛和减少胃痛发作;多进行有氧运动,但饭后不宜立即参加体育运动,多运动增强体质可进而达到预防胃痛的目的。

三诊：患者神清,精神较前好转,上腹部隐痛不适较前稍缓解,嗳气反酸较前减少,仍手足欠温,眠可,纳改善,大便溏薄,小便调,每日2~3次。舌淡红,苔白,脉沉弱。辨病辨证同前,在原针灸处方基础上加公孙_{双侧},手法施以平补平泻。特色技术方面,加用隔姜灸,穴取神阙、关元、足三里_{双侧}。操作方法：把备好的生姜片戳小洞,铺于穴位上,放上小艾炷,各灸18壮。中药汤剂在黄芪建中汤上加党参、干姜、白术。余治疗同前。

九诊：患者神清,精神可,上腹部隐痛改善,时于疲劳或受寒后发作,无嗳气反酸,眠可,小便调,大便软而成条,每日1~2次,舌淡红,苔薄白,脉缓。按三诊方针药结合,配合特色技术治疗,继续治疗4次后,上腹部疼痛未发,进食如常,无嗳气反酸,大便成形,舌淡红,苔白,脉缓。

按语：患者反复上腹部隐痛,属中医之"胃痛"范畴。其为隐痛、冷痛、痛性延绵,寒则不能温煦,为脾胃虚寒之象,故辨证为"脾胃虚寒证"。脾胃气机升降失常,故见嗳气反酸。脾胃虚弱则气血无源可生,故见神疲乏力。脾气虚弱,升清无力,中阳不振,故见大便溏薄。素体阳气不足,阳气不达四末,故见手足欠温。《外台秘要》载:"足阳明为胃之经,气虚逆乘心而痛,其状腹胀,归于心而痛甚,谓之胃心痛也。"患者过度劳倦,同时被饮食所伤,导致脾胃虚弱,中焦虚寒,则胃失温煦,无以濡养而作痛。胃腑喜润恶燥,为多气多血之腑,主收纳腐熟水谷,其气以和降为顺,与脾脏共同受纳运化,为五脏六腑气血之来源,故过度劳倦、饮食失节均会伤及脾胃,致脾胃失其升降,气机不通则痛,发为本病。脾气主升,胃气主降,胃的受纳腐熟,赖脾的运化升清,所以胃病常累及脾脏,脾病常累及胃腑,但胃为阳土,其病多实,脾属阴土,其病多虚,所以脾气健运与否,与胃病发病密切相关。"肾为胃之关",脾胃虚寒日久必损及肾阳,而先天之本有赖后天之本的濡养,肾阳温煦与否决定着脾胃运化腐熟功能是否正常。若脾虚日久,易导致湿邪内蕴而化热、夹瘀等虚实夹杂证。虽胃痛之初多为实证,一般而言,胃痛预后尚可,"邪去则胃气安",治疗实证较易,但虚实夹杂者则较难治愈,且胃痛反复发作,影响进食,化源不足,则正气渐衰,形体消瘦,病久生痰与瘀搏结产生痰瘤,后期或因血热妄行,或脾不统血,而引起便血、吐血等转归。总之,脾胃虚寒容易引起其他脏腑的病变,故需及时诊治。

古云"胃以通为补",脾胃虚寒则以温阳为通,《医学真传·心腹痛》曰:"所痛之部,有气血、阴阳之不同,若概以行气、消导为治,漫云通则不痛。夫通则不痛,理也。但通之之法,各有不同。调气以和血,调血以和气,通也。下逆者使之上行,中结者使之旁达,亦通也;虚者助之使通,寒者温之使通,无非通之之法也,若必以下泄为通,则妄矣!"虽"通则不痛",但治疗胃病不应盲目地以泻实为通,应以使脾胃气机得畅为目的,则虚者补虚,实者泻实。《临证指南医案》载:"所云初病在经,久痛入络,以经主气,络主血,则可知其治气治血之当然也,凡气既久阻,血亦应病,循行之脉络自痹,而辛香理气,辛柔和血之法,实为对待必然之理。"正虚者需扶正,方药中应适当加入辛香理气之品以醒脾,但服用此类药物不可太过,以免伤津耗气,注意中病即止。本病病在脾胃,故治疗以温中健脾、和胃止痛为法。针刺治疗取中脘、胃俞,俞募配穴,以调理胃腑气机、和降胃气,《循经考穴编》指出中脘穴用治"一切脾胃之疾,无所不疗"。足三里为足阳明胃经的下合穴,"胃病者,腹膜胀,胃脘当心而痛,上支两胁,膈咽不通,食饮不下,取之三里也",是治疗胃痛的常用穴;内关穴为手厥阴心包经之络穴,有利气降逆之功,同时作为八脉交会穴,通于阴维脉,调畅阴经之气;梁丘穴为足阳明胃经之郄穴,取阳经郄穴以止痛;天枢穴属于足阳明胃经之穴位,为大肠之募穴,有调理大肠腑气之用。本流派讲究针下得气,认为针下得气是临床疗效的关键,"气速至而速效,气迟至而不治"。后加用隔姜灸,所取神阙穴,位于脐中央,在腹部正中,属任脉穴位。《万病回春》载:"治阴症冷极,热药救不回者,手足冰冷、肾囊缩入、牙关紧急,死在须臾。用大艾炷灸脐中,预将蒜捣汁擦脐上,后放艾,多灸之。"可见灸神阙穴有较强的补阳作用,有治虚寒腹痛、久泄之功。关元穴为足三阴经与任脉交会之处,《类经图翼》载"此穴当人身上下四旁之中……乃男子藏精,女子蓄血之处"。关元穴作为一身元气关藏之处,又有"丹田""精宫"等别称,因其为手太阳小肠经的募穴,是小肠腑气聚集于腹部的位置,小肠主津,主要有吸收脾胃下传的营养的作用,取关元穴以调理小肠腑气,从而促进小肠的功能。《扁鹊心书》曰:"每夏秋之交,即灼关元千壮,久久不畏寒暑。"《太平圣惠方》引岐伯云:"但是积冷虚乏病,皆宜灸之。"灸关元穴可起到温通经络、补益阳气的作用,以培补元气。足三里是足阳明胃经的合穴,补之可健运脾胃、补中益气,有调节机体免疫力、提高抗病能力的作用。使用生姜隔物灸,目的是加强温中止痛之功。

穴位贴敷,采用中药贴敷于穴位上,并通过透皮吸收,让局部药物浓度明显高于其他部位,使药物直接对穴位产生温热感的刺激,疏通经络、调理脏腑,达到温阳利气、驱散寒邪的目的。穴位贴敷操作简便,不需特殊的仪器。但在临床应用时如果出现皮肤过敏或水疱,需及时中止治疗。中药方面,拟黄芪建中汤加减,方中黄芪以补中益气,小建中汤温中散寒,和胃止痛。后加理中丸,以干姜之辛热,温中焦脾胃之阳气,阳气足则可温煦以祛寒;党参大补元气,培补后天之本,脾气足则运化有力;佐以白术,健脾燥湿;炙甘草和中益气,缓急止痛,同时调和诸药,为使药。诸药合用,共奏温阳益气、祛寒止痛之效。中焦阳气充足,则脾胃健运,水谷精微得以输布,冷痛吐泻诸症悉可解除。

此证虽不复杂,但欲缓解其阳虚的情况却不简单,必须针对病情的趋势而因势利导。针药相须流派主张在临床上针灸并举,药物相须,针、灸、药因疾而施,互相配合,此时,当先祛寒止痛,然温补阳气为其本,故先用刺法,以止其胃痛,降其上逆之胃气,用贴敷和隔姜灸温阳,以散寒凝之气血,加之内服药物温阳散寒,标本兼施,使温经祛寒回阳作用更充分、更完全。药借针势,针助药力,多方面的效应叠加以提高疗效,达到散除体内外寒邪的目的,同时加强生活调护,以防疾病反复。

十三、泄泻

病例 1

黄某,男,36岁。初诊日期:2019年11月7日。

主诉:大便次数增多2个月余。

现病史:患者平素饮食偏油腻,2个月余前出现大便次数增多,每日3~4次,质时软时烂,时伴腹痛,泻后痛减,时便中夹食物残渣,无黏液、无脓血。当时未重视,未就诊。1 个月余前患者症状加重,腹痛频率较前增多,遂来我院就诊,完善肠镜提示慢性结肠炎、降结肠息肉,给予中药调理后症状稍缓解,但时反复。现症见:患者神清,精神疲倦,面色萎黄,每日大便次数 3~5 次,便质偏烂,时夹有食物残渣,时伴腹部隐痛,便后腹痛缓解,无黏液血便,平素多饮冷饮,纳、眠一般,小便调。

查体:腹平软,全腹部无压痛、反跳痛,墨菲征、麦氏征阴性,移动性浊音(-),肠鸣音每分钟约 5 次。舌淡,苔白腻,脉滑细。

辅助检查:无痛肠镜示慢性结肠炎、降结肠息肉。

中医诊断:泄泻。

证型:脾虚湿盛证。

西医诊断:慢性肠炎。

治疗原则:健运脾胃,祛湿止泻。

治疗方法:

(1)针刺:选取天枢_双侧_、大肠俞_双侧_、足三里_双侧_、上巨虚_双侧_、阴陵泉、三阴交_双侧_。操作方法:毫针针刺,配合红外线灯照射腹部,留针 20 分钟。

(2)穴位注射:选取丹参注射液。穴取足三里_双侧_、上巨虚_双侧_,每穴注射 0.5~1ml,隔日 1 次。

(3)艾灸:使用艾箱灸。穴取中脘、神阙、天枢_双侧_、气海、关元,共灸 20 分钟,以局部皮肤潮红、患者感觉温热为度。压灸百会穴,嘱患者取坐位,置一油纸于穴位上,涂上万花油并放置艾炷,用卫生香点燃艾炷顶端,待艾炷自行燃烧,期间要用手固定好油纸,防止艾炷移动或掉落。待患者感受到皮肤轻微发热时(艾炷约燃烧至四分之三),用压舌板或镊子由轻至重按压艾炷,将火熄灭,最后将艾灰去掉即可。若按压过程中患者觉得温度过高,可迅速将艾炷移至四神聪,再来回交替进行按压,最后用艾炷的余热温通百会穴。

(4)中药:参苓白术散加减。人参 15g,白术 15g,茯苓 10g,炙甘草 10g,白扁豆 10g,陈皮 10g,山药 10g,莲子 10g,砂仁 10g,木香 10g,桔梗 10g,黄芪 10g。水煎服,每日 1 剂,共 7 剂。

(5)调护:饮食方面,饮食宜清淡,饮食规律,忌暴饮暴食,忌食生冷、油腻、辛辣食物,应忌食进食后会引起泄泻的食物,要养成良好的饮食卫生,不吃腐败变质食物,不喝生水、不吃瓜果等,并可结合食疗健脾益胃。饮食调护在泄泻的治疗中尤为重要,嘱患者应重视。情志方面,保持乐观豁达及稳定的情绪,松弛身心,日常可多听音乐、多阅读。运动方面,慢性泄泻患者应加强身体锻炼,以增强体质,如慢跑、打太极拳等。生活方面,平素注意天气变化而增减衣物以防外感引起的泄泻;居家应冷暖适宜,可常摩腹,以手掌摩擦腹部,以顺时针摩擦 36 下,再以逆时针摩擦 36 下,反复做 7 次。

四诊:患者神清,精神一般,大便次数较前稍减少,每日 2~3 次,便质时烂时软,无黏液血便,无腹部隐痛,纳、眠较前改善,小便调。舌淡,苔白微腻,脉滑细。辨证与治法同前,针刺穴位在首诊处方基础上加内关_{双侧}、公孙_{双侧}。特色技术加用穴位贴敷,穴取脾俞_{双侧}、胃俞_{双侧}、大肠俞_{双侧}、关元俞_{双侧}。中药及其余治疗同前,嘱患者继续加强日常调护。

八诊:患者神清,精神佳,大便次数明显减少,每日 1~2 次,便质软,无黏液、无血便,无腹痛腹胀,纳、眠尚可,小便调。舌淡,苔白,脉细略滑。辨证与治法同前,继续治疗 2 次后,诸症消除,泄泻未再发。

按语:患者以"大便次数增多 2 个月余"为主诉,其粪质时软时烂,粪便中有食物残渣,与饮食关系密切,当属中医学"泄泻"范畴。患者长期饮食不节,使胃肠运化及升降失职。脾脏难以运化精微,胃腑不能受纳水谷,水湿难化,聚而成湿,加之清浊难分,则发为泄泻。结合症状及舌脉,辨证为"脾虚湿盛证"。肠镜已排除特异性炎症性肠炎及器质性病变,考虑为慢性肠炎,当发挥中医特色对其辨证论治。泄泻是以大便次数增多,粪质稀薄,甚至泻出如水样便为临床特征的一种病证。大便溏薄而势缓者为泄,大便清稀如水而直下者为泻,现临床一般统称泄泻。中医学认为,外邪侵袭、饮食失节、七情所伤、肾阳虚衰等因素,或脾胃素虚,均会引起脾虚湿盛,诚如《景岳全书·泄泻》中所说:"泄泻之本,无不由于脾胃。"脾失健运,脾胃升降失职,肠腑传化失常,不能分清泌浊,便发为本病。如果泄泻病久不愈,脾虚下陷,会引起脱肛。脾虚为本病发病的关键,脾之健运与否影响着大小肠的分清别浊和传导变化功能是否正常。正所谓"脾胃是泄泻之本",若为寒热、伤食、湿邪、七情、脏腑病等因素引起的泄泻,其根本均为脾病脾虚,引起脾失健运才发为本病,如《景岳全书·泄泻》中所说:"若饮食失节,起居不时,以致脾胃受伤,则水反为湿,谷反为滞,精华之气不能输化,乃致合污下降,而泻痢作矣。"湿邪又有内外之分,外来湿邪最易伤脾,脾虚则生内湿,两者互为因果。总而言之,本病基本病机是脾虚湿盛,脾失健运,大小肠传化失常,升降失调,清浊不分。病位在脾胃、大小肠,病性属本虚标实。张景岳认为:"泄泻之病,多见小水不利,水谷分则泻自止,故曰:治泻不利小水,非其治也。"故治疗上,以健运脾胃、祛湿止泻为法。

本病病位在肠。《黄帝内经》载:"身半以上,其气三矣,天之分也,天气主之;身半以下,其气三矣,地之分也,地气主之,以名命气,以气命处,而言其病。半,所谓天枢也。"天枢穴位于人体上下之气的交合处,是人体经络之气正常运行的枢纽。其属于足阳明胃经之穴位,有调理大肠腑气之用,《针灸大成》指出天枢穴可用治"泄泻、肠病、食不下,水肿腹胀肠鸣"。此穴对大肠传导功能有双向调节的作用,有古籍记载,左天枢有补脾阳的作用,右天枢则有泻湿的作用。同时天枢穴为大肠募穴,配合大肠的背俞穴而成俞募配穴。大肠之下合穴上巨虚穴,其性主清下,善理气、利湿,通腑化滞,取之调理肠腑而止泻。三阴交穴为足太阴脾经、足少阴肾经及足厥阴肝经之交会穴,刺之有健脾利湿兼调理肝肾的作用,各种泄泻皆可用之。阴陵泉是脾经的合穴,合穴是脏腑的经气在这里深入,到达脏腑。通过刺激阴陵泉来强化脾经的经气,加强脾的运化之功,水湿经脾正常运化之后排出体外,有"小便不通阴陵泉,三里泻下溺如注"(《医学入门》)之称。

足三里穴为足阳明胃经的合穴,配合三阴交以健脾止泻。后所加用之内关穴,为手厥阴心包经之络穴,又是八脉交会穴,通于阴维脉,配合足太阴脾经之络穴公孙穴,有调理脾胃、利气降逆止泻之功。根据《针灸大全》中的记载,公孙穴善治"……脐腹胀满,气不消化;胁肋下痛;泄泻不止,里急后重;反胃吐食"。《八脉八穴歌》亦云"泄泻公孙立应"。

汉代许慎《说文解字》曰:"灸,灼也,从火。"主要用于治疗寒证、湿证、虚证。艾灸是指将以艾叶制成的艾炷、艾条为主点燃、熏烤人体的穴位以达到治病或保健的一种中医特色疗法。《针灸大成》云中脘穴为手太阳、少阳、足阳明、任脉之会,灸之以温通大肠、三焦、胃腑,调理任脉气血。需注意的是,孕妇不可灸中脘穴。气海穴,是任脉的经穴,又是肓之原穴。任脉循行经过腹部,其络脉散于腹,气海也可以治疗脾胃系统的病证,例如泄泻、便秘等。气海还有较强的调补脾胃之功,起补中益气之功。关元穴出自《灵枢·寒热病》,属任脉,亦为小肠经募穴,小肠之气结聚此穴并经此穴输转至皮部。关元是肝经、肾经、脾经及任脉的交会穴,故关元不仅能补任脉的虚证,亦可调补三脏功能,对于治疗泄泻之证效果尤佳。

神阙穴居中腹,属任脉的穴位,内连肠腑,无论急性或慢性泄泻,灸之皆宜。压灸是指艾炷在半直接灸的过程中,采用反复压灭的方法,通过温热来刺激穴位的一种传统灸法,因为此灸法采用的是半直接灸的方法,通过按压未完全燃尽的艾炷,产生的热度是瞬间的,并不会烧到头发或头皮。百会位于人体正中的最高部位,《针灸大成》云百会"犹天之极星居北",即言百会有如人体的北极星,对全身穴位有着重要的统领作用;"夫脑者,一身之宗,百神之会,故名百会",同时此穴是全身阳气和神志汇聚的地方,压灸百会除了有醒神开窍、安神宁志的作用外,还可升提阳气以止泻。后加用穴位贴敷,贴敷取穴根于针灸,中药组成源于汤方,是通过药物和穴位的共同作用以治疗疾病的一种"内病外治"方法。穴位贴敷治疗泄泻,原理同内服,唯给药的途径不同。而且这种经皮给药的方式避免了胃肠道及肝的首过作用,以及因药物对胃肠的刺激而产生的一些不良反应,也提高了药物的生物利用度。穴位贴敷还能通过刺激穴位,以及药物的吸收、代谢,对机体的化学和物理感受器产生影响,直接反射性地调节大脑皮质和自主神经系统的功能。

中药方面,参苓白术散方中人参、山药、莲子健益脾气,配以白术、砂仁、木香、陈皮燥湿健脾,茯苓、薏苡仁和白扁豆渗湿,后天生化之源健运则气血得以生。使以桔梗载药上行,肺气宣利,则可顺利布散气血精微至全身。加木香运脾行气,以缓腹痛,予黄芪益气升阳。甘草益气和中,调和诸药。全方共奏益气健脾、渗湿止泻之效。参苓白术散一方补中寓行,行中寓止,药效平和。该患者为慢性泄泻,以脾虚为主,当给予主以运脾补虚,辅以祛湿,并施以益气健脾升提之法,应注意避免过度利湿,以防止耗散患者的津液;若为急性泄泻,则不可马上施以补涩药物,防止邪气滞留入内。补益脾胃时避免一味地加入甘温的药物,因甘温之品易助湿。《医学入门·泄泻》载:"凡泻皆兼湿,初宜分理中焦,渗利下焦,久则升提,必滑脱不禁,然后用药涩之。"若久泻不止者,尚宜加入固涩之品。"土为万物之母,诸脏腑百骸受气于脾胃而后能强,若脾胃一亏则众体皆无以受气。"针药相须,配合特色技术,使脾胃气足,气血生化无碍,湿亦难留,清浊各行其道,加强饮食等各方面调护,则泄泻可愈。

病例 2

庞某,男,33 岁,教师。

主诉:腹痛、腹泻半年,加重 1 天。

现病史:患者半年前因贪食凉物引起腹泻,绵延不愈,时好时坏,自行服药后缓解,大便不成形。1 天前不慎着凉引起腹痛腹泻,自行服药未见改善,遂来诊治。现症见:精神疲乏,面黄体瘦,腹痛肠鸣,腹冷喜暖,自觉四肢沉重,大便稀溏,小便调。舌淡,苔白滑,脉濡缓。

中医诊断:泄泻。

证型:寒湿困脾。

西医诊断:慢性肠炎。

治疗原则:温中散寒,化湿健脾。

治疗方法:艾炷灸。选取神阙、中脘、天枢双侧。操作方法:将新鲜生姜切成直径 3cm 左右,厚约 0.3cm 的薄片,用针在其上刺数孔,把姜片放至神阙穴、中脘穴与天枢穴,然后将艾炷放置其上点燃施灸,待艾炷燃尽,易炷再灸,以皮肤红润或患者能耐受为度,每穴灸七壮,治疗结束用镊子取下艾炷和姜片放入弯盘或固定放置点,并注意观察是否燃尽,及时灭燃以防引起火灾。

按语:腹泻是一种病因较为复杂的临床症状,多与外邪入侵、饮食不洁、情志不舒或久病体虚有关,成人平均每年发生 1~2 次。腹泻轻则给患者带来不适,重则引起电解质和酸碱平衡紊乱,或症状迁延不愈发展成慢性腹泻,影响患者的工作和生活质量。腹泻属于中医学"泄泻"的范畴,是指排便次数增多,粪便稀薄或完谷不化,甚至泻出如水样。中医将大便溏薄者称为"泄",将大便如水注者称为"泻"。隔姜灸利用生姜之温性与灸火之热力,是中医常用的外治技术。《理瀹骈文》《针灸大全》等古书亦多次提及隔姜灸的使用。神阙穴位于脐部,为任脉要穴。不断刺激神阙穴会使脐部皮肤上的各种神经末梢进入活动状态,以促进人体的神经、体液调节作用,从而改善各组织器官的功能活动,加速血液循环,改善局部组织营养,调节胃肠蠕动等,增强机体的防御免疫能力,亦使腹泻症状得到缓解并治愈。生姜,味辛,性温,无毒,具有散寒发表、温通经络、宣发升散、调和营卫等作用,对于虚寒性或寒性泄泻、腹痛具有很好的临床疗效。艾绒具有逐寒、温中、祛湿的作用,气味清香、容易燃烧、火力温和,将艾炷燃于姜片上可对穴位产生温热作用。中脘穴既是交会穴、募穴,也是八会穴。隔姜灸于神阙穴和中脘穴,具有温补脾肾、固阳止脱、止泻的作用。此穴位于脐旁两寸,恰为人身之中点,居于天地二气之间,通于中焦,如天地交合之际,升降清浊之枢纽,故名天枢;从部位来说,天枢穴属于足阳明胃经,胃气主降,降之不及则为便秘,降之太过则为泄泻,天枢穴可调节胃气,胃气和则泄泻得愈;同时天枢穴是手阳明大肠经募穴,是阳明经气所发之处,具有健脾和胃、通调肠腑的作用。隔姜灸不仅对一般腹泻有肯定的疗效,且对西医学难以解决的颅脑损伤术后顽固性腹泻、糖尿病性腹泻及抗生素引起的腹泻等均有较好的疗效,其取材方便、价格便宜、无创伤、操作简单,患者依从性较高。隔姜灸神阙穴是我们临床常用来治疗腹泻的方法,往往能够取得良好疗效。随着中医外治疗法的临床应用,隔姜灸治疗腹泻方面的研究也成为广大医家关注的热点。但在众多的研究文献中,尚存在以下不足:首先,在机制研究方面列举的样本量较小,且仅停留在临床症状等观察层面,实验室研究数据相对较少,致使隔姜灸治疗腹泻的理论依据不够充分;其次,穴位的选择没有统一的标准和要求,辨证选穴的复杂性给应用者带来一定的困难,同时也局限了隔姜灸的临床应用;再次,在操作流程、疗程长短、施灸中对生姜的取材、是否针扎姜片、灸治时间、次数、施灸壮数、治疗结束后注意事项等均要求不一,这些恰好是影响疗效的关键所在;最后,隔姜灸治疗效果的评价标准不一致,疗效是否存在一定的差异也是值得探讨的问题。综上所述,隔姜灸治疗腹泻效果肯定,如能在研究中提供大样本、多中心的对照研究及完善以上不足将会给隔姜灸的临床应用带来广阔的前景。

十四、便秘

病例

陈某,女,35岁。初诊日期:2019年6月30日。

主诉:大便干结难解6年余。

现病史:患者于2013年产后出现大便干结难解,时欲便不出,2~3日一行,伴下腹部胀满,时有嗳气,无反酸,间断于门诊就诊,以中药调理,但症状未见好转。患者平素性情忧虑,工作压力大,因工作需要经常久坐,形体肥胖。现症见:神清,精神一般,大便干结难解,2~3 日一行,时欲便不出,有矢气,伴下腹部胀满,嗳气频作,时有胸闷,无反酸,无恶心欲呕,无胸痛心悸,饮食减少,眠差,易醒,小便调。

查体: 心肺查体未见异常。腹平软,下腹部少许压痛,无反跳痛,余腹部无压痛及反跳痛,墨菲征、麦氏征阴性,移动性浊音(−),肠鸣音每分钟约 3 次。舌淡暗,苔薄白,脉弦略细。

中医诊断: 便秘。

证型: 气秘。

西医诊断: 功能性便秘。

治疗原则: 顺气导滞。

治疗方法

(1)针刺:选取天枢$_{双侧}$、支沟$_{双侧}$、水道$_{双侧}$、归来$_{双侧}$、太冲$_{双侧}$。操作方法:毫针针刺,配合红外线灯照射腹部,留针 20 分钟。

(2)穴位埋线:穴取中脘、天枢$_{双侧}$、大横$_{双侧}$、气海、风市$_{双侧}$、臂臑$_{双侧}$,埋入可吸收生物蛋白线,15 天治疗 1 次。操作方法:常规消毒皮肤后,将医用生物蛋白线放进注射针头内,将针尖快速刺入穴位,直刺约 30mm,得气后,用平头针芯抵住蛋白线缓缓退出针管,将线留在穴位内,敷无菌棉球以胶布固定。嘱患者 1 周内勿吃花生、海鲜、烧鹅、蘑菇等发物;勿剧烈运动。

(3)中药:六磨汤加减。槟榔 15g,沉香 15g,木香 15g,乌药 15g,大黄 10g,枳壳 15g,厚朴 10g,香附 10g,柴胡 10g。

(4)调护:饮食方面,忌食辛辣厚味等刺激之品,忌食油腻食物,戒烟酒,多饮水,多吃含粗纤维的食物及蔬菜、水果,如玉米、小米、荞麦、燕麦、番薯、芹菜、韭菜、黄花菜、青椒、笋类、洋葱、苹果、梨、葡萄、杏、山楂等。生活方面,应养成良好的排便习惯,每日定时如厕。合理安排生活和工作,做到劳逸结合。情志方面,保持心情舒畅,戒忧思恼怒,平素可泡玫瑰花茶、合欢花茶、薰衣草花茶等提神顺气,也可用薄荷叶、陈皮等泡水饮用。运动方面,加强身体锻炼,可以选择跳绳、慢跑等全身运动,以改善身体的循环代谢,可有效缓解便秘,建议多做如仰卧起坐的腹部运动,有利于胃肠功能的改善。保健方面,在家中可自行按摩腹部,分为两种方法。第一种为"顺时针绕脐揉腹",两手叠放在一起用掌跟按揉小腹(双手叠放可增加按揉的力度),也可以单手拳头按揉,以脐为中心画圆,从脐的上部开始,按顺时针方向画圆,范围逐渐增大。时间为 5~10 分钟。按排便习惯,尽量选择在排便前 30 分钟进行。第二种为"推腹法",用双手掌根,范围从胸部以下沿腹部正中,至脐以下,从上至下推,进行

30 次左右,再从两侧由上至下推。时间为 5~10 分钟。以上方法需持之以恒,尽量每日 1 次。

三诊:患者大便干结,两日一行,伴下腹部胀满明显缓解,嗳气较前减少,劳累或情志不畅时胸闷,无反酸,无恶心欲呕,无胸痛心悸,纳较前改善,眠差,易醒,小便调。辨证及治法同前,针刺在首诊处方基础上加足三里_{双侧}、三阴交_{双侧}。加用耳穴压豆,选取大肠、直肠、神门、交感、皮质下,以王不留行籽按压,施以中、强度刺激,3~4 天治疗 1 次,双耳交替。中药及其余特色技术同前,嘱加强饮食及情志方面的调护。

七诊:患者大便较前变软,1~2 日一行,无腹胀腹痛,胸闷明显缓解,无反酸嗳气,无恶心欲呕,无胸痛心悸,纳、眠明显改善,小便调。辨证与治法同三诊继续治疗 4 次后,诸症消除,大便顺畅。

按语:现代人生活节奏加快,生活压力剧增,饮食结构变化等因素,致使愈来愈多人患有便秘。临床多见功能性便秘,其有排便次数减少、便质干硬或排便困难等表现。排便次数减少是指每周排便少于 3 次。排便困难则包括了排便费力、排出困难、排便不尽感、排便费时及需手法辅助排便。《兰室秘藏·大便结燥门》指出:"若饥饱失节,劳役过度,损伤胃气,及食辛热厚味之物,而助火邪,伏于血中,耗散真阴,津液亏少,故大便燥结。"而外邪侵袭、饮食失节、情志失调、年老体虚、产后病后、药物均可能是便秘的致病因素,基本病机是邪滞大肠,腑气闭塞不通或肠失温润,推动无力,引起大肠传导功能失职,故发为本病。本病起病缓慢,多属慢性病变过程,多发于中老年和女性。便秘的主要病位在大肠,其为"传导之官",此外,还与脾、胃、肺、肝、肾密切相关。该患者平素思虑较多,性格忧愁,导致脾伤气结;加之久坐少动,气机不利,从而腑气郁滞,通降失常,大肠传导失职,则糟粕内停难下,久则大便干结而成气秘。如《金匮翼·便秘》曰:"气秘者,气内滞而物不行也。"

天枢穴乃大肠募穴,募穴是脏腑之气输注和会聚之处,取之以疏通大肠腑气,腑气通则大肠传导功能复常;《类经图翼》提及支沟穴主治"三焦相火炽盛""大便不通""胁肋疼痛"等症,取之可通腑降逆、宣通三焦气机,三焦腑气通畅则肠腑腑气可降;《针灸甲乙经》曰"三焦约,大小便不通,水道主之",水道调理肠胃、通便利水,行滞通腑。归来穴为腹气下降时之根,能使不归之气返回本位,主治气分诸症,取之以调理肠腑气机。配太冲以理气通便。后加足三里、三阴交滋阴养血,润肠通便。取多个腹部穴位,因腹部与全身脏腑经络均有密切联系,手三阴经分别络于大肠、小肠、三焦,手三阳经分别络于胃、胆、膀胱,足三阴经分别络于肝、脾、肾,这些脏腑均位于腹部。此外,足阳明经别"入于腹里",足阳明之筋"上腹而布",足太阴经"入腹",足厥阴经"抵小腹",任脉"循腹里",任脉络"下鸠尾,散于腹"。所以,各脏腑病变在腹部均有一定的反应,针刺腹部穴位,可以通调脏腑气血,从而治疗多种疾病。脐带是胎儿从母体摄取营养物质、氧气的通道。母体的气血由脐带向胎儿全身提供,随着胎儿的长大,逐渐形成以脐为中心向全身输布气血的供养系统;神阙穴在脐中,通过神阙向全身输布气血的功能在先天已形成。穴位埋线是针灸的延伸,其作用原理与针灸治病原理相似,通过将人体可吸收的生物蛋白线埋入穴位,起到长效刺激穴位,疏通经络的作用,从而治疗疾病。人体十二经脉内连于脏腑,外达于肢节;在病理状态下,机体处于经络壅滞、气血不畅、脏腑失调、阴阳失衡的状态,埋线就是通过针刺和可吸收蛋白线刺激人体腧穴,以疏通经络气血,调节脏腑阴阳,从而达到治疗疾病的目的。其中选取大横穴,因其为足太阴脾经之经穴,有健脾、调理腑气、利水等作用。《针灸甲乙经》曰"……逆气,多寒,善悲,大横主之",可见大横穴还主治情志不畅之病。蛋白线在体内软化、分解、液化吸收,对穴位产生持续性的生理及生物化学刺激可长达20天或以上。穴位埋线要求严格无菌操作,蛋白线应埋于皮下组织与肌肉之间,且线头不得外露,以防感染。少数患者在埋线后1~5天时,出现肿、痛、低热等无菌性炎症反应,一般可不处理,密切观察即可,1周左右可以自行消失。局部有明显的炎症反应,如红、肿、热、痛者,则考虑进行抗炎治疗。若局部皮肤有感染或有溃疡时不宜埋线,肺结核活动期、骨结核、严重心脑血管病或妊娠期等禁止使用此疗法。

便秘的治疗需辨清虚实而治,实证应以祛邪为主,根据邪气之不同,施以泻热、温寒、理气等法,视情况所需,可以加入导滞的药物,标本兼治。若是虚证,应先扶正,阳虚者补阳,血虚者养血,气虚者益气,酌加甘温润肠之药。若未及时诊治,久病容易夹杂其他病因,各种因素常相兼为病,或互相转化,如气机郁滞者,日久可能化热,导致热结大肠,形成热秘;当热结日久,易导致阴津亏损,转化成阴虚型便秘。本病可能引起腹胀腹痛、头痛、纳呆、不寐等病。若便秘日久,可能导致肛裂、痔等。虽六腑以通为用,但应在辨证论治的基础上"通";虽对某些患者可攻下,也应缓下,大便软则停止攻下,并不是便秘均可使用大黄、芒硝、巴豆、牵牛等泻下攻下之品。《景岳全书》在论述治疗便秘时提到:"凡此之类,皆须详察虚实,不可轻用芒硝、大黄、巴豆、牵牛、芫花、大戟等药,及承气、神芎等剂。虽今日暂得通快,而重虚其虚,以致根本日竭,则明日之结必将更甚,愈无可用之药矣。"

器质性病变如肠腔梗阻或者狭窄、结直肠肿瘤、直肠脱垂、内痔、肛周脓肿以及肛裂等消化系统疾病,多发性硬化症、脊髓损伤、脑卒中、帕金森病、强直性肌营养不良、脑肿瘤、淀粉样变性和自主神经病变等神经系统或肌肉疾病,糖尿病、低钾血症、高钙血症、嗜铬细胞瘤、甲状腺功能亢进(甲亢)、甲状腺功能减退(甲减)等内分泌及代谢性疾病,都会导致便秘的发生,故长期便秘者应及时至医院进行检查以排除相关器质性病变。《论衡》中提及："欲得长生，肠中常清；欲得不死，肠中无滓。"长期便秘导致体内废物无法及时排出，对身体产生损害极大。易生痤疮、皮疹，影响面容；或产生厌食、消化不良、口臭等症，影响消化道功能；还容易并发痔、肛裂等。建议有习惯性便秘的患者及时就诊治疗。

中药拟六磨汤加味，方中木香行气调中，除胀导滞；沉香温中降逆，行气止痛；乌药顺气，槟榔消积下气，枳壳破气行滞；少加大黄通肠泻热。可加厚朴、香附以助理气之功。患者情志郁结，加柴胡疏肝解郁。药理研究表明六磨汤有加快胃肠蠕动，促进胃液和胆汁分泌的作用。调护在便秘的治疗中占有重要地位。刺激性饮食容易导致胃肠积热，津液耗伤，肠道失于濡润，则大便干结难解。《黄帝内经》云"喜怒不节则伤脏"，生活、工作压力大，或者忧思过度，容易导致气机不畅，从而影响大肠的传导糟粕功能，表现为大便排出不畅。若是长期伏案工作的白领或是长期居家的人士，因久坐及运动量不足，肠腑气机难通，容易加重便秘，适当的运动有助于促进胃肠蠕动。

《针灸大成·诸家得失策》有云："人之一身，犹之天地；天地之气，不能以恒顺，而必待于范围之功；人身之气，不能以恒平，而必待于调摄之技。故其致病也，既有不同，而其治之，亦不容一律。故药与针灸不可缺一者也。"针灸和中药作为两种不同的治疗手段，在辨证施治、治疗原则等多方面均具有互补性和关联性。针灸治疗和中药治疗都是建立在辨证论治基础之上的具体治疗手段，而辨证论治是针药并用的理论核心。在临床实践中，针灸和中药的运用有各种不同的配合形式，对这些不同配合形式进行归纳并在此基础上研究两者关系的实质，以提高主动运用针药两种治疗手段的能力进而提高临床疗效。

十五、项痹

病例

梁某，女，69岁。初诊日期：2019年2月4日。

主诉：颈项部疼痛并向右上肢放射1个月余。

现病史：患者1个月余前开始反复颈项部疼痛，并向右上肢放射疼痛，伴右侧肩胛部酸胀疼痛，劳累后症状加重，屈伸不利，无头痛头晕，无恶心欲呕，纳、眠可，二便调。

查体：颈肌紧张，$C_3 \sim C_6$两侧均有压痛，右侧臂丛神经牵拉试验(+)。舌暗，苔薄白，脉弦细。

中医诊断：项痹。

证型：气滞血瘀证。

西医诊断：神经根型颈椎病。

治疗原则：活血化瘀，行气止痛。

治疗方法

（1）针刺：相应颈夹脊$_{患侧}$、风池$_{患侧}$、大椎、肩井$_{患侧}$、秉风$_{患侧}$、天宗$_{患侧}$、百会、手三里$_{患侧}$、外关$_{患侧}$、后溪$_{患侧}$、天应。操作方法：毫针针刺，施以平补平泻手法，配合红外线灯照射促进颈项局部血液循环。

（2）穴位注射：选取维生素 B_{12} 注射液 0.5ml＋维生素 D_2 果糖酸钙注射液 0.5ml，穴取风池$_{双侧}$、天应，每穴 0.1~0.2ml，隔天 1 次。

（3）调护：嘱患者工作时应纠正坐姿，不可过度低头，避免长时间连续使用电脑及手机时间，可配合游泳、颈操锻炼颈项部肌肉。避免颈部受寒。

治疗 3 次后，患者颈项部及右侧肩胛部酸胀疼痛以及屈伸不利的症状明显缓解，患者诉接受治疗过程中工作上亦注意间断放松颈部肌肉，加上游泳锻炼局部肌肉，其余生活如常。随访半年未复发。

按语：中医学认为，颈椎病属于"项痹"范畴，发病的内因主要是气血不足或肝肾亏虚，外因则是外伤、劳损、风寒湿之邪阻滞经络，导致经脉气血"不通则痛"。《素问·痹证》云："风寒湿三气杂至，合而为痹也。"颈部受外邪之侵袭，致局部气血运行不畅，从而出现颈、肩、上肢的酸痛，因此治疗要适当配合温通之法。治疗颈椎病颈痛的总则亦以"通"法为主。李滋平教授的治疗思路在于抓住病机，根据经络腧穴理论辨证取穴及用药，针刺以调气，穴位注射以物质补充，做到二者相须为用。该患者因为平素工作劳累、劳逸失当导致颈项局部气血运行不畅，经脉痹阻，"不通则痛"，故见颈项、肩胛疼痛等症，舌脉均为气滞血瘀之象。经络辨证方面，本病与督脉、手足太阳经、足少阳经、手阳明经关系最为密切。取分布在颈椎局部的颈夹脊穴，其是华佗夹脊穴中的一种，临床常用其治疗颈椎病或颈椎局部不适。古代医家早就认识到针刺颈夹脊穴可以治疗颈椎方面的疾病。早在战国至两汉时期的《黄帝内经》中就有相关记载。《素问·缪刺论》曰："邪客于足太阳之络……刺之从项始，数脊椎夹脊，按疾之应手如痛，刺之旁三痏，立已。"颈夹脊穴治疗颈椎病不仅有中医方面的理论支持，西医学的研究也证明了颈神经丛的神经根在走出椎间孔后走行区就经过了颈夹脊穴所在位置。现代临床试验表明，对神经根型颈椎病患者的上肢麻木、放射痛病变局部进行相关的治疗，如果不能起到治疗效果，就意味着其真正病变的部位不在上肢麻木、放射痛的部位；而通过治疗颈椎局部却能够缓解上肢的麻木、放射痛，从解剖学角度，颈臂丛神经的分支刚好经过上肢这些麻木、放射痛的部位。此项部之痹证为手三阳及足太阳经脉不通，致颈项疼痛，经络失养，故见屈伸不利。《灵枢》中提到"项痛不可以顾，刺手太阳也"，取风池、肩井、秉风、天宗疏通少阳经气。风池位于颈项部，在枕骨下，局部凹陷如池，常为风邪侵入处，《针灸甲乙经》云"颈项不得顾，风池主之"，除了具有梳理局部气血之作用外，还是治风要穴，《针灸大成》中指出此穴"主洒淅寒热，伤寒温病汗不出，目眩苦，偏正头痛，痎疟，颈项如拔，痛不得回顾"，针刺风池尤适于治疗感受风邪的颈项疼痛。外关穴为手少阳经穴位，其循行部位经过项部，主"气所生病"，故可用治项痹；外关穴又是八脉交会穴，与阳维脉相通，阳维脉主要分布在人体的表面，循行经过颈项部，因此能治疗颈项部疾病。《标幽赋》在这方面也有相关记载，认为阳维脉和督脉相通，督脉循行于人体后正中线上，正好经过颈部，因此也间接证明了外关穴可以用来治疗颈椎病。手太阳小肠经"起于小指之端，循手外侧上腕，出踝中，直上循臂骨下廉，出肘内侧两骨之间，上循臑外后廉，出肩解，绕肩胛，交肩上"。后溪为小肠经输穴，"输主体重节痛"，善治项部疼痛；大椎为督脉穴位，位于颈项部，为诸阳之会，手足三阳经与督脉的阳气在此汇合并上行于头颈，刺之可起到通调督脉及阳经经气的作用，"经脉所过，主治所及"，大椎穴可用于治疗颈椎病。新设为李教授常用经验穴，主治颈项部疼痛。手三里穴为大肠经穴位，"经脉所过，主治所及"，用于治疗肩臂痛。天应穴，即阿是穴，是由局部病位的经脉气血不通所致，以痛为腧，刺天应穴以疏通颈项部气血。

岭南针药相须流派治疗项痹善用穴位注射，此疗法通过腧穴的刺激作用、药物的作用，使得经络之气带动药物传输，直达病所，作用直接，起效迅速，同时可以延长穴位刺激时间。

本流派治疗痛证，讲求调神，缘"诸痛痒疮，皆属于心"，心主血脉，脉舍神，脉中血气旺盛则神气充足，患者的心神状态会影响其对针刺感觉的耐受度，神不足则耐受能力降低；治神则是指医者专心体会和把握针下气的变化，感受针下虚实；同时要观察患者的精神状态及情绪，进行目光交流，心神合一，使患者心情舒畅地接受治疗，尽量减少紧张、焦虑等情绪，提高颈椎病颈痛的疗效。《灵枢·本神》载"是故用针者，察观病人之态，以知精神魂魄之存亡得失之意"，因此，本流派中治疗本病常用配以养心安神之腧穴，如百会、印堂、内关、神门，旨在治神，达到住痛移疼之目的。现代研究发现，百会穴周围有枕大神经分布，且处于左右颞浅动脉和左右枕动静脉吻合网，为诸多神经汇聚之处，针刺可以调和头颈部气血，改善气血不足。

本流派针灸治疗痛证强调用泻法。《灵枢·经脉》有述："盛则泻之，虚则补之……陷下则灸之，不盛不泻以经取之。""泻"即祛除病邪，"补"即扶助正气，此述体现了补虚泻实的治疗原则。《席弘赋》载："列缺头痛及偏正，重泻太渊无不应。"太渊穴为肺经原穴，肺朝百脉，取太渊穴有疏通十二经脉的作用，宣泄风邪，与列缺同用，相得益彰。《百症赋》载"承浆泻牙痛而即移"，《玉龙歌》载"强痛脊背泻人中"，都体现了针灸治疗中补泻的重要作用。临床之急性痛证多为实证，"痛者脉皆实"，故针灸治疗痛证需强调运用泻法，尤其是治疗痉挛性、疼痛性疾病急性发作,若泻法运用得当,往往可以针到病除。但现在一些临床医师在治疗痛证时,往往得气则止,忽略了运用泻法,故难达到满意的疗效。另外,对于部分初诊的患者,尤其是年轻女性,针刺施以泻法时手法不宜太重,建议以患者能耐受为度,否则会降低患者就医的依从性,同时影响疗效。关于针数的问题,有主张少而精者,亦有主张多而广者。本流派认为,需根据临床情况来决定针数,若为急性疼痛,或疼痛范围小且固定,则几针即可。若是慢性疼痛,或有多处疼痛、疼痛范围广、痛处游走不定,则需要适当增加针数。围刺法是较古老的治疗痛证的方法,"围而刺之",即围绕患处针刺,治疗使用数十针,虽也有学者使用此法获得了确切的临床疗效,但本流派还是倡导"少而精"的原则,如此不仅减少了患者的痛苦,还可促使医者用针经验及技术的不断积累,有助于提高疗效。留针时间方面,有较多争议。有坚持不留针者,有主张留针 10 分钟者,亦有建议延长留针时间至 2 小时者。国医大师石学敏教授认为,针刺治疗不同的疾病,施术时间和针刺作用的持续时间有其自身的、客观的、严密的规律。韩济生则主张穴位针刺效应需要刺激量的积累,因一定刺激强度和一定时间的针刺刺激可以促进 5- 羟色胺、内啡肽等具有镇痛作用的化学物质的分泌。但当刺激时间超过 2 小时,大脑会产生胆囊收缩素等具有对抗镇痛作用的物质,无疑降低了镇痛的效果。故临床上留针时间一般根据患者耐受程度或疾病的病程决定,以 20~40 分钟为宜,一般少于 2 个小时。

十六、强直性脊柱炎

病例

杨某,男,30 岁。初诊日期:2018 年 12 月 26 日。

主诉:双侧髋部疼痛 1 年余。

现病史:1 年余前无明显诱因下出现双侧髋部疼痛,多次于当地卫生诊所就诊,给予口服西药、中药等治疗后症状仍反复,逐渐出现腰骶部酸痛,晨起伴僵硬感,遇寒后加重,前往外院查人类细胞抗原(HLA)-B27 提示阳性,完善骶髂关节数字 X 线摄影(DR)提示双侧骶髂关节间隙变窄,关节周围骨质疏松,考虑为强直性脊柱炎(AS),给予塞来昔布及柳氮磺吡啶口服后疼痛稍缓解,现患者为求进一步诊治,遂来就诊。现症见:神清,精神一般,右髋部疼痛,伴右下肢屈伸不利,难以下蹲,腰骶部酸痛,伴晨僵。纳尚可,眠一般,二便调。舌淡红,苔白,脉沉细。

辅助检查:骶髂关节 DR 提示双侧骶髂关节间隙变窄,关节周围骨质疏松。

中医诊断:大偻。

证型:肾虚督寒证。

西医诊断:强直性脊柱炎。

治疗原则:补肾强督,散寒止痛。

治疗方法

(1)针刺:选取 L_3~L_5 华佗夹脊穴$_{双侧}$、肾俞$_{双侧}$、命门$_{双侧}$、大椎、环跳$_{双侧}$、阳陵泉$_{双侧}$。操作方法:毫针针刺,施以平补平泻手法,配合红外线灯照射促进颈项局部血液循环。

(2)穴位注射:维生素 B_{12} 注射液 1ml+ 维生素 D_2 果糖酸钙注射液 1ml,选取双侧 L_3~L_5 华佗夹脊穴,每个穴位注射 0.5~1ml。

(3)中药:熟附子(先煎)5g,干姜 5g,独活、桑寄生、杜仲、川续断各 15g,川牛膝 20g,细辛 3g,茯苓 15g,防风 10g,川芎 15g,黄芪 30g,葛根 20g,炙甘草 5g。水煎服,每日 1 次,共 7 剂。

(4)调护:生活中注意保暖,加强运动锻炼,适度适量的运动不仅可以增强体质,对延缓病情亦有巨大的帮助。调畅情志,有助于提高治疗效果。

三诊:患者诉疼痛较前缓解,天气转变时仍反复,伴双髋部活动不利感,舌脉大致同前。中药在原方基础上加薏苡仁 30g。加用穴位贴敷,选用岭南传统天灸散 1 号方,混合姜汁,穴取大椎、肾俞$_{双侧}$、命门$_{双侧}$、腰阳关$_{双侧}$、阳陵泉$_{双侧}$。嘱患者加强运动、饮食及情志上的调护。

七诊:患者疼痛及关节屈伸不利感明显改善,辨证及治法同三诊,加用督灸以增加强督散寒之功效。继续治疗 5 次后随访患者,诉诸症基本缓解,如常人工作,舌红稍淡,苔薄白,脉细略沉。

按语:强直性脊柱炎是以脊柱、骶髂关节等中轴骨关节的慢性炎症为主要病理特征,后期出现脊柱畸形并可累及其他脏器的一种慢性进行性自身免疫的风湿性疾病。主要表现为进行性加重的腰背部和髋部的疼痛和活动受限,症状于晨起及夜间较为明显,于活动后可稍缓解。因本病起病较为隐匿,且首发症状和实验室检查缺乏特征性,较难早期确诊,而本病治疗关键在于及早治疗以控制症状和延缓关节的僵直和畸形。因本病多发于中青年人,对患者的生活造成较大影响,很大程度地损害了患者的身心健康。强直性脊柱炎病因目前仍不明确,目前西医学的治疗方案以止痛、延缓关节病变为主,虽效果确切,但其适应证局限,长期治疗成本较高,副作用问题也同样显著。

中医治疗以辨证施治、整体论治为特点,具有疗效确切、不良反应少的优势。《景岳全书》载:“然则诸痹者,皆在阴分,亦总由真阴衰弱,精血亏损,故三气得以乘之而为此诸证。”阴血先虚,致风邪乘虚而入,正邪在血脉中相互搏结,以致经脉痹阻,气血瘀滞,不通则痛,故发为关节掣痛,难以屈伸。《济生方·痹》云“皆因体虚腠理空疏,受风寒湿气而成痹也”,《诸病源候论》云“若虚则受风,风寒搏于脊膂之筋,冷则挛急,故令背偻”,都阐述了本虚标寒引起痹证的症状。患者症状遇寒后加重,结合舌脉,辨为肾虚督寒证,疗以温补肾阳、强督散寒为法,方中以熟附子及干姜合用以温补肾阳,配合甘温之黄芪,意在益气以复阳。加入葛根升阳,并配合补肾强骨药物。针刺选穴以病变局部的夹脊穴为主,缘督脉和膀胱经在其两侧,取之以调补督脉及脏腑气血。穴位贴敷配合辛温走窜药物,经皮给药,直接作用于经络穴位。有研究证明,此疗法有增强人体抵抗力的作用。"药之不及,针之不到,必须灸之",加用督灸结合了艾叶的功效、灸火热力的行气活血以及生姜之辛温的作用,共起扶助阳气、温督散寒之意,调整脏腑功能之余,促进新陈代谢,提高血液中白细胞的吞噬能力,加强免疫力,起扶正祛邪的作用。同时应注重本病的调护。针药相须,配合特色技术,加强调护,则症状可除。

十七、腕管综合征

病例

李某,女,45岁。初诊日期:2019年7月12日。

主诉:右上肢麻木1个月余。

现病史:患者1个月余前出现右上肢麻木,颈项部酸胀,至外院就诊,查颈椎DR提示C_3~C_6骨质增生,$C_{3/4}$、$C_{4/5}$、$C_{5/6}$椎间孔变窄,考虑为颈椎病,给予营养神经药物治疗后症状无明显改善,建议至骨科专科诊治,必要时手术治疗。因患者保守治疗意欲强烈,遂来就诊。患者平素工作需要双手长期接触冷水。现症见:右上肢麻木感,以中指、环指、小指为主,遇寒后加重,热敷稍缓解,伴拇指外展不利,难以完成拿筷子、拿笔等动作,纳、眠一般,二便调。舌淡红,苔白,脉弦滑。

查体:正中神经压迫试验阳性。

辅助检查:外院颈椎DR示C_3~C_6骨质增生,$C_{3/4}$、$C_{4/5}$、$C_{5/6}$椎间孔变窄。

中医诊断:痹证。

证型:风寒湿痹证。

西医诊断:腕管综合征。

治疗原则:祛风散寒除湿,通络止痛。

治疗方法

(1)针刺:选取大陵$_{患侧}$、内关$_{患侧}$、合谷$_{患侧}$、二白$_{患侧}$、外劳宫$_{患侧}$、臂臑$_{患侧}$、风池$_{患侧}$、三阴交$_{双侧}$。操作方法:毫针针刺,施以平补平泻手法,配合电针及红外线灯照射腕部。留针30分钟,每周治疗2~3次。

(2)穴位注射:取局部2~3穴位进行穴位注射,选取维生素B_{12}注射液0.5ml+维生素D_2果糖酸钙注射液0.5ml,每穴注入0.5~1ml,隔天1次。

(3)调护:平素注意不要过度使用手腕,正确固定腕部。由于自然界的气候变化,寒冷湿气可能不断侵袭机体,可使肌肉组织和小血管收缩,肌肉较长时间的收缩,使肌肉组织受刺激而发生痉挛,久则引起肌细胞的纤维样变性,肌肉收缩功能障碍而引发各种症状。故应防止受寒、避免沾碰凉水,注意保暖并宜多热敷。配合保健操、太极拳、慢跑等有氧运动以增强体质,但需要量力而行。

三诊:右上肢麻木感较前缓解,碰冷水后症状反复,拇指外展不利感稍缓解,时有右手部无力感,纳、眠一般,二便调。辨证及治法同首诊加服中药,拟防己黄芪汤加减,具体组成为:防己 15g,黄芪 15g,当归 5g,桂枝 5g,茯苓 10g,炙甘草 5g,白术 10g,水煎服,每日 1 剂,共 7 剂。针刺及穴位注射同首诊处方,嘱加强日常调护。

六诊:现右上肢麻木明显改善,右手活动如常,辨证及治法不变,继续治疗4 次后,患者诉症状消失,可完成持筷子、写字等动作。后随访患者诉右上肢无特殊不适。

按语:腕管综合征是腕管内容积减少或压力增高,使正中神经在管内受压而发生的,多发于中年人,一般女性多于男性,是最常见的周围神经卡压的疾病。患者一般伴有慢性劳损史或外伤史。好发于职业性搬运、托举、扭拧、捏拿等工作者。因过度使用手指,尤其是重复性的活动容易引起本病发生,若仍重复使用手指,易加重症状,甚至导致正中神经严重受压而变形。腕管综合征是指拇指、示指、中指和环指桡侧麻木、疼痛,夜间或清晨较明显,疼痛有时放射到肘,可伴拇指外展、对掌无力,动作不灵活为主要表现而形成的综合征,特征为拇指外展、对掌无力,晚期见鱼际肌萎缩。本病主要与各种原因所致的腕上正中神经慢性损害相鉴别,其中常见的是神经根型颈椎病。腕管综合征的神经损害主要表现在腕部远侧,而神经根型颈椎病的损害除手指外,尚有前臂屈肌运动障碍,屈腕试验及腕部特纳征阴性。此外,两者的电生理检查亦有明显的区别。

本病的病机主要是局部经络感受风寒湿邪,局部肢体经络痹阻、气血凝滞,从而出现肢体麻木酸胀、屈伸不利的症状。"邪之所凑,其气必虚",感受邪气为患者平素工作劳累,正气不足所致。故治疗上,急以祛邪,邪去后便可加入中药扶正。针刺取穴方面,本病病变以心经经为主,大陵为手厥阴心包经原穴,内关为心包经之络穴,原络配穴以疏通心包经经气。《针灸甲乙经》提及大陵主"两手挛不收伸,及腋偏枯不仁,手瘈偏小筋急"。《针灸甲乙经》有云:"痱痿臂腕不用,唇吻不收,合谷主之。"同时,合谷穴为手阳明经原穴,取之以疏通经络,达行气止痛的效果。二白穴为经外奇穴,出自《扁鹊神应针灸玉龙经》,其载:"在掌后横纹上四寸,两穴对并,一穴在筋中间,一穴在大筋外。"二白为局部取穴,主治前臂之麻木疼痛。外劳宫亦为经外奇穴,主治"掌指麻痹、五指不能伸屈"。主治"臂痛无力"之臂臑穴,为局部取穴。加风池及三阴交祛风除湿;配合红外线灯照射以增强温经通络之效。电针是指将针刺入腧穴得气后,在针具上通以接近人体生物电的微量电流,利用针和电两种刺激相结合,以达到治疗效果的一种疗法。疼痛产生后由细神经纤维传导,而脉冲电刺激能够使其兴奋。脉冲电刺激通过调节人体的神经体液系统功能,促进白细胞释放,改善血液循环,促进毛细血管对出血渗出的吸收和组织修复,达到止痛消肿的目的。脉冲电刺激还可以通过神经反射,起到解痉止痛的作用;适量的电刺激,通过体表神经感受器,对大脑皮质起保护性的抑制作用,发挥镇静安神的治疗作用。对于腕管综合征的患者,穴位注射时除选取麻木部位或痛点附近的穴位,还应结合正中神经走行附近来选择穴位。维生素 B_{12} 参与体内甲基转换及叶酸代谢,促进 5-甲基四氢叶酸转变为四氢叶酸,还可促进神经髓鞘脂类的合成,维持有髓神经纤维功能的完整。维生素 D_2 果糖酸钙注射液中的钙元素是人体重要的元素之一,参与神经递质合成与释放、激素合成与分泌,还参与肌肉的收缩过程。岭南针药相须流派主要把维生素 B_{12}、维生素 D_2 果糖酸钙注射液混合,用于治疗周围神经病变。

中药拟防己黄芪汤加减,方中防己有祛风、行水的功用,与益气固表之黄芪共为君药,同时黄芪仍有利水的作用,二药配合则邪去而正不伤。白术健脾燥湿,既助防己祛湿,又助黄芪扶正;治上半身痹证之羌活祛风除湿;茯苓渗湿利水;当归补血活血以通络;桂枝温阳通脉;甘草和中的同时调和诸药。《成方便读》中如此解读防己黄芪汤:"此治卫阳不足,风湿乘虚客于表也。风湿在表,本当以风药胜之,从汗出而愈,此为表虚有汗,即有风去湿不去之意,故不可更用麻黄、桂枝等药,再发其汗,使表益虚。防风、防己二物,皆走表行散之药,但一主风而一主湿,用各不同,方中不用防风之散风,而以防己之行湿。然病因表虚而来,若不振其卫阳,则虽用防己,亦不能使邪迳而病愈,故用黄芪助卫气于外。"

十八、踝关节扭伤

病例

陈某,女,23 岁。初诊日期:2019 年 4 月 17 日。

主诉:左踝部疼痛肿胀 2 天。

现病史:患者 2 天前下阶梯时不慎扭伤后出现左踝部疼痛、肿胀,当即不能行走,左踝不能屈伸,自行涂抹药油后症状缓解不明显,遂来就诊。现症见:左踝部疼痛剧烈,踝关节外侧局部明显肿胀,可见皮肤瘀斑,伴关节屈伸不利,无关节畸形,无肌肉萎缩等。完善左足 DR 未见明显骨折征象。舌暗,苔薄白,脉弦涩。

查体：左踝关节外侧肿胀，压痛明显，关节摩擦音（−），无异常关节活动。

辅助检查：左足 DR 未见明显骨折征象。

中医诊断：筋伤。

证型：气滞血瘀证。

西医诊断：踝关节扭伤。

治疗原则：祛瘀消肿，通络止痛。

治疗方法

（1）针刺：选取阿是穴、申脉$_{患侧}$、丘墟$_{患侧}$、昆仑$_{患侧}$、解溪$_{患侧}$、合谷$_{双侧}$、太冲$_{双侧}$。配合电针、红外线灯照射踝关节局部。

（2）穴位注射：选取维生素 B_{12} 注射液 0.5ml+ 维生素 D_2 果糖酸钙注射液 0.5ml，穴取阿是穴 2~3 个，每个穴位注射 0.5~1ml。隔天 1 次。

（3）刺络放血：选取阿是穴，常规消毒后，用注射针头点刺疼痛肿胀局部，放血 1~2ml。隔天 1 次。治疗过程中，注意严格无菌操作，控制出血量。治疗结束后，嘱患者 1 天内局部忌吹风及沾水，以防外邪侵袭。

（4）调护：嘱患者平素加强体育锻炼，选择游泳等运动，以增强肌肉的力量和关节的稳定性。在做运动和体力活动前要做肢体躯干肌肉关节的准备活动。锻炼应循序渐进，不宜贸然行事，以防意外。在家中可用热敷，以助于改善血液循环，减轻肿胀，但忌自行盲目揉按，以防加重软组织损伤引起疼痛。

三诊：患者左踝部疼痛明显缓解，踝关节外侧仍肿胀，皮肤瘀斑范围稍减小，踝关节屈伸不利稍缓解，无关节畸形，无肌肉萎缩等。舌暗，苔薄白，脉弦涩。追溯病史，此次为患者第三次扭伤踝关节，加用中药熏洗技术，选用牛膝、鸡血藤、红花、香附、乳香、没药，煎水泡洗左踝，每日 1 次，继续治疗 5 次后，随访患者诉左踝疼痛消除。现无特殊不适。

按语：踝关节扭伤在西医学中属软组织损伤。软组织损伤是指各种急性外伤或慢性劳损以及自身疾病病理等原因造成人体的皮肤、皮下浅深筋膜、肌肉、肌腱、腱鞘、韧带、关节囊、滑膜囊、椎间盘、周围神经血管等组织的病理损害，临床可表现为软组织的疼痛、肿胀、功能障碍，或可伴有畸形。本病在工农业生产、日常生活、交通运输、体育活动、军事训练及战场上皆可发生。本病局部症状突出，急性者疼痛剧烈，呈锐痛、刺痛等，压痛明显，可伴有局部瘀肿，关节功能障碍或肌肉萎缩；当诊治踝关节扭伤时，需仔细与骨折、关节脱位等相鉴别，更需谨慎排除局部的神经损伤。不少患者筋伤时在肌腱附着点可发生撕脱性骨折。亦有韧带松弛，在肌肉牵拉、肢体重力等外力作用下，关节稳定性遭到破坏，引起关节半脱位或全脱位。若因扭伤引起腓总神经损伤，根据肢体运动、感觉功能丧失范围，肌肉有无明显萎缩等，判断是否伴有神经损伤。

中医学中，踝关节扭伤属于"筋伤"的范畴，除由急性外伤引起外，慢性劳损、风寒湿邪侵袭等因素均有可能伤及人体之筋。筋的主要功能是联属关节，络缀形体，主司关节运动。患者扭伤后踝关节疼痛肿胀，有明显外伤史，引起该处经络气血受阻，形成瘀血，反阻滞经络，故局部皮肤有瘀斑，"不通则痛"，故肿痛明显。《针灸聚英·肘后歌》言："打扑伤损破伤风，先于痛处下针攻。"根据"以痛为腧""在筋守筋""经脉所及，主治所在"，治疗当以局部取穴及循经选穴为主，选取扭伤之左踝局部的阿是穴，以疏通该部位的经络，散除局部气血的壅滞，达"通则不痛"之效。"脚酸转筋，丘墟主之。"取"主脚急肿痛，振掉不能久立""跗筋脚挛"之丘墟穴，配合局部的申脉穴、昆仑穴及解溪穴，以疏调踝关节外侧之经络气血，起消肿止痛之作用。取四关穴（太冲、合谷）以行气活血化瘀。

"血有余，则泻其盛经出其血"，选取疼痛最明显的阿是穴以点刺出血，直接祛除菀陈的血液，消除气滞血瘀引起的无形之阳邪，使壅闭有余的邪气都随血液排出体外，瘀血祛除、经络通畅、气血通达，凝滞固塞得以崩解消除，气血通达无碍，局部疼痛自然得以减轻或消失。放血疗法具有以下优势：首先，作用直接，起效迅速。一般选取阿是穴，或者是具有开窍作用的穴位，刺破该处，放出菀陈的血液，简单直接，起效比内服汤剂更直接，针对性更强。《素问·阴阳应象大论》记载："血实宜决之。"放出败血后可起到立竿见影的治疗效果。其次，疗效确切，副作用少。放血疗法既可简单直接地放出败血，又可有针对性地选择放血点，因此其疗效是确切而可见的。在某些场合，放血疗法更难以替代的优势。在条件简陋的情况下需要急救患者，如果辨证准确，可以迅速施治，而无须等待抓药、煎药等内服汤剂的过程。再次，环保廉价，便于推广。放血疗法基本上无须消耗药物，只要把施治部位和针具消毒干净即可。此疗法不仅适用于新伤局部血肿明显的情况，亦可用于陈伤瘀血久留，体内蕴有阳实火热、风毒之邪等情况。进行放血疗法时，应注意对首次接受刺血技术的患者要做好解释工作，消除其思想顾虑，放血不宜过多；施术部位必须严格消毒，防止感染；点刺手法宜轻，点刺部位尽量少而精确，严禁点刺动脉；孕产妇，久病体弱、糖尿病、有出血倾向的患者忌用本法。

急性扭伤时，伴有明显的肿痛、皮肤瘀斑及活动受限，辨证为气滞血瘀证，以急则治其标为则，以祛瘀消肿，通络止痛为法，以去除患者目前最主要的症状，针药相须，内外合治。肿痛缓解后，踝关节局部有硬结，加之过往有反复扭伤踝关节的病史，此时邪已衰，不是主要致病因素，正气不足，无以推动血液运行，才是治疗应注重之本。故辨证为"正虚络阻"，治疗原则为缓则治其本，治法为祛瘀消肿，通络止痛。继续给予针刺及穴位注射疗法以疏通局部为瘀血痹阻的经络，加用外洗法使药效直达病所，加上中药熏洗活血养筋，祛邪的同时兼以扶正，起活血理气、调筋护筋之作用。中药熏洗以温热之感舒张踝关节局部的毛孔以及血管,加之局部药物浓度较高,促进吸收,加速局部血液循环,使药物作用直达穴位,通过经筋络脉传导,发挥效用。

临床上如筋伤等的经络病症,针刺或艾灸能刺激穴位,从而调整经气,但针灸是一种外在刺激,不能增加物质基础,对于兼有虚损的经络病症疗效难以持续。此时应在针灸治疗的同时,可内服或局部使用中药,鼓舞正气,提高针灸疗效。需要同时使用不同功效的针灸和中药治疗方法,使不同功效的治疗手段作用在疾病的不同方面,这种关系可称为异效互补关系。针灸和中药功效不同,二者可分别作用于疾病的不同环节以解决不同的问题,达到不同的治疗目的。异效互补的针药结合主要用于:①患者患有两种或两种以上的疾病需同时治疗;②疾病表现为内外同病、寒热错杂、脏腑经络同病等复杂的病机,需要从不同的方面加以治疗;③体质有偏颇而又患有疾病需要同时治疗的情况。

十九、跟痛症

病例

冯某,男,61 岁。初诊日期:2019 年 9 月 5 日。

主诉:右足跟疼痛 1 年余。

现病史:患者于 1 年余前登山后出现右侧足跟部疼痛,自行口服止痛药物及涂抹药膏后疼痛稍缓解,但症状仍反复。后疼痛频率增加,间断于门诊服中药治疗未见明显缓解,遂来就诊。现症见:右侧足跟部疼痛,以跟骨内侧为主,疼痛性质为钝痛,晨起时明显,久站或长时间步行后疼痛加重,休息后症状稍缓解,时有双膝酸软。舌淡暗,苔薄白,脉沉细涩。

查体:局部压痛不明显,无红肿。

辅助检查:右足部 DR 未见明显异常。

中医诊断:痹证。

证型:肾气亏虚证。

西医诊断:跟痛症。

治疗原则:滋补肝肾,通络止痛。

治疗方法

(1)针刺:穴取阿是穴、悬钟、太溪、照海、然谷、昆仑、三阴交、肾俞、关元。配合电针,取穴太溪、仆参,接通电针仪,用较低频率,每次刺激 30 分钟;以红外线灯照射足跟局部。

(2)穴位注射:取维生素 B_{12} 注射液 0.5ml+ 维生素 D_2 果糖酸钙注射液 0.5ml,取阿是穴 2~3 个,每个穴位注射 0.2~0.3ml。

(3)中药:独活寄生汤加减。独活 15g,防风 10g,秦艽 5g,细辛 5g,桂心

5g,桑寄生10g,杜仲5g,牛膝5g,续断5g,川芎5g,地黄5g,当归5g,芍药5g,人参5g,茯苓5g,白术5g,炙甘草5g。水煎服,每日1剂,共7剂。

(4)调护:患者应注意适当休息,减少负重,控制剧烈运动。症状缓解后,逐渐进行足底部肌肉的收缩锻炼,以增强足底肌的肌力。平素注意局部保暖,避免寒冷刺激,亦可结合按摩、康复等手法,以促进局部血液循环,起到活血通络、松解粘连的作用。

四诊:患者右足跟部疼痛以及行走后痛甚的症状明显改善,患者诉接受治疗过程中亦注意日常调护,常以温水泡足。随访半年未复发。

按语:跟痛症是以足跟肿胀、麻木疼痛、局部压痛、行走困难为特征的一类疾病,属于中医学"骨痹"范畴;发病原因多与老年肾亏劳损、外伤和感受寒湿有关,因气血阻滞而发病。本病相当于西医学中的跟骨骨刺或跟骨骨质增生等病,大多数为慢性起病,好发于40~60岁的中年或老年人,其病因是关节软骨缺乏营养,伴或不伴代偿性软骨增生。跑跳、行走过多可加重本病的发生。本病应与跟腱损伤相鉴别:两者都有足跟部的疼痛,但跟腱损伤还可表现为跟腱部肿胀、跖屈无力等症状,多为软组织损伤,常有突然受到损伤的病史,磁共振成像可见软组织损伤。

中医学认为,本病与年老脏腑渐衰相关,主要以肝肾亏虚为主,常因外伤、感受寒湿等诱发。患者年过六旬,肝肾阴亏,肝主筋、肾藏骨,筋骨失养,《素问·痹论》言"痹在于骨则重,在于脉则血凝而不流",加之过度使用之弊,导致局部气血运行失畅,不通则痛,发为本病。膝为筋之府,肝肾不足则筋府失养,故见双膝酸软。主以针刺疏调足跟局部之气血,选用作为髓会的悬钟,有补髓壮骨、通经活络的作用。太溪为肾经之原穴,主治阴虚诸疾,《通玄指要赋》言"四肢之懈惰,凭照海以消除",配合照海穴,共同起强健筋骨、宣痹止痛之效。《针灸大成》记载昆仑主"行步无力疼痛",取昆仑穴以配合太溪,加强补肾强筋的作用。然谷穴为局部取穴,可疏通足跟局部之经络气血。三阴交穴为足三阴经的交会穴,可补益肝肾。加肾俞、关元补益肾气。《素问·逆调论》云:"营气虚则不仁,卫气虚则不用,营卫俱虚则不仁且不用。"治疗虚实夹杂之疼痛,除了以针刺畅通局部气血之外,补虚为治疗的关键。独活寄生汤常用于治疗肝肾两亏之久痹,泻实的同时补肝肾、益气血。方中独活善治下半身之风湿痹痛,辛苦微温,以祛风除湿散寒,如《本草汇言》所云:"独活,善行血分,祛风行湿散寒之药也。凡病风之证,如头项不能俯仰,腰膝不能屈伸,或痹痛难行,麻木不用,皆风与寒之所致,暑与湿之所伤也;必用独活之苦辛而温,活动气血,祛散寒邪";秦艽祛风除湿、舒筋活络;防风善治内外诸风,祛风以胜湿;细辛归肾经,散寒祛风以止痛,《本草新编》云"但味辛而性散,必须佐之以补血之药,使气得血而不散也",故配以四物汤益血养血;以桂心温通经脉;桑寄生、杜仲、牛膝补益肝肾之余又可强筋壮骨,桑寄生有祛风湿之效,牛膝有利关节、活血的作用。配合四君益气健脾,以后天濡养先天。加续断以加强补肾强骨的作用。全方共奏"血行风自灭"、补虚泻实之寓意。

针灸被认为是一种简单方便、疗效确切、副作用少的治疗痛证的方法。本流派使用针灸治疗,注重辨证取穴,治疗时结合病因选取穴位,根据患者疾病的表现,运用脏腑辨证和经络辨证选取相应穴位。"经脉所过,主治所及",因此常选取疼痛局部及所过经脉上的相应腧穴,循经取穴和远近结合取穴相结合,如慢性疼痛,局部气血涩滞,络脉瘀阻,应以近部取穴为主,配合远部循经取穴以疏通经气。还应重视运用腧穴和原、络穴。五输穴在全身腧穴中有着极其重要的地位,临床应用广泛,其中输穴对痛证的治疗尤为有效,《难经·六十八难》云"输主体节疼痛",说明输穴多用于治疗肢体关节的疼痛。十二经原穴多用以调整本经络所主的脏腑病,《灵枢·九针十二原》有云:"五脏有疾,当取之十二原。"《标幽赋》云:"经络滞,而求原别交会之道。"经络壅滞,可选用原穴治疗,络即十五经之络穴,可用治所属络脉、本经及表里经循行部位的疼痛,"住痛移疼,取相交相贯之迳"即指络穴。四关穴是治疗痛证常用的穴位,古有云:"拘挛闭塞,遣八邪而去矣,寒热痹痛,开四关而已之。"表明四关穴具有开通经脉的作用,善治肝气郁结之痛证,取之以行气止痛。本流派治疗痛证讲求"得气",即针刺时穴位所产生的经气感应,不论选穴、针灸方法各异,需产生"得气"感才有其疗效。历代医家亦强调针刺必须"得气",其不仅与治疗效果息息相关,还与疾病预后关系密切。《灵枢·九针十二原》记述:"刺之而气不至,无问其数;刺之而气至,乃去之……刺之要,气至而有效。"充分说明了"得气"的重要意义。《金针赋》提及"气速效速,气迟效迟",可见临床上针刺治疗时,得气迅速可取得较好疗效,得气缓慢或不至,则难获其效。若针刺过程中无法得气,则应及时分析原因,影响因素包括穴位是否定位准确、针刺的角度及深度是否得当、患者的身体情况,而各种补泻手法需在得气的基础上进行,才有增效的作用。

二十、肥胖症

病例

程某,男,26岁,程序员。初诊时间:2018年8月12日。

主诉:腹部肥胖2年。

病史:患者2年前因工作紧张而进食增多,出现身体肥胖,近年来体重日益增加,腹部松软,现身高170cm,体重75kg,腹围95cm。大腹便便,食欲亢进,怕热多汗,口稍干苦,眠可,大便量多,小便调。舌质红,苔微黄腻,脉滑有力。

查体：腹部膨隆,体质量指数(BMI)25.95。

辅助检查：血糖、血脂、胰岛素、尿酸在正常范围。

中医诊断：肥胖症。

证型：胃肠腑热证。

西医诊断：单纯性肥胖。

治疗原则：清热通腑,化积消脂。

治疗方法

(1)针刺:取穴中脘、合谷~双侧~、足三里~双侧~、三阴交~双侧~、天枢~双侧~、内庭~双侧~。操作:毫针刺中脘、合谷、天枢、三阴交、足三里,用平补平泻法;毫针刺内庭,用泻法。

(2)中药:茯神15g,山楂15g,荷叶16g,陈皮5g,大黄6g。可泡茶代水饮。

(3)穴位埋线:取针后,常规消毒,选取中脘、天枢、大横、气海、风市、臂臑,埋入可吸收羊肠线,15日治疗1次,3~4次为1个疗程。嘱患者埋线后近1周勿吃花生、海鲜、烧鹅、蘑菇等发物;勿剧烈运动。

(4)调护:嘱患者适当减低膳食热量。摄入热量低于消耗热量,负平衡时体脂逐步分解,体重逐步下降;用低热值食品代替高热食品,用家禽肉、瘦肉代替肥肉。用鸡蛋、牛奶、豆制品代替糖多、油大的点心。巧克力、奶油冰激凌、糖果应不吃;在减少糖多、油大、热值高食品的同时增加蔬菜、豆类、豆制品等;茎类蔬菜如芹菜、油菜、小白菜;瓜类蔬菜如冬瓜、西葫芦等;优先考虑消减主食。主食和肥肉一样吃得过多都会引起单纯性肥胖;逐步减少糖多、油大、营养价值不高的食品,如甜点心、油炸小吃、西式快餐、甜饮料等;补充各种维生素。不边看电视边吃东西。不饮酒。进行有氧锻炼,如步行、慢跑、有氧操、跳舞、骑自行车、游泳、跳绳、爬楼梯等。

三诊：患者诉针后食欲稍有减退,但体重减少不明显,稍动即汗出,白天精神欠佳。眠可,二便调。舌质红,苔微黄,脉滑有力。辨病辨证同前,并选取耳穴口、胃、饥点、内分泌,王不留行籽贴压。嘱咐患者在餐前或者有饥饿感时自行按压2~3分钟;适量运动。

六诊：患者食欲进一步减退,适量运动后无明显疲劳感,汗出减少,眠可,二便调。舌质红,苔微腻,脉滑。在原针灸处方选穴上,加毫针刺阴陵泉、丰隆、上巨虚,用平补平泻法。

十诊：患者食量控制可,每日定时、定量饮食,无明显消谷善饥,汗出减少,在原治疗基础上给予脾俞、胃俞拔罐,留罐5分钟,以健脾益气、调胃理气。连续治疗10次后,患者无其余不适,体重65kg,腹围86cm。

按语：本案例患者以"腹部肥胖2年"为主诉,血糖、血脂、胰岛素、尿酸在正常范围,当属中医学"肥胖症"范畴;患者胃火亢盛,则消谷善饥,食欲亢进;

实火熏蒸,则怕热多汗,口稍干苦,故辨证为"胃肠腑热证"。治宜清热通腑,化积消脂。由于患者长期饮食增多,运动少,体内能量生成大于消耗,故脂肪积累腹部,大腹便便。肥胖症的发病与肺、肝、脾、胃、肾相关。故临床常以发汗、祛湿、化痰、利尿、通便减肥。针刺足三里、三阴交,能调和脾胃气机而祛痰湿;中脘为胃经募穴,刺之能健运脾胃;合谷为手阳明大肠经之原穴,既能清泻肠胃,亦有止汗之功;天枢乃大肠募穴,可调运肠腹;内庭为足阳明胃经荥穴,可清胃热,以缓解消谷善饥症状。四至六诊时,加丰隆、阴陵泉、上巨虚以加强祛湿化痰、调理胃腑之功。中药以自拟方,消积利水,化痰通便。针药相须,配合特色技术,控制饮食,有规律运动,则肥胖症得以控制。

　　单纯性肥胖是一种与生活方式密切相关的,以过度营养、运动不足、行为偏差为特征的全身性脂肪过度增生的慢性病。《素问·通评虚实论》中指出,"肥贵人膏粱之疾也"。《灵枢·卫气失常》将人分为"有肥、有膏、有肉"3种类型。关于肥胖之病因,《素问·痹论》说"饮食自倍,脾胃乃伤。"《素问·宣明五气》又云:"久卧伤气,久坐伤肉。"中青年患者之腹型肥胖多由于劳逸不当、久坐久卧、饮食不节等因素,导致脏腑功能失调、气滞湿阻、脂留血瘀,以气虚夹杂湿浊膏脂血瘀之实邪为特点。嗜食肥甘,喜静少动,脾失健运,痰湿脂膏积聚,导致形体发胖。脾胃运化功能失调,则水湿精微不能正常化生输布;胃失通降,则出现浊气壅塞、大便秘结或不调,最终湿浊膏脂积留腹部,导致腹型肥胖。《素问·四气调神大论》说:"圣人不治已病治未病,不治已乱治未乱……夫病已成而后药之,乱已成而后治之,譬犹渴而穿井,斗而铸锥,不亦晚乎!"作为多种疾病的危险因素,中青年腹型肥胖需要进行早期干预治疗,以防患于未然。

二十一、胁痛

病例

徐某,女,40岁,高中教师。初诊时间:2019年2月18日。

主诉:反复双侧胁肋胀痛2年,加重1周。

现病史:患者2年前开始出现双侧胁肋胀痛(7、8、9肋骨),伴有胸闷,善太息,易急躁易怒,情绪激动时双侧胁肋胀痛加重,情绪缓解时胀痛可稍减轻。1周前,与家人吵架后,双侧胁肋胀痛明显,未能缓解,伴有情绪激动易怒,头胀痛,情绪抑郁。现神清,精神疲倦,双侧胁肋胀痛,纳一般,眠差,二便调。舌暗淡,苔薄白,脉沉细。

查体:双侧胁肋触痛,余胸部、腹部、神经系统检查未见异常。

辅助检查:生化提示肝功正常。

中医诊断:胁痛。

　　证型:肝气郁结证。

　　西医诊断:肋间神经痛。

　　治疗原则:行气活血,通络止痛。

　　治疗方法

　　(1)针刺:选取支沟$_{患侧}$、期门$_{患侧}$、阳陵泉$_{患侧}$、行间$_{患侧}$、太冲$_{患侧}$。操作方法:患者平卧,毫针平刺期门;毫针刺支沟、阳陵泉,用泻法;毫针刺行间、太冲,用平补平泻法。留针 20 分钟,每周治疗 2~3 次。

　　(2)中药:柴胡疏肝散。陈皮 10g,柴胡 15g,川芎、香附、枳壳(麸炒)、芍药各 10g,甘草(炙)5g。水煎服,每日 1 剂,共 7 剂。

　　(3)耳穴压豆:选取耳穴肝、胆、胸、神门。操作方法:以王不留行籽贴压,贴压后每穴按揉 1~2 分钟,以患者能承受的疼痛为度,每日按压 3~5 次,每 3 天更换 1 次。

　　(4)皮肤针:在胁肋部用梅花针自上而下叩刺,叩至皮肤潮红为度。

　　(5)穴位注射:选取 T_7、T_8、T_9 夹脊穴进行穴位注射,选用丹参注射液。操作方法:用碘伏于穴位局部常规消毒后,面部穴位采取快速平刺,回抽确认无血后,推入药物,每个穴位注射 0.2ml,注射结束后拔出针头,用消毒棉签按压片刻。

　　(6)调护:肋间神经痛患者,平时生活中应注意以下几个方面。经常开窗通气,保持室内空气新鲜,多参加体育活动,增强自身的抵抗力;天气转凉时,避免感冒;平时注意保暖,防止受寒;身体出汗时不要立即脱衣,以免受风着凉;衣着要松软、干燥、避免潮湿;注意劳逸结合,不要过于劳累;劳动时,注意提高防护意识,搬抬重物姿势要正确,不要用力过猛,提防胸肋软骨、韧带的损伤。

　　三诊:患者精神转佳,双侧胁肋胀痛稍缓解,时有胸闷,善太息,易怒,纳一般,眠一般,二便调。舌暗淡,苔薄白,脉沉细。辨病辨证同前,可同时辅助改善睡眠,维持针刺、皮内针及中药治疗。针灸处方:期门$_{患侧}$、阳陵泉$_{患侧}$、三阴交$_{患侧}$、太冲$_{患侧}$、安眠$_{患侧}$。中药汤剂给予柴胡疏肝散。皮内针选取心俞、肝俞、膈俞,每次选取 2 穴,交替使用,3 天可取皮内针。嘱患者加强生活调护,舒畅情志,可参加社交活动及培养爱好,如打太极拳、跳广场舞、练习字画等;日常可常拍打身体两侧的胆经及按摩胸胁。

　　十诊:患者神清,精神可,双侧胁肋胀痛缓解,暂无胸闷、善太息及易怒症状,纳可,眠改善,二便调。舌淡红,苔薄白,脉弦细。按三诊处方运用针药相结合,辨证交替选穴,共连续治疗 10 次后,双侧胁肋胀痛消失。

　　按语:本病诊断当辨病辨证相结合。本病例患者以"反复双侧胁肋胀痛 2 年,加重 1 周"为主诉,属中医学"胁痛"范畴。其疼痛性质为胀痛,乃气滞之象,伴有胸闷,善太息,急躁易怒,为肝气不舒之象,发病的轻重与情绪相关,故辨证为"肝气郁结证",以疏利肝胆、行气止痛为治法。肝、胆经布于胁肋,故近取肝经期门、远取胆经阳陵泉以疏利肝胆气机,行气止痛;取支沟以疏通三焦之气;行间、太冲分别为足厥阴肝经之荥穴、输穴,与耳穴合用疏肝理气止痛。三诊时,患者胁痛症状较前缓解,为改善眠差症状,选择改用安眠和三阴交。安眠乃治疗眠差的经验要穴,三阴交乃脾、肝、肾三阴经交会穴,能补益肝脾肾。眠改善,则心神定,心为肝之子,则肝气条达。中药"柴胡疏肝散"疏利肝胆、行气止痛,针药相须,配合特色技术,畅情志,改善生活方式,则胁肋痛消失。

胁痛是指表现为身体两侧自腋而下至肋骨尽处疼痛的一种临床常见的病症。胁痛的病因主要有情志不遂、饮食不节、跌仆损伤、久病体虚等,这些因素可导致肝气郁结、肝失条达,瘀血停着、痹阻胁络,湿热蕴结、肝失疏泄,肝阴不足、络脉失养等诸多病理变化,最终导致胁痛的发生。其病理变化可归结为"不通则痛"和"不荣则痛"。临床上根据胁痛病因病机,主要分为肝气郁结、瘀血阻络、湿热蕴结、肝阴不足四证。按照古人经验,胁痛可取支沟、后溪、气户、华盖等穴。《标幽赋》记载"胸满腹痛刺内关,胁疼肋痛针飞虎",杨氏注飞虎为支沟;《百症赋》云"久知胁肋疼痛,气户、华盖有灵";《玉龙歌》言"若是胁疼并闭结,支沟奇妙效非常";《针灸聚英·肘后歌》言"胁肋腿叉后溪妙"。

二十二、腰痛

病例

李某,男,67岁。初诊日期:2019年11月2日。

主诉:腰痛反复发作2年,双下肢疼痛2个月。

现病史:患者2年前无明显诱因出现腰痛,自服药物缓解(用药不详),遇劳即发作,2个月前腰痛加重,伴双下肢疼痛,活动后痛甚,11月1日,某医院X线片示第4腰椎间盘及双骶髂关节退行性改变,并行局部封闭,效不佳。现症见:腰痛连及双下肢,咳嗽、喷嚏时痛甚,无明显外伤史,无潮热、盗汗。舌暗红,苔薄白,脉细弦。

查体:$L_3 \sim L_4$,$L_4 \sim L_5$椎间压痛,直腿抬高试验阳性,加强试验阳性。

中医诊断:腰痛。

证型:肝肾亏虚证。

西医诊断:腰椎间盘突出症。

治疗原则:活血祛瘀,通络止痛。

治疗方法

(1)针刺:选取委中、阳陵泉、飞扬、腰阳关、秩边。操作方法:患者取俯卧位,毫针刺上述穴位,先远道取穴,针刺达到一定深度,行针得气后,将针尖朝向病所(或欲传导之方向),用捻转手法促使经气朝该方向传导,一般来说,针尖方向与针感传导方向一致。手法施以平补平泻,加电针疏密波,强度以患者能忍受为度,留针20分钟,隔日1次。

(2)穴位注射:维生素 B_{12} 注射液 0.5ml+ 维生素 D_2 果糖酸钙注射液 0.5ml。穴取飞扬、阿是穴,每穴 0.1~0.2ml,隔日 1 次。

(3)中药:六味地黄丸。熟地黄 15g,山茱萸 15g,牡丹皮 10g,山药 15g,茯苓 10g,泽泻 10g。水煎服,每日 1 剂,共 7 剂。

(4)调护:预防腰痛应注意避寒保暖、劳逸结合,不宜久坐久站,避免坐卧湿地,若涉水、淋雨或身劳汗出后即应换衣擦身,暑天湿热郁蒸时应避免夜宿室外或贪冷喜凉。选择合适的锻炼方法,具有防治和巩固疗效的作用。做功能锻炼要循序渐进,持之以恒,以腰部无不适,全身无疲劳为度。如腰背肌训练:采用五点支撑法(仰卧硬板床,用头部、双肘及双足跟支撑全身,背部尽力腾空后伸);腹肌训练:抬头,仰卧位,双上肢平伸,上身和头部尽量抬起,维持4~10秒,重复4~10次。腰腿痛多为慢性病,告诉患者要长期坚持锻炼,剧烈体力活动前先做准备活动,勿勉力举重,平时应加强腰背肌锻炼,加强腰椎稳定性,不做没有准备动作的暴力运动。本证本在肾虚,故应避免房事及劳逸过度。腰痛的护理,可做自我按摩。避免猛弯腰、转身等突然的体位改变,站立及坐时使用腰托,睡觉时卧硬板床侧卧,使脊椎能够得到休息。嘱咐吸烟的患者戒烟,长期吸烟会增加骨质疏松的发病率,还会影响治疗效果。同时适度活动腰部,如打太极拳,用热水洗澡,能够增强腰背部肌肉的力量。

按语:腰痛是一种临床常见的症状,指腰部的疼痛,可见于一侧或两侧,痛有定处或无固处,可有酸痛、胀痛、刺痛等自觉症状。腰椎间盘突出症的主要病因是腰椎长期负重、运动,椎间盘受到牵拉挤压及生理性退变,纤维环弹性减退,形成裂隙,遇力后髓核突出,重者压迫相应的脊髓硬膜囊及神经根,引起腰痛或牵及下肢痛麻等症状。中医学将其归为"腰痛""痹证"范畴,其病因为风、寒、湿、瘀痹阻经络,气血运行不畅,或由气血亏虚,肝肾不足,筋脉失养所致。腰痛病变部位在腰部,与肾、肝和胆等脏腑密切相关。古今文献中针灸处方高频次穴位和穴位归经主要集中在膀胱经和胆经上,其经脉循行均经过腰部,体现了"经脉所过,主治所及"的循经取穴特点。同时,经脉循行部位与病变部位及相关脏腑具有一致性,体现了"循经取穴"和"辨病选穴"结合的特点。孙思邈《备急千金要方》曰:"有阿是之法,言人有病痛,即令捏其上,若里当其处,不问孔穴,即得便快或痛处,即云阿是。"根据"以痛为腧"的理论,临床也常用阿是穴治疗腰痛。通过针刺可以使气血运行正常,则血瘀自除,经脉自通,故"通则不痛";通过针刺可以调节脏腑经络气血的偏盛偏衰,泻有余而补不足,使阴阳平衡,气血旺盛,脏腑经络得到温煦濡养,故"荣则不痛"。针刺重手法提插捻转,可兴奋无髓鞘的传入纤维和中枢神经纤维,以激活脑干下行抑制,从而引起广泛、强而持久的镇痛效应。针刺较大的刺激量激活了内源性下行抑制系统,提高患部的痛阈值,减轻患者对疼痛的情绪反应,达到以痛制痛的效果。有关研究证实,六味地黄丸能够调节机体免疫力,抑制 TNF-α诱导的退变椎间盘软骨终板细胞损伤,从而具有缓解患者腰痛的作用。六味地黄丸为滋补肾阴的代表方,方中具有多种补肾药物,其中山茱萸、地黄、山药等补肾效果较好,牡丹皮凉血、泽泻淡渗利湿、茯苓健脾,利水不伤阴。

二十三、漏肩风

病例

朱某,女,42 岁,教师。初诊日期:2019 年 11 月 26 日。

主诉:右肩关节疼痛 3 年,加重 1 周。

现病史:患者 3 年前右肩部疼痛,肩关节活动受限,热敷后缓解。1 周前因天气变化又出现上述症状,遂来我院诊治。现症见:神清,精神疲倦,右侧肩部疼痛,拒按,洗脸、刷牙时加重,每于劳累、受寒后诱发,每次持续 2~3 分钟,无头痛头晕,无肢体乏力,纳、眠欠佳,二便调。舌质红,苔薄白,脉弦。

查体:肩部及周围筋肉疼痛剧烈或向远端放射,痛而不能举肩,肩部感觉寒冷、麻木、沉重、畏寒,得暖稍减,肩部压痛明显,肩外展 80° 时疼痛剧烈。

中医诊断:漏肩风。

证型:外感风寒。

西医诊断:肩关节周围炎。

治疗原则:舒筋活血,通络止痛。

治疗方法

(1)针刺:取穴肩髃_{患侧}、肩髎_{患侧}、肩前_{患侧}、肩贞_{患侧}、天宗_{患侧}、秉风_{患侧}、臂臑_{患侧}、曲池_{患侧}、阿是穴_{患侧}。操作方法:患者取端坐位,毫针刺上述穴位,针刺达到一定深度,行针得气后,将针尖朝向病所(或欲传导之方向),用捻转手法促使经气朝该方向传导,一般来说,针尖方向与针感传导方向一致。手法施以平补平泻,加电针疏密波,强度以患者能忍受为度,留针 20 分钟,隔日 1 次。

(2)穴位注射:维生素 B_{12} 注射液 0.5ml+ 维生素 D_2 果糖酸钙注射液 0.5ml,穴取臂臑、阿是穴,每穴 0.1~0.2ml,隔日 1 次。

(3)中药:蠲痹汤。羌活 15g,独活 15g,秦艽 15g,桂枝 10g,桑枝 10g,海风藤 15g,当归 10g,川芎 10g,木香 10g,乳香 10g,甘草 6g。水煎服,每日 1 剂,共 7 剂。

(4)调护:嘱患者注意劳逸结合,每次劳动量要适度,不要给肩部太大的压力,注意保暖,避免超负荷运动。饮食以清淡易消化为宜,忌食肥甘厚味、辛辣刺激之品,可食用川乌粥(川乌头、薏苡仁)、白芍桃仁粥(白芍、桃仁、粳米)、桑枝鸡汤(桑枝、鸡、生姜等)以活血舒筋。运动锻炼方面,早、晚反复做外展、上举、内旋、外旋、前屈、后伸、环转等功能活动。锻炼必须酌情而行,循序渐进,持之以恒,久之可见效果。否则,操之过急,有损无益。

按语:漏肩风又称"肩凝症""冻结肩"等,西医学称其为肩周炎(肩关节周围炎),患者往往以肩部疼痛和肩部关节活动范围受限为主诉来就诊。患者发生肩周疼痛,以夜间为甚,常因天气变化及劳累而诱发,肩关节活动功能障碍。肩关节活动尤以上举、外展、内旋、外旋受限;肩周压痛,特别是肱二头肌长头;肩周肌肉痉挛或肌萎缩;肩部肌肉萎缩,肩前、后、外侧均压痛,外展功能受限明显,出现典型的"扛肩"现象;通过 X 线检查,初期一般无异常发现,后期有软组织钙化斑,病程长的患者,可见骨质疏松,会对患者的生活质量造成严重的影响。西医学认为,肩周炎是肩关节周围的肌肉、韧带、肌腱、滑囊等软组织由于长期劳累引起的退行性改变,在急性期往往伴随着关节周围的炎症病变。中医学认为,其病因为外感寒邪,阻塞气血;或因劳累过度,筋损脉伤,以致局部气滞血瘀,不通则痛。时日稍久寒邪未退即引起湿邪缠绵寒湿交凝互结于肩部使疼痛加重,拘急感明显,肩关节沉闷酸乏、不能轻快屈曲舒展,甚则活动时疼感会牵拉到颈背部的骨肉,因寒湿为阴邪,至黑夜阴气叠加,疼痛愈甚。肩周炎患者通常表现为痛觉敏感,针灸治疗更容易疏通人体经气,可祛风通络止痛,调节局部气血,达到气血调、疼痛止的效果。治疗原则一般为"祛寒湿,通经络",其治疗的目的主要是缓解局部疼痛和恢复肩关节活动范围。

肩三针分别取自手太阴经、手阳明经及手太阳三经,能兼顾肩关节各个方向活动,疏通经络,松解局部粘连,改善肩关节活动功能,最终达到恢复肩关节正常活动的目的。肩前穴属经外奇穴,位于肩前结节间沟处,肱二头肌长头肌腱起点。肩髃、肩前、臂臑、肩髎四穴位置接近肩关节,且手三阳经在肩部的经气均合于肩关节处,这样的穴位配伍增强了疏经利节的功效。此外,当肩关节受损伤时,肩部软组织中肱二头肌肌腱最易受损伤,此取穴更接近肱二头肌肌腱,有利于促进局部代谢,促进局部血液循环,改善组织营养,加强止痛作用,消除炎症反应。

天宗穴属于手太阳小肠经穴,位于秉风后大骨陷中。杨继洲《针灸大成》记载天宗穴"主肩臂酸疼,肘外后廉痛,颊颌肿",其病候主要是头面、喉颈、五官、神志病等属小肠腑证及其经脉循行病证;有诸内,形诸外,触摸、按压天宗穴及其周边区域就有十分强烈的压痛感觉,在躯干穴位中,唯有天宗穴有此奇特痛感。本穴位于冈下窝中央冈下肌中,有旋肩胛动、静脉肌支,布有肩胛上神经。

臂臑穴最初见于《针灸甲乙经》,别名头冲、颈冲,属手阳明大肠经,为手阳明经与手足太阳、阳维之会,古代记述其主治"寒热,颈项拘急,瘰疬,肩背痛不得举,臂细无力,漏肩风"。在手法上,我们利用多向刺法以求快速得气,以较强刺激激发经气运行,通经活络,舒筋活血,解痉止痛。

蠲痹汤是治疗风寒湿痹通用的基础方,以羌活、独活、秦艽、海风藤祛风除湿,当归、桑枝、乳香活血通络止痛,桂枝、木香、川芎行气活血,甘草调和诸药。根据患者偏盛情况加减,风盛加防风;寒盛加附子、细辛;湿盛加茯苓、薏苡仁。针刺理疗可疏通经气,两者结合,能更好地祛风散寒除湿,使疗效更显著。该方标本皆治,是以获效良好。

二十四、落枕

病例

沈某,男,26岁,程序员。初诊时间:2019年3月5日。

主诉:左侧颈项部疼痛并难以转侧1天。

现病史:患者昨日晨起觉左侧颈项部疼痛并难以转侧,自行外用活血止痛膏后,症状不缓解。现左侧颈项部疼痛,僵硬感,向右转颈活动受限,无手麻,无头痛头晕,无发热恶寒等不适,自诉近1周长期固定坐姿吹风扇病史。否认外伤史。纳、眠可,二便调。舌质淡,苔薄白,脉弦紧。

查体:左侧颈项部压痛明显,活动受限,局部无红肿。

辅助检查:颈椎X线摄片提示无异常。

中医诊断:落枕。

证型:风寒浸淫证。

西医诊断:颈肌劳损。

治法:祛风散寒,通络止痛。

治疗方法

(1)针刺:选取大椎、外劳宫$_{患侧}$、阿是穴$_{患侧}$、反阿是穴、风池$_{患侧}$。操作:患者取坐位,毫针刺外劳宫,针尖向颈部方向,快速提插捻转,用泻法,使经气向颈部方向传导,并嘱咐患者缓慢转动颈部,留针。毫针刺大椎、阿是穴、反阿是穴,用平补平泻法;红外线灯照射左侧颈部,留针30分钟。

(2)中药:葛根汤。葛根15g,麻黄10g,桂枝5g,生姜10g,炙甘草5g,芍药5g,大枣10g。水煎服,每日1剂,共7剂。

(3)艾条灸:取针后,选取左侧颈部阿是穴,悬起灸10分钟,嘱咐患者可缓慢转动颈部。

(4)调护:落枕患者生活中应注意以下几个方面。缓解疼痛方面,可以选择推拿按摩,落枕后颈部往往有固定的痛点。从痛点上方往下轻轻按压揉搓,直到肩背部为止,依次按摩,对于最痛点按压力度至感觉明显酸胀即可。再以拳头轻轻叩击按摩的部位,按摩和叩击交替重复3遍。动作一定要轻柔,可迅速使痉挛的颈肌松弛而止痛。生活方面,需要保持良好的睡姿和睡眠环境。首先选择合适的枕头,睡姿以仰卧、侧卧睡姿为主,趴着睡觉很容易造成颈椎关节扭转过度和颈部肌肉疲劳;睡眠时应将整个颈部枕在枕头上,不要悬空,不要贪一时凉快而将颈背正对着风扇或空调直吹,以免颈部着凉引起颈肌痉挛。落枕恢复后,需要锻炼好颈背部的肌肉,颈背部的肌肉是保持颈椎稳定的关键,建议参加羽毛球、放风筝、游泳等运动。长期坐在电脑前的工作者及伏案工作者,也应该定时抬头活动颈部,防止颈肌慢性劳损,有助于减少落枕发生的风险,避免长期低头使用手机。

二诊:患者左侧颈项部疼痛明显减轻,僵硬感较前好转,颈部活动较前幅度大,但向右侧转颈时仍有疼痛。纳、眠可,二便调。舌质淡,苔薄白,脉紧。辨病辨证同前,可进一步祛风散寒止痛。针灸处方取穴:百劳、大椎、外关患侧、后溪患侧、血管舒缩区。操作方法:患者取坐位,毫针刺后溪,针尖向劳宫方向,快速提插捻转,用泻法,针感以酸胀为主,并嘱咐患者缓慢转动颈部,留针。毫针刺百劳、大椎、外关、血管舒缩区,用平补平泻法;红外线灯照射左侧颈部,留针30分钟。余治疗同前。嘱患者避免长期的不良姿势,久坐后要定时活动筋骨;注意防寒保暖;多参加户外运动,增强体质;回家时可用热水袋热敷左侧颈部10分钟,以颈部舒缓为度。

三诊:患者神清,精神佳,左侧颈项部疼痛基本消失,颈部活动度可。纳、眠可,二便调。舌质淡,苔薄白,脉缓。按原处方针药相结合,辨证交替选穴,并行耳穴贴压(颈、脾、神门),嘱其每日用拇指按压3~4次;连续治疗3次后,左侧颈项部疼痛消失,纳、眠可,二便调。舌质淡,苔薄白,脉缓。

按语:患者以"左侧颈项部疼痛并难以转侧1天"为主诉,无手麻,无头痛头晕,无发热恶寒等不适,当属中医学"落枕"范畴。患者有长期固定坐姿及吹风受凉病史,寒邪收引,则颈部肌肉僵硬疼痛,故辨证为"风寒浸淫证",以祛风散寒、通络止痛为治法。本病病在颈部经络,大椎属于督脉,督脉循行在头背正中,足太阳经脉从颠入脑,还出别下项,会于大椎。督脉总督诸阳,如病则脊强。针刺大椎可疏通局部经气;外劳宫即落枕穴,是治疗落枕的经验效穴;阿是穴及反阿是穴可疏通局部经络以止痛;风池为少阳经穴,可疏通少阳经络、宣通气血,并祛风散寒止痛。百劳穴为经外奇穴,主治颈部僵痛不适。二诊时患者颈项部疼痛较前缓解,但转向右侧仍有疼痛,改用后溪、外关。后溪为八脉交会穴,通于督脉,可疏通项背部经气;外关为手少阳三焦经的络穴,具有活血通络、疏通颈项部经气的功效。葛根汤祛风散寒,通络止痛。针药相须,配合特色技术,避免不良坐姿及日常保健,则落枕痊愈。

"落枕"又称"失枕",是指因睡眠姿势不当或颈背部忽受风寒,或颈部肌肉着力不当扭伤等致颈部气血失和,经气失调,筋脉拘急而出现颈项强痛,活动受限的一种病证。《伤科汇纂》亦记载:"有因挫闪及失枕而项强者,皆由肾虚而不能荣筋也。"落枕,按中医学"不通则痛,通则不痛"原则治疗。《灵枢·九针十二原》指出:"欲以微针通其经脉,调其血气。"针刺有通经络、调气血、止痛的作用,这是中医针刺通调气血治疗疾病的原理。根据"经脉所过,主治所及"的原则,临证时主张以局部与循经取穴相结合。

二十五、肘劳

病例

何某,男,43岁。初诊日期:2019年10月8日。

主诉:右前臂上端近肘关节疼痛2个月,加重10天。

现病史:患者2个月前提重物时不慎拉伤右肘部,初始疼痛较轻,10天前疼痛加重,于当地社区医院服药治疗效果不明显(具体药物不详),遂来我院就诊。现症见:右前臂外侧疼痛,活动轻度受限,以屈肘前臂旋前再伸肘疼痛加剧,疼痛向前臂桡侧外散,无肘内侧疼痛及压痛,纳一般,眠尚可,二便调,舌质红,苔薄白,脉弦。

查体:见肱骨外上髁处有索状结节,压痛明显,Mill试验阳性。

辅助检查:2019年9月5日外院DR未见骨折征象,肱骨外上髁附近有钙化影。

中医诊断:肘劳。

证型:气滞血瘀证(手阳明经型)。

西医诊断:肱骨外上髁炎。

治疗原则:舒筋通络,活血止痛。

治疗方法

(1)针刺:选取阿是穴$_{患侧}$、曲池$_{患侧}$、手三里$_{患侧}$、外关$_{患侧}$。操作方法:患者取坐位,毫针刺上述穴位,针刺达到一定深度,行针得气后,将针尖朝向病所(或欲传导之方向),用捻转手法促使经气朝该方向传导,一般来说,针尖方向与针感传导方向一致。手法施以平补平泻,加电针连续波,留针20分钟。

(2)穴位注射:维生素B_{12}注射液0.5ml+维生素D_2果糖酸钙注射液0.5ml,选取曲池、阿是穴,每穴0.1~0.2ml,隔天1次。

(3)中药:蠲痹汤加减。羌活、荆芥、秦艽、桂枝各9g,当归15g,伸筋草12g,川芎、木香各10g,乳香、没药各8g,甘草6g。水煎服,每日1剂,共7剂。

（4）调护：嘱患者避免受凉，勿情志过激，慎劳倦，避免过食肥甘及炸烤辛辣等食物，以免加剧疼痛。中医治疗以饮食治疗为主，实践"药食同源""药养结合"的中医护理思想。本病早期会出现气滞血瘀、肿胀、畸形、疼痛，此期宜进食清淡、易消化，具有活血化瘀、消肿止痛作用的食物，如瘦肉粥、薏米汤、田七瘦肉汤等，可多食新鲜水果，不要急于选用补养之品。待病情稳定，大便通畅，舌苔转为正常时，再进清补之品，如去皮鸡汤、土茯苓煲鸡，忌油腻、生冷、酸辣及发物。后期宜补益肝肾、壮筋骨的食品，如牛羊肉、大枣、枸杞子、山药、胡萝卜、桑椹、芝麻，以及土螃蟹煲龙骨，桃仁煲脊骨，怀山药、枸杞子炖水鱼等。合理膳食，增加蛋白质、维生素、纤维素的摄入，保证营养的均衡，促进消化，有助于提高患者的免疫力。应注意休息，同时限制烟酒。嘱咐患者规律饮食，遵照定时定量、少食多餐的原则，进食时细嚼慢咽，切忌暴饮暴食。疼痛不仅影响患者休息、舒适和睡眠，还对各脏器造成破坏。故对新入院老年患者行情志调护，介绍同病室成功病例，让他们面对现实，放心接受治疗；根据个人喜好选择舒缓、优美的音乐进行循环播放，音量为 20~40dB，以个人感觉合适为宜；对精神焦虑患者要积极鼓励其至引导其将郁闷的情绪诉说或发泄出来，以化郁为畅、疏畅情志。若患者精神紧张，情绪波动，可疏导劝慰以稳定情绪。适当保持环境安静，光线不宜过强，还可选择合适的保健按摩，有助于缓解疼痛。

三诊：患者精神较前改善，右前臂外侧疼痛发作次数明显减少，于受寒时发作，疼痛程度较前减轻，二便调，舌淡红，苔薄白，脉平。辨病辨证同前，针刺治疗同前。特色技术方面，加刺络拔罐，穴取手三里~患侧~、阿是穴~患侧~，以三棱针点刺、拔罐。调护方面，嘱患者加强生活调护，尽量避免诱发因素，每日以热水袋或热毛巾热敷患侧肘部，每次 10 分钟，以热敷至局部皮肤潮红为度。

六诊：患者神清，精神可，右侧肘部仅在极其劳累时发作，1 分钟左右可缓解，疼痛程度明显减轻，舌淡红，苔薄白，脉平。按首诊治疗方案，辨证交替选穴，继续治疗 7 次后随访患者，诉右肘部疼痛基本消失。

按语：肘劳，是以肘部疼痛、关节活动障碍为主症的疾病，俗称"网球肘"。属于中医学"伤筋""痹证"的范畴，相当于西医学的肱骨外上髁炎，多因前臂旋转用力不当而引起肱骨外上髁桡侧伸肌腱附着处劳损，是常见的肘部慢性损伤。本病多见于从事旋转前臂、屈伸肘关节和肘部长期受震荡的劳动者，如网球运动员、打字员、木工、钳工、矿工等。主要是由于患者前臂运动过量，导致腕伸肌腱起始处的肌筋膜以及肌纤维等软组织出现疲劳，或外伤后未能彻底治疗所致。针灸可以疏通经络，促进局部血液循环，因此在本病治疗中有明显的疗效。曲池穴位于肘横纹外侧端，屈肘，当尺泽穴与肱骨外上髁连线中点，即手肘关节弯曲凹陷处。曲池为手阳明大肠经合穴，为大肠经经气最强盛之穴,位于肘部,具有通、调气血、祛风湿、利关节、止痹痛之功。手三里位于前臂背面桡侧,阳溪穴与曲池连线上,肘横纹下 2 寸处。具有疏经通络,消肿止痛,清肠利腑的功效。手三里配曲池治上肢不遂。针刺手三里穴有明显的镇痛作用,可提高皮肤痛阈,其机制主要与单胺类和脑啡肽类神经介质的释放有关。外关为三焦经络穴,位于前臂背侧,"经脉所过,主治所及",故外关穴可治疗手臂、手指屈伸不利,上肢痿痹,手颤等。

蠲痹汤是治疗风寒湿痹通用的基础方,针刺理疗可疏通肘部经气,两者结合,能更好地祛风散寒除湿,使疗效更显著。

二十六、腱鞘囊肿

病例

唐某,女,30 岁,家庭主妇。初诊时间:2018 年 11 月 5 日。

主诉:右腕部包块 5 天。

现病史:患者 1 周前在家拖地后,自觉右腕部背侧中央出现一包块,自行用力按压后,包块消失。5 天前,患者再次拖地后右腕部背侧中央出现一包块,不能自行消失。现患者右腕部背侧中央见一约 0.5cm×0.5cm 包块,触之囊性感,局部酸胀,无疼痛、红肿,无上肢感觉、运动障碍。纳、眠可,二便调。舌淡红,苔薄白,脉滑。

查体:右腕部包块呈半球形,0.5cm×0.5cm,边缘光滑,边界清楚,与皮肤无粘连,有波动感,触之囊性感,基底固定,压之酸胀感。

中医诊断:筋结。

证型:外伤瘀滞证。

西医诊断:腱鞘囊肿。

治疗原则:行气活血,舒筋散结。

治疗方法

(1)针刺:选取阿是穴囊肿中心、外关患侧、合谷患侧。操作方法:在囊肿中心做一标记,局部常规消毒后,左手拇、示指固定囊肿,右手持火针,烧红后,迅速向囊肿中心垂直刺入。出针后,用手指由轻到重挤出囊液,并用消毒纱布加压敷盖。毫针刺外关、合谷,泻法,红外线灯照射右侧腕部;嘱患者近日休息,勿过度使用腕部。一次治疗后囊肿平复。3 天后复诊,囊肿未再发。

(2)调护:发病后不要剧烈活动腕部,避免腕部过度活动的工作,避免冷水刺激,以免加重症状。平时可以戴护腕保护,减轻症状。预防方面,需要长时间使用电脑和鼠标的办公人员,应每隔 1 小时休息 5~10 分钟,做柔软操或局部按摩;在劳累后应用热水或者活血化瘀的中药洗剂对患处进行泡洗,使局部血流通畅。局部按摩也有利于促进血液循环。

按语：患者以"右腕部包块5天"为主诉，包块呈半球形，边缘光滑，边界清楚，与皮肤无粘连，触之囊性感，基底固定，压之酸胀感，当属中医学"筋结"范畴。本病由患者长期做家务，过劳伤筋，瘀滞经气所致，故辨证为"外伤瘀滞证"，以行气活血，舒筋散结为治法。针刺治疗腱鞘囊肿疗效较好。本患者囊肿尚属初期未成硬结，往往一次即愈。《针灸聚英·肘后歌》言："打扑伤损破伤风，先于痛处下针攻。"根据"以痛为腧""在筋守筋"，以火针点刺阿是穴，疏通局部的经络，散除局部的气血壅滞；合谷属手阳明，可通经络、行气血；外关为手少阳之络，可解痉止痛、通经活络，促进病情康复。

腱鞘囊肿是一种关节囊周围结缔组织退变所致的病症。以半球样隆起于皮下浅表、柔软可推动、多发于腕部中央为主要临床特征。触摸时皮下饱满并有波动囊样感，伴有腕部无力、不适或疼痛，多为酸痛或放射性痛，可有一定的功能障碍。中医学中，本病称为聚筋或筋瘤，认为系外伤筋膜，邪气所居，郁滞运化不畅，水液积聚于骨节经络而成。针灸治疗腱鞘囊肿有明显的疗效，在取穴上多以局部阿是穴为主，再配以辨证取穴，临床除用常规针灸治疗外，尚有火针、温针灸等经济、高效、毒副作用小、安全易行的方法。

二十七、痛经

病例

朱某，女，26岁，未婚。初诊时间：2018年12月16日。

主诉：月经来潮腹痛2年多。

现病史：患者2年前开始出现经期第2~4天下腹部疼痛，伴腰骶部酸痛，甚者可出现呕吐、手足厥冷等症状。12岁初潮，末次月经为11月17日，月经周期规律，30天1行，量多，血色红紫夹有瘀块，经行不畅，7天干净，乳房胀痛（-）。现患者神情痛楚，呻吟，月经来潮，小腹疼痛难忍，四肢不温，自行热水袋热敷下腹部后，症状稍缓解。纳、眠可，二便调。否认性生活史。舌暗，苔白，脉沉紧。

查体：面色青白，小腹拒按。

辅助检查：1个月余前外院腹部B超未见异常。

中医诊断：痛经。

证型：寒凝血瘀证。

西医诊断：原发性痛经。

治疗原则：行气活血，散寒止痛。

治疗方法

（1）针刺：选取三阴交_{双侧}、血海_{双侧}、地机_{双侧}、归来_{双侧}、中极。操作方法：患者取仰卧位，毫针刺上述穴位，用平补平泻法；选取归来、中极，行温针灸。红外线灯照射下腹部,留针 30 分钟。

（2）艾条灸:取针后,患者取俯卧位,选取肾俞、次髎,悬起灸 10 分钟,以热感传导至小腹部为度。

（3）调护:注意经期、产后卫生,以减少痛经发生。饮食方面,经期不宜用滋腻或寒凉药物,以免滞血,不可服食生冷之品。起居方面,经前经期防寒保暖,不冒雨涉水,不久居潮湿之地,忌抑郁恼怒,保持心情舒畅。经期避免剧烈运动,消除经血逆流入盆腔的因素,及时治疗阴道横隔、宫颈粘连等阻碍经血外流的疾病;经期禁止性生活。

二诊:患者神情缓和,精神可,小腹疼痛减轻,经量如常,有血块,四肢欠温。纳、眠可,二便调。舌暗,苔白,脉沉紧。辨病辨证同前,可进一步活血祛瘀。针灸处方取穴太冲、血海、中极、地机、肝俞、膈俞。操作方法:患者取仰卧位,毫针刺太冲、地机、血海,用平补平泻法;毫针刺中极,温针灸;毫针点刺肝俞、膈俞,点刺出黄豆大小血点即可;红外线灯照射下腹部,留针 30 分钟。艾条灸:取针后,患者取俯卧位,选取曲骨、中极、关元、气海,悬起灸 10 分钟,以热感传导至小腹部、阴部为度。嘱患者下次月经来潮前 7 天来门诊调理,3 个月为 1 个疗程;畅情志,多运动,增强体质;注意防寒保暖,勿吃生冷、冰凉食物;在家坚持艾条灸下腹部穴位(气海、关元、中极、归来)。

三诊:患者自诉二诊后,小腹疼痛较前稍缓解,四肢逐渐转温,现神清,精神佳,月经未潮,纳、眠可,二便调。舌暗,苔白,脉沉。在二诊处方基础上辨证交替选穴,连续 5 天针刺;并予中药汤剂温经汤加蒲黄、五灵脂连服 3 天。

八诊:患者自诉上次月经来潮,下腹部疼痛较前明显缓解,月经量如常,血块减少,经行通畅,四肢欠温,纳、眠可,二便调。按二诊处方,针药结合,并予行耳穴贴压(神门、子宫、肝、肾)。连续治疗 3 个疗程,患者月经来潮轻微下腹部疼痛,量如常,无血块,四肢暖和。纳、眠可,二便调。

按语:患者以"月经来潮腹痛 2 年多"为主诉,否认性生活史,当属中医学"痛经"范畴。寒邪收引,易损阳气,则患者小腹疼痛难忍,四肢不温;寒则血瘀,则血色红紫夹有瘀块,经行不畅,故辨证为"寒凝血瘀证",以温经散寒、化瘀止痛为治法。本病病在胞宫,与脾、肝、肾、任脉相关,三阴交为足三阴经交会穴,可通经止痛;血海为脾经穴位,调理血分,活血化瘀;中极为任脉经穴,能理冲任、疏调下焦;地机为脾经郄穴,能调理脾经经气而止痛;归来位于下腹部,可温通经络止痛;太冲为肝经原穴,活血通经;点刺肝俞、膈俞,以增强活血化瘀之用。诸穴合用共奏温经散寒、化瘀止痛之功。中药"温经汤",温经散寒,养血祛瘀,加蒲黄、五灵脂以增强活血化瘀之力。针药相须,配合特色技术,注意保暖及长期坚持艾条灸,则痛经自除。

痛经指行经前后或月经期间,出现周期性小腹疼痛,或痛引腰骶,甚至剧痛昏厥的一种病证,分为原发性痛经和继发性痛经。痛经主要治疗原则包括调气血,调冲任。气是推动和调控脏腑生理活动的动力,气能生血、行血,摄血。气行则血行,气止则血止。《黄帝内经》云:"气有一息之不运,则血有一息之不行。"故气滞则血瘀,临床上对气滞血瘀型痛经患者多先调气再调血,行气活血则经通。《素问·调经论》云:"五脏之道,皆出于经隧,以行血气,血气不和,百病乃变化而生,是故守经隧焉。"经络是气血运行的通路,是人体经气的载体,故调节经络可调全身之气,通外达内,平衡阴阳。冲脉起于胞中,为"血海",是血液聚集的重要部位,主血,与经、带、胎、产密切相关,与任脉同为妇人生养之本。冲脉循行贯穿全身,联系甚广,其上灌诸阳经,下渗诸阴经。张景岳云:"其上自头,下自足,后自背,前自腹,内自溪谷,外自肌肉,阴阳表里无所不涉。"十二经脉均来聚会,所以容纳来自十二经脉和五脏六腑的气血。此外,冲脉又和任、督二脉相联系,而任、督又分别与全身各阴经、阳经相通,分别被称为"阴脉之海"和"阳脉之海",冲脉与十二经脉联系甚广,输送气血于全身,而具蓄溢、调节脏腑经脉气血的作用。任脉循行于腹部正中,对一身阴经脉气具有总揽、总任的作用,又与足三阴经在小腹与任脉相交,手三阴经借足三阴经与任脉相通,故任脉可以调节阴经气血,故有"总任诸阴"之说。任脉起于胞中,具有调节月经、促进女子生殖功能的作用。临床上治疗痛经,多选用冲、任二脉上的腧穴,例如,气海、中极、关元等,通过冲、任二脉以调畅气血,通则不痛,气血通则病自除。

二十八、绝经前后诸证

病例

李某,女,49岁,已婚,初中教师。初诊时间:2013年4月9日。

主诉:月经紊乱1年。

现病史:患者1年前开始出现月经紊乱,既往月经30天1行,量多,血色红,质黏稠,7天干净,无血块,无乳房胀痛。现月经未潮,末次月经为1月9日,15天~3个月一行,量多,2~10天干净,色红,淋漓不绝,伴有烘热汗出,五心烦热,口干,腰膝酸软,头晕耳鸣。眠差,二便调。舌红,少苔,脉细数。

查体:面色潮红,形体偏瘦。

辅助检查:血清雌二醇、雌三醇低于正常月经周期的变化水平。

中医诊断:绝经前后诸证。

证型:肝肾阴虚证。

西医诊断:围绝经期综合征。

治疗原则:补益肝肾,滋阴清热。

治疗方法

（1）针刺：选取关元、气海、三阴交、肝俞、肾俞。操作方法：患者取仰卧位，毫针刺关元、气海、三阴交，用平补平泻法；毫针刺肝俞、肾俞，用平补平泻法；留针 30 分钟。

（2）中药：知柏地黄丸。知母 20g，黄柏 20g，熟地黄 30g，山茱萸 20g，牡丹皮 15g，山药 20g，茯苓 15g，泽泻 15g。水煎服，每日 1 剂，共 7 剂。

（3）皮肤针：选腰骶部督脉、膀胱经，用皮肤针叩刺至皮肤潮红。隔日 1 次。

（4）调护：起居方面，建议保持良好睡眠，每天最好有 6~8 小时的睡眠，有利于精力充沛、情绪稳定。饮食方面，做到膳食均衡，选择富含维生素 B 类的食物，如粗粮（小米、麦片）、豆类、瘦肉、牛奶等，有镇静安眠的作用；多吃绿叶菜、水果，有利于维持神经系统功能，且有助胃肠消化。情志方面，保持心态平和，通过与朋友、家人多交流、多沟通，为自己营造轻松愉快的环境；培养兴趣爱好，比如学栽花种草、养鸟喂鱼，或外出旅游等，这些都有助于调节情绪。定期进行妇科检查，经常进行体育锻炼以增强体质。

二诊：患者月经未潮，仍有烘热汗出、五心烦热，口干，腰膝酸软、头晕耳鸣减轻。眠差，二便调。舌红，少苔，脉细数。辨病辨证同前，进一步滋阴清热。针灸处方：安眠、印堂、三阴交_{双侧}、太溪_{双侧}、太冲_{双侧}、合谷_{双侧}、复溜_{双侧}。

操作方法：患者取仰卧位，毫针刺安眠、印堂、三阴交，用平补平泻法；毫针刺太溪、太冲、复溜，用补法；毫针刺合谷，用泻法；红外线灯照射小腿内踝；留针 30 分钟。中药汤剂：知柏地黄丸加首乌藤、酸枣仁、五味子。穴位注射：出针后，选取安眠、足三里、肝俞、肾俞进行穴位注射，选用丹参注射液，每穴 1~2ml。嘱患者调畅情绪，放松心情，无须过度紧张；可多进行有氧活动，如慢跑、打太极拳等；合理膳食，增加蛋白质、维生素、钙等的摄入，少食辛辣刺激性食物。

四诊：患者月经未潮，烘热汗出、五心烦热减少，无口干，腰膝酸软、头晕耳鸣症状基本消失。眠改善，二便调。舌红，少苔，脉细数。按二诊处方针药相结合，并行皮内针，选取心俞、膈俞，3 日取下。连续治疗 9 次后，月经未潮，暂无烘热汗出、五心烦热，腰膝酸软、头晕耳鸣症状消失。纳、眠可，二便调。舌红，苔少，脉细缓。

按语：患者以"月经紊乱 1 年"为主诉，年龄 49 岁，当属中医学"绝经前后诸证"范畴。《素问·上古天真论》曰："女子……七七任脉虚，太冲脉衰少，天癸竭，地道不通，故形坏而无子也。"患者已至七七，即四十九岁，天癸竭，肝肾阴虚以生内热，则月经紊乱，烘热汗出，五心烦热，口干，腰膝酸软，头晕耳鸣，眠差，故治以"补益肝肾，滋阴清热"为法。关元、气海属任脉，可调理冲任;三阴交为肝、脾、肾三阴经交会穴,疏肝、健脾、益肾;肝俞、肾俞调补肝、肾二脏。二诊时,针灸处方选穴上,印堂以定神;安眠为治疗失眠要穴;太溪、太冲分别为足少阴肾经及足厥阴肝经之原穴,能补益肝肾,滋阴清热;合谷、复溜为止汗要穴。诸穴合用,可缓解绝经前后诸证。中药"知柏地黄丸"三补三泻,补肾阴清内热,二诊时加首乌藤、酸枣仁、五味子以酸收敛阴助眠。针药相须,配合特色技术,舒缓情绪及坚持日常保健,则诸症皆缓。

围绝经期综合征是指女性在绝经前后出现的、因性激素波动或减少所致的一系列躯体及精神心理症状,是女性常见病症之一。《素问·阴阳应象大论》曰:"肾气盛,月经始;肾气衰,月经绝。"《素问·上古天真论》曰:"女子……七七任脉虚,太冲脉衰少,天癸竭,地道不通,故形坏而无子也。"肾与冲任之间有着紧密的联系,同时肝、心、脾诸脏与围绝经期综合征密切相关。肾气衰少,天癸渐竭,冲、任二脉随之衰弱,机体的气血阴阳失去平衡,脏腑功能失调,进而出现各种临床症状,其中以烘热汗出、手足心热的阴虚症状更为常见。围绝经期综合征妇女经历经、孕、产、乳等阶段,耗血伤精,机体"阴常不足,阳常有余",肝以血为体,肝阴不足,疏泄失司,表现为烦躁易怒、头晕目眩等症状。治疗原则以补虚泻实,平衡阴阳,调节脏腑气血为主。针刺选穴以督脉、任脉、肝经、脾经、肾经为主,亦注重调神。

（梁兆晖　赖蕾芯　魏翠颖　金倩羽）

参 考 文 献

[1] 胡阳,高昆.针灸结合穴位注射疗法治疗神经根型颈椎病疗效观察[J].亚太传统医学,2016,12(8):114.

[2] 罗琳,陶惠琼.针刺后溪、列缺治疗颈型颈椎病166例[J].光明中医,2014,29(1):129-130.

[3] 常小荣,刘迈兰.穴位注射疗法[M].北京:中国医药科技出版社,2019.

[4] 李滋平.岭南针药相须流派精要传承[M].北京:人民卫生出版社,2015.

[5] WRIGHT R W.Knee injury outcomes measures[J].J Am Acad OrthopSurg,2009,17(1):31-39.

[6] 史凌云.耳鸣耳聋治五脏[J].浙江中医药大学学报,2013,37(8):960-962.

[7] 王洪田.耳鸣的诊断治疗新进展[J].实用医学杂志,2005(2):114-116.

[8] 廖钰.泻阳补阴法治疗失眠症54例临床观察[J].中国针灸,2000,20(11):665-666.

[9] 王峰,秦玉革,秦玉恒,等.《内经》意气针灸疗法和提插捻转治神的联系[J].中国针灸,2016,36(3):274-278.

[10] 任花,李晶.闪罐、走罐、刺络拔罐疗法在周围性面瘫治疗中的应用[J].环球中医药,2015,8(12):1512.

[11] 黄永兰,任士英.浅述面部走罐治疗陈旧性面瘫[J].实用中医药杂志,2010,26(2):121.

[12] 冯蕾,马文珠.不同时间针灸介入对周围性面瘫疗效的影响[J].中国针灸,2013,33(12):1085-1087.

[13] 张慧杰,任晓亮,孙立丽,等.丹参注射液研究进展[J].中南药学,2016(11):1168-1173.

[14] 董宠凯,马丙祥,王怡珍.丹参注射液改善血流变学及凝血功能的实验研究进展[J].河南中医,2016,36(2):355-357.

[15] 刘统治,金国娥,黄红.黄红主任医师诊治带状疱疹经验[J].甘肃中医药大学学报,2018,35(5):26-29.

[16] 郭秀彩,刘霞,徐月红.白芥子涂方穴位与非穴位给药皮肤渗透特性的比较研究[J].中国中药杂志,2012,37(4):1034-1038.

[17] 亢弘扬.自拟通经滋阴汤治疗小儿反复化脓性扁桃体炎疗效探讨[J].中医临床研究,2015,7(16):116-117.

[18] 苏崇泽.耳背刺络结合中药治疗慢性咽炎疗效观察[J].山西中医,2017,33(10):43,45.

[19] 石凤琴,杨宏山.针刺联合中药治疗对急性脑梗死患者神经功能缺损情况影响的研究[J].四川中医,2015,33(5):153-154.

[20] 刘凤奎.腹泻的临床诊断思路[J].中国临床医生杂志,2017,45(1):21-22.

[21] 申伟,张永臣.《针灸大成》中风病用穴规律探讨[J].上海针灸杂志,2014,33(8):42-46.

[22] 赵敏,周思远,陈大帅,等.针灸治疗腹泻临床选穴规律及治法分析[J].针灸临床杂志,2014,30(2):28-33.

[23] 时宗泽.隔姜灸治疗腹泻的研究进展[J].中西医结合护理(中英文),2018,4(3):82-86.

[24] 任晓艳.穴位埋线的源流及其机理探讨[J].中国医药学报,2004,19(12):759.

[25] 胡阳,高昆.针灸结合穴位注射疗法治疗神经根型颈椎病疗效观察[J].亚太传统医药,2016,12(8):113-114.

[26] 中华医学会风湿病学分会.强直性脊柱炎诊断及治疗指南[J].中华风湿病学杂志,2010,14:557-559.

[27] 徐欣,姜劲挺,王强强,等.中医骨伤科对慢性踝关节不稳定的认识及治疗进展[J].中国医药科学,2019,9(19):55-58.

[28] 纪艳芬.腰腿痛的中医护理与健康指导[J].当代护士(中旬刊),2012(9):80-81.

[29] 曹晔,王月秋.推拿结合针刺不同远端穴位治疗急性腰扭伤:随机对照研究[J].中国针灸,2015,35(5):453-457.

[30] 徐荣敏,陈国军,洪明飞.六味地黄丸对老年肝肾阴虚型强直性脊柱炎患者临床疗效的影响[J].中国老年学杂志,2016,36(22):5695-5696.

[31] 吕俊勇,马明祥.针灸配合运动疗法在肩周炎治疗中的疗效分析[J].世界最新医学信息文摘,2019,19(39):195,197.

[32] 刘二兰.肩三针温针灸结合自主功能锻炼治疗风寒湿痹型漏肩风的临床研究[J].系统医学,2019,4(15):156-158.

[33] 张红安.针刺对肩周炎患者三角肌表面肌电信号的影响[J].中国针灸,2014,34(2):152-154.

[34] 沈袁."肩三针"恢刺法配合牵张手法治疗肩关节周围炎疗效观察[J].安徽中医药大学学报,2014,33:62-65.

[35] 赵增祥.蠲痹汤配合针刺理疗治疗肩周炎的临床可行性[J].双足与保健,2019,28(19):185-186.